医学病例集系列丛书

LINCHUANG HULI BINGLI JINGXUAN

临床护理
病例精选

主编　于秀玲　李玉婧　孙　茹
　　　伍君梅　庞海珍　罗秋平

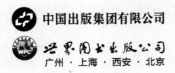

中国出版集团有限公司

世界图书出版公司

广州·上海·西安·北京

图书在版编目（CIP）数据

临床护理病例精选 / 于秀玲等主编. -- 广州：世界
图书出版广东有限公司，2024.12. -- ISBN 978-7-
5232-1908-9

Ⅰ. R47

中国国家版本馆CIP数据核字第2025QW1952号

书　名	临床护理病例精选
	LINCHUANG HULI BINGLI JINGXUAN
主　编	于秀玲　李玉婧　孙　茹　伍君梅　庞海珍　罗秋平
责任编辑	刘　旭　曾跃香
责任技编	刘上锦
装帧设计	米非米
出版发行	世界图书出版有限公司　世界图书出版广东有限公司
地　址	广州市海珠区新港西路大江冲25号
邮　编	510300
电　话	（020）84460408
网　址	http://www.gdst.com.cn
邮　箱	wpc_gdst@163.com
经　销	新华书店
印　刷	广州小明数码印刷有限公司
开　本	787 mm × 1 092 mm　1/16
印　张	20
字　数	511千字
版　次	2024年12月第1版　　2024年12月第1次印刷
国际书号	ISBN 978-7-5232-1908-9
定　价	148.00元

前 言
Foreword

  自20世纪70年代后期以来，世界范围内的医学思想发生了巨大变化。生物—心理—社会医学模式的提出，使护理工作的内容不再是单纯的疾病护理，而是以患者为中心或以人的健康为中心的整体护理，对护理工作内容的要求更为精细。故在此基础上，我们特组织编写本书。

  本书的编写力求突出国内外护理最新的理论和技术进展，深入解析临床经典病例，拓展护理的知识体系和实践范围，以提高读者自主学习和通过理论联系实际来解决临床问题的能力。书中通过对各类临床经典案例，包括呼吸内科、神经内科、妇产科与儿科等科室常见病进行解析，每个病例从病例简介、治疗经过、护理诊断及措施、知识拓展、病例讨论分析等方面阐述，帮助护士提升临床思维辨析力，从而提高其临床判断和解决问题的能力。书中每个病例编写格式统一，易于学习与掌握。

  本书编写过程中，参阅了大量相关专业文献，再次对作者的辛勤劳作表示感谢。由于作者水平有限，故各章衔接尚有不足之处，错误与欠缺或在所难免，希望诸位同道不吝指正和批评。

编 者

目 录
Contents

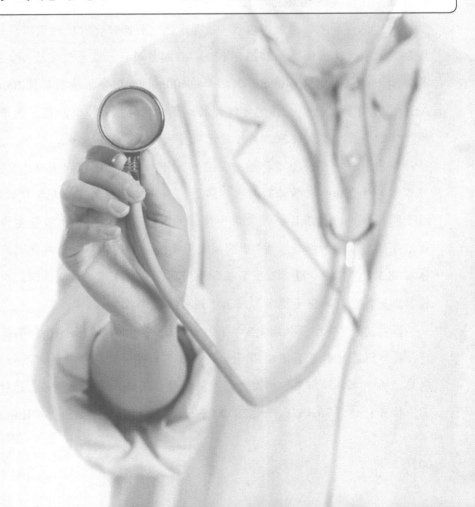

第一章

呼吸内科
疾病护理病例精选

病例 ① Ⅰ型呼吸衰竭护理

一、病例简介

患者，男，67岁。胸闷伴咳嗽3月，再发呼吸困难及发热1周。

患者在2023年11月初起无明显诱因出现胸闷、气短，活动后加重，伴有刺激性干咳，无咯血，无心悸及心前区不适，就诊于当地诊所，抗炎（具体用药不详）治疗效果差。2023年11月21日就诊医院行胸部CT示左肺门占位性病变（考虑肺癌），远端阻塞性肺不张，住院行纤维支气管镜检查并取病理活检，病理回报为左肺中低分化鳞癌，在2023年12月4日拟行手术收入胸外科，彩超示左侧颈部淋巴结肿大，进一步完善穿刺病理示（颈部淋巴结）低分化鳞状细胞癌，分期$cT_3N_0M_1$ Ⅳ期，无手术适应证，自2023年12月7日起给予化疗联合免疫检查点抑制剂治疗，具体如下：吉西他滨1400mg D_1、卡铂400mg D_3联合信迪利单抗200mg，化疗后AE：Ⅱ度胃肠道反应、Ⅱ度骨髓抑制，经对症治疗后恢复。经上述治疗后患者胸闷、咳嗽等症状好转。2024年1月无明显诱因再次出现咳嗽、咳痰，为黄色黏痰，不易咳出，伴有呼吸困难，纳差，症状逐渐加重。2024年1月9日收住呼吸内科，完善相关检查综合评估诊断为重症肺炎，不能排除外免疫检查点抑制剂相关肺炎，给予积极抗炎、抗病毒、激素等治疗，同时给予解痉平喘化痰等支持治疗，经上述治疗后患者病情好转。近1周胸闷较前渐进性加重至呼吸困难伴间断发热，最高体温38.5℃，自行口服对乙酰氨基酚及阿莫西林，未规律监测体温。自觉呼吸困难较前加重伴全身疼痛不适，为求治疗到医院就诊。

既往史："高血压"病史3年余，血压最高达164/122mmHg，不规律口服降压药（具体用药及剂量不详），平素血压控制不理想，否认"糖尿病及心脑血管疾病"病史，无手术、外伤史、输血史，预防接种史不详，无食物、药物过敏史。

检查：体温36.3℃；呼吸20次/分；脉搏90次/分；血压95/71mmHg。精神萎靡，言语欠清楚，轮椅推入病室，查体合作。全身皮肤黏膜无黄染及出血点，浅表淋巴结未触及明显肿大。光反应灵敏，口唇发绀。胸部两侧对称，未见明显吸气三凹，无压痛，双肺可闻及湿性啰音，未闻及干鸣音心音有力，律齐，各瓣膜区听诊未闻及病理性杂音。腹平软，无压痛、反跳痛，肝、脾、双肾未见异常。双下肢无水肿。生理反射对称引出，病理反射未引出。血常规：白细胞 $15.26 \times 10^9/L$，中性粒细胞绝对值 $12.90 \times 10^9/L$，红细胞 $4.34 \times 10^{12}/L$，血红蛋白 $129.00g/L$，血细胞比容 41.70%，血小板 $254.00 \times 10^9/L$。

> **诊断** Ⅰ型呼吸衰竭。

二、治疗经过

2024年1月9日收入呼吸内科，完善相关检查综合评估诊断重症肺炎，不能排除免疫检查点抑制剂相关肺炎，给予积极抗炎、抗病毒、激素等治疗，同时给予解痉平喘化痰等支持治疗。

三、护理

（一）护理问题/诊断

1. 气体交换受损

与肺换气功能障碍有关。

2. 清理呼吸道无效

与呼吸道分泌物黏稠、积聚有关。

3. 有感染加重的危险

与长期使用呼吸机有关。

4. 有皮肤完整性受损的危险

与长期卧床有关。

5. 语言沟通障碍

与人工气道建立影响患者说话有关。

6. 营养失调——低于机体需要量

与摄入不足有关。

7. 恐惧情绪

与病情危重有关。

（二）护理措施

1. 生活护理

（1）提供安静、整洁、舒适的环境。

（2）给予高蛋白、高热量、含丰富维生素、易消化的饮食，少量多餐。

（3）控制探视人员，防止交叉感染。

（4）急性发作时，护理人员应保持镇静，减轻患者焦虑。缓解期患者可进行活动，护理人员应协助他们适应生活，根据身体情况，做到自我照顾和参与正常的社会活动。

（5）咳痰患者应加强口腔护理，保持口腔清洁。

（6）长期卧床患者预防压疮发生，及时更换体位及床单位，骨隆突部位予以按摩或以软枕垫起。

2. 治疗配合

（1）呼吸困难的护理：教会有效的咳嗽、咳痰方法，鼓励患者咳痰，饮水量在1500~2000mL/d，给予雾化吸入。对于年老体弱咳痰费力的患者，采取翻身、叩背排痰的方法。对意识不清及咳痰无力的患者，可经口或经鼻吸痰。

（2）氧疗的护理：不同的呼吸衰竭类型，给予不同的吸氧方式和氧浓度。对于Ⅰ型呼吸衰竭者，应提高氧浓度，一般可给予高浓度的氧（>50%），使PaO_2在61mmHg以上或SaO_2在90%以上；对于Ⅱ型呼吸衰竭者，以低浓度持续给氧为原则，或以血气分析结果调节氧流量。给氧方法可用鼻导管、鼻塞或面罩等。应严密观察给氧效果，如果呼吸困难缓解，心率下降，发绀减轻，那么表示给氧有效，若呼吸过缓，则意识障碍加重，表示二氧化碳潴留加剧，应报告医师，并准备呼吸兴奋药和辅助呼吸等抢救物品。

（3）酸碱失衡和电解质紊乱的护理：呼吸性酸中毒为呼衰最基本和最常见的酸碱紊乱类型。以改善肺泡通气量为主。包括有效控制感染、祛痰平喘、合理用氧、正确使用呼吸兴奋药及机械通气来改善通气，促进二氧化碳排出。水和电解质紊乱以低钾、低钠、低氯最为常见。慢性呼吸衰竭因低盐饮食、水潴留、应用利尿药等造成低钠，应注意预防。

3. 病情观察

（1）注意观察呼吸频率、节律、深度的变化。

（2）评估意识状况及神经精神症状，观察有无肺性脑病的表现。

（3）昏迷患者应评估瞳孔、肌张力腱反射及病理反射情况。

（4）准确记录每小时出入量，尤其是尿量变化。合理安排输液速度。

4. 心理护理

呼吸衰竭的患者由于病情的严重及经济上的困难往往容易产生焦虑、恐惧等消极心理，因此，从护理上应该重视患者心理情绪的变化，积极采用语言及非语言的方式跟患者进行沟通，了解患者的心理及需求，提供必要的帮助。同时加强与患者家属之间的沟通，使家属能适应患者疾病带来的压力，能理解和支持患者，从而减轻患者的消极情绪，提高生命质量，延长生命时间。

5. 健康教育

（1）讲解疾病的康复知识。

（2）鼓励进行呼吸运动锻炼，教会患者有效咳嗽、咳痰技术，如缩唇呼吸、腹式呼吸、体位引流、拍背等方法。

（3）遵医嘱正确用药，熟悉药物的用法、剂量和注意事项等。

（4）教会家庭氧疗的方法，告知注意事项。

（5）指导患者制定合理的活动与休息计划，教会其减少氧耗量的活动与休息方法。

（6）增强体质，避免各种引起呼吸衰竭的诱因：①鼓励患者进行耐寒锻炼和呼吸功能锻炼，如用冷水洗脸等，以提高呼吸道抗感染的能力；②指导患者合理安排膳食，加强营养，达到改善体质的目的；③避免吸入刺激性气体，劝告吸烟患者戒烟；④避免劳累、情绪激动等不良因素刺激；⑤嘱患者少去人群拥挤的地方，尽量避免与呼吸道感染者接触，减少感染的机会。

四、知识拓展

呼吸衰竭是指由于各种原因引起的肺通气和（或）换气功能严重障碍，以致不能进行有效的气体交换，导致缺氧和（或）二氧化碳潴留，从而引起一系列生理功能和代谢功能紊乱的临床综合征。根据血气变化，将呼吸衰竭分为两型，Ⅰ型（换气性）系指 $PaO_2 < 60mmHg$ 而 $PaCO_2$ 正常或降低，多为急性呼吸衰竭的表现；Ⅱ型（通气性）系指 $PaO_2 < 60mmHg$，$PaCO_2 > 50mmHg$，多为慢性呼吸衰竭或兼有急性发作的表现。

五、讨论分析

Ⅰ型呼吸衰竭主要表现为动脉低氧血症，严重的组织缺氧状态（尤其是脑组织）持续过久将导致不可逆转的损害，引发一系列链式的病理生理过程。因此，患者低氧血症能否迅速获得改善与纠正，是治疗的关键。对于缺氧的治疗，临床往往采用经气道供氧的手段，Ⅰ型呼吸衰竭时由于肺部气体交换已发生障碍，普通管道吸氧方法难以在短时间内有效地提高血氧分压。高氧液含有高浓度的溶解氧进入血循环后可对全身组织直接供氧，使缺氧引发的组织细胞病理状况得到显著的改善，从而达到治疗的目的。另外，静脉输氧液体中含有一定浓度的活性氧，一方面，可以转化为 O_2 提高血氧浓度；另一方面，还有较强的杀灭多种细菌和病毒的作用，抑制自由基的大量产生，调节细胞 Ca^{2+} 浓度，提高机体免疫能力，增加机体对缺血缺氧的耐受能力。治疗结果显示，静脉输注高氧液可迅速提高患者血氧浓度，增加机体组织供氧，迅速缓解患者的缺氧状态，尤其是对于 PaO_2 低的患者效果更明显。

输氧前的护理：①使用前应检查输氧产品的外包装、灭菌日期、有效期等，检查输氧器减压装置是否有效（如输氧器的塑封袋出现鼓胀，说明减压装置失效应禁止使用）；②高氧液制备时，输氧器进气件压力平衡针与输液器切勿插入同一孔内，以免因输液瓶的瓶塞撕裂，造成在输液过程中发生漏液、漏气现象。

输氧时的护理：密切观察患者病情变化，观察患者的神志、呼吸及心率、血压的变化，尤其是呼吸频率、节律的改变以及口唇、四肢末端发绀的改善情况；注意保持呼吸道通畅，备好床边吸痰用物，指导患者有效咳嗽；对于年老体弱者，给予翻身、叩背或按医嘱给予平喘、祛痰药雾化吸入，促进痰液排出；静脉输氧后30min、60min、120min分别监测动脉血氧分压等变化情况。

病例❷ 急性上呼吸道感染护理

一、病例简介

患者，男，38岁。患者于2d前无明显诱因出现咳嗽、咽痛，无发热，无胸闷、憋气，无恶心、呕吐，无咳痰，舌红苔白脉浮，未行特殊治疗，为行进一步治疗，遂来院。

既往史：否认其他重要疾病史。生于原籍、无外地久居史，否认外伤及手术史，否认输血史，无过敏史。

检查：体温36.5℃，血压130/80mmHg，脉搏80次/分，呼吸18次/分，患者精神尚可，头颅无畸形，眼睑无浮肿，双侧瞳孔等大等圆，对光反射正常。鼻外观无畸形，鼻腔通畅，鼻窦区无压痛。耳郭无畸形，外耳道无出血。咽部无充血，两侧扁桃体无肿大，双肺呼吸音粗，未闻及干湿性啰音，心率80次/分，腹部平坦，肝脏肋下未及。

诊断 急性上呼吸道感染。

二、治疗经过

（一）一般治疗

疾病为自限性，注意休息，进食易消化的营养物，保持居室空气清新，注意口、鼻、眼部的清洁护理等。

（二）病因治疗

1. 抗病毒药物的应用

主张早期应用，病毒唑10～15mg/（kg·d），口服，3～5d为一个疗程。若为流感病毒感染，可用磷酸奥司他韦口服。中药板蓝根冲剂、银翘散、午时茶等也有抗病毒作用。

2. 抗菌药物的应用

继发细菌感染或存在并发症，可选用抗生素。如为溶血性链球菌感染或既往有风湿热、肾炎病史者应加用青霉素，疗程10～14d。

三、护理

（一）护理问题/诊断

1. 清理呼吸道无效

与呼吸感染、痰液黏稠有关。

2. 疼痛——咽痛

与炎症介质刺激咽部有关。

（二）护理措施

（1）为患者提供安静、舒适的病室环境，保持室内空气清新、洁净，注意通风。维持室温在18～20℃、湿度在50%～60%。

（2）详细记录患者咳嗽、咳痰的情况，包括痰液的颜色、性状和量等，注意监测生命体征的变化，并观察有无缺氧症状，必要时给予吸氧。

（3）嘱患者多饮水，使饮水量达到1.5～2.0L/d，有利于稀释痰液，促进排痰。拍击患者背部，指导患者用力深吸气后屏气3～5s，身体前倾，进行短促有力地咳嗽2～3次，同时以手按压上腹部，协助痰液咳出。如果痰液不能有效咳出，可以对患者进行超声雾化疗法，以湿化呼吸道，促进排痰。

（4）遵医嘱合理选用敏感抗生素，如青霉素进行治疗，用前注意做皮试，同时遵医嘱应用止咳祛痰剂如氨溴索以促进排痰，注意观察药物的疗效及不良反应。

四、知识拓展

急性上呼吸道感染（AURI）是指鼻腔、咽或喉部急性炎症的概称。患者不分年龄、性别、职业和地区。全年皆可发病，冬、春季节多发，可通过含有病毒的飞沫或被污染的用具传播，多数为散发性，但常在气候突变时流行。由于病毒的类型较多，人体对各种病毒感染后产生的免疫力较弱且短暂，并且无交叉免疫，同时在健康人群中有病毒携带者，故一个人一年内可有多次发病。

急性上呼吸道感染70%~80%由病毒引起。主要有流感病毒（甲、乙、丙型）、副流感病毒、呼吸道合胞病毒、腺病毒、鼻病毒、埃可病毒、柯萨奇病毒、麻疹病毒、风疹病毒等。细菌感染可直接或继病毒感染之后发生，以溶血性链球菌为多见，其次为流感嗜血杆菌、肺炎链球菌和葡萄球菌等。偶见革兰氏阴性杆菌。其感染的主要表现为鼻炎、咽喉炎或扁桃体炎。

五、讨论分析

AURI属于临床常见病。患病后，患者通常会有咳嗽、发热等症状出现。在发病的早期阶段，由于症状较轻、较少，故经治疗后，大多可治愈；但如果患者未能得到及时治疗，病情不断进展，细菌或（和）病毒会扩散至下呼吸道，引发各种严重并发症，比如哮喘、气管炎等，损伤脏器组织功能（肺等），甚至对患者生命安全造成威胁。需要指出的是，无论是细菌感染，还是病毒感染，均能够诱发AURI，在此病患者当中，以病毒感染最常见。有报道指出，在患AURI的患者当中，病毒感染占比达90%以上，病毒类型主要有呼吸道合胞病毒、流感病毒与副流感病毒及鼻病毒、腺病毒等。当前，临床多以化痰止咳、退热等对症疗法治疗此病，虽然能够使患者症状得到一定程度改善，但需要较长时间的治疗，且症状缓解进程缓慢。因此，为获得更理想的治疗效果，有必要辅以护理干预。

有学者强调，在AURI治疗期间，通过给予合理的护理辅助，可获得优于单纯药物治疗的整体效果，既能够使患者症状得到更好改善，还有助于其生活质量的明显提高。在对AURI进行护理时，当前临床多采用常规护理方法，干预内容主要是病情观察、饮食护理、输液护理等，均为基础性内容，缺乏针对性、目的性，故干预效能有限，难以从根本上满足AURI患者的感染控制需要。需指出的是，由于AURI主要与病毒、细菌感染有关，故有必要据此强化感染控制方面的护理干预。有研究指出，通过对AURI患者给予吸氧、雾化吸入等护理干预，可使患者发热等症状得到更好的改善，预防二次感染发生，加快其康复进程。通过吸氧干预，能够使患者机体的血氧饱和度维持稳定状态，减轻应激反应，为治疗提供可靠辅助。通过雾化吸入干预，能够强化药物治疗效果，在改善症状的同时，提高生活质量；而症状干预则能更加针对性地对症状实施干预，加速症状消退。

有研究发现，AURI的发病与炎性反应之间存在紧密联系，且病情越重，炎性因子水平越高。对此，在护理观察指标的选定中，可将血清IL-6、C-反应蛋白作为评价控制感染护理干预效果的重要指标，借此剖析护理模式在治疗中的辅助效能与价值。针对C-反应蛋白而言，其为一种可对细菌或者病毒感染程度进行评定的重要指标，当机体受细菌或病毒侵袭时，便会释放大量的炎性介质，因此，其水平升高时，表明上呼吸道感染加重，病情加重。对于IL-6而言，其为气道炎症的一个炎性介质，可对呼吸道中的复合物进行分解，故其水平升高会加速肺结构的破坏及肺功能的降低，使病情加重。

病例 ❸ 肺炎护理

一、病例简介

患者，男性，46岁。咳嗽、胸闷5d。神志清楚，精神状态良好，咳嗽、胸闷明显减轻，体温和大便均可。口唇发绀，扁桃体未见明显肿胀。患者呼吸急促，肋骨间距不变宽，叩诊清音，双肺呼吸音粗，双肺湿性啰音，未见胸膜摩擦音。心前区无明显隆起，心音正常，心率：102次/分，有规律，无病理性杂音，无心包摩音。

既往史：高血压病史。

检查：体温36.3℃，脉搏68次/分，呼吸16次/分，血压145/101mmHg。

诊断 肺炎。

二、治疗经过

（1）积极给予持续低流量吸氧，改善通气。

（2）给予止咳化痰、舒张支气管等治疗。

（3）患者本次受凉后发病，阵发性咳嗽、咳痰，伴胸闷、气短，本次发病诱因考虑肺部感染，目前患者病原菌未明确，故经验性给予盐酸莫西沙星氯化钠注射液0.4g，1次/日，静脉滴入抗感染治疗。

三、护理

（一）护理问题/诊断

1. 咽喉不舒服

与患者咳嗽有关。

2. 气体交换受损

与细菌病毒感染、过敏所致的支气管痉挛有关。

3. 睡眠障碍

与经常咳嗽有关。

4. 焦虑

与疾病的预后密切相关。

5. 缺乏运动耐力

与患者患支气管肺炎有关。

6. 缺少知识

缺乏对预防、治疗和卫生保健的知识。

7. 潜在的并发症

支气管痉挛、患者摔倒。

（二）护理措施

1. 咽喉不舒服

（1）鼓励患者多饮水。

（2）应用止咳、抗炎的药物，要遵医嘱。

（3）食用轻质化饮食。

2. 气体交换受损

（1）为防止支气管痉挛，应遵医嘱服用消炎药。

（2）在医师指示下，给予雾化吸入，以降低痰液数量，促进痰液排出。

（3）多食用易消化的食品。

3. 睡眠障碍

（1）保持病房安静，定时开窗，多卧床，做好护理工作。

（2）加强对患者的巡视，定期翻身叩背。

（3）多饮水，清浊，利于排痰。

4. 焦虑

（1）对患者讲"同类"的故事，鼓励患者战胜困难。

（2）定期巡视患者。

（3）分散注意力，例如看电视、与他人交谈等。

5. 缺乏运动耐力

（1）定期查房，积极了解患者的需求，对患者提出的问题进行及时的解决，做好患者的生活照顾。

（2）加强对家庭成员的日常照顾，为其提供必要的帮助。

（3）注意休息，工作中要注意劳逸结合，防止过度劳累。

（4）根据自己的实际情况，主动参加体育运动，增强身体素质。

（5）避免淋雨、感冒、吸烟等。

6. 缺少知识

（1）加强健康教育。

（2）遵医嘱，密切关注用药及不良反应。

7. 潜在的并发症

（1）对支气管痉挛的防治：①予以积极的治疗，合理应用抗菌药物，加大防治力度；②保持室内空气循环，保持适宜的湿度；③增强体质，增强机体免疫功能。

（2）患者的摔倒及坠落风险与疲劳、虚弱有关：①加强巡视，及时掌握患者的需求；②叮嘱家属做好护理工作，增加护理人员的住院记录；③在床旁安装传呼装置，以便遇到突发事件时能及时呼叫。

四、知识拓展

肺炎是指终末气道、肺泡和肺间质的炎症，可由病原微生物、理化因素、免疫损伤、过敏及药物所致，是呼吸系统的常见疾病，任何季节都会发病，但冬季和早春多见，任何年龄均有可能被感染。在我国，肺炎发病率及病死率高，尤其是老年人或免疫功能低下者，在各种致死病因中居第五位。随着抗生素的应用和发展，其病死率明显下降，但是，老年人及免疫功能低下者并发肺炎时，其病死率仍较高。肺炎临床表现主要有发热、咳嗽、咳痰和呼吸困难等，肺部X线可见炎性浸润阴影。肺炎预后良好，可以恢复其原来的结构和功能。

五、讨论分析

保证患者有充足的休息和睡眠，限制身体活动以减轻氧气消耗；评估患者活动的反应以了解患者是否有低氧血症的发生；限制探视家属，避免患者谈话过久；护理工作集中进行避免干扰患者休息；保持安静和谐的休息环境。协助患者进食以维持适当的营养；患者进食前，协助患者漱口，以清除口腔由痰或药物引起的异味；患者宜少吃多餐，避免压迫膈肌，但应保证最大的能量供给；监测环境以降低不良刺激；监测患者体重和热卡供给，以调整饮食。对于大叶性肺炎的患者，常伴有体温发热，应密切观察患者的体温变化，体温高于39℃时，应采取降温措施。让痰液黏稠患者保持每天摄入充分的水分（如果患者没有心力衰竭或肾脏疾病的禁忌证），成人液体摄入量每天增加到2～3L。对于成人肺炎患者，常感胸痛，应鼓励患者练习有效的呼吸，而转移患者疼痛感觉。例如，让患者专心进行呼吸练习，呼时将肺内气体吐尽，吸时使新鲜空气进入肺内，这样才是有效呼吸，可使全身获得丰富的氧气。

病例 ❹ 肺腺癌护理

一、病例简介

患者，女，65岁。患右肺癌近两年半，间断头部皮肤破损4个月。患者于2021年10月20日单位体检发现右肺占位，转诊人民医院，进一步完善行支气管镜检查及PET-CT检查，PET-CT考虑右肺中叶高代谢，考虑肺癌可能性大，其后就诊某市医院完善肺占位穿刺活检术，术后病情提示"肺腺癌"，静脉血基因检测结果提示EGFR基因突变，给予"阿法替尼40毫克/日，口服"靶向治疗，复查患者病情好转。近2月患者监测鳞状细胞相关抗原持续升高，2023年11月6日复查鳞状上皮细胞癌抗原13.180ng/mL。同时患者头部皮肤破损明显，伴有渗出、瘙痒，停止靶向治疗后，积极抗感染治疗后好转。近1月患者头部皮肤破损再次加重，为求进一步治疗到医院就诊，病程中患者间断胸前区不适，不伴有胸闷、气短，无心慌不适、濒死感，无发热，无咳嗽、咳痰，无恶心、呕吐，无腹痛，精神状态可，进食及睡眠佳，大小便正常。

既往史：平素身体健康，无曾患疾病史，无传染史，预防接种史不详，无食物或药物过敏史，无外伤史，有手术史：2017年腰椎滑脱手术，无输血史。

检查：血压96/66mmHg，体温36.2℃，脉搏84次/分，呼吸20次/分。神清语利，形体消瘦，营养中等，查体合作。头部皮肤破损，渗出，瘙痒，全身无出血点、蜘蛛痣及黄染。双肺呼吸音清，未闻及干湿啰音。心律齐，各瓣膜区未闻及病理性杂音。腹平坦，触软，无胃肠型及蠕动波，无腹壁静脉曲张，全腹无压痛、反跳痛及肌紧张，未触及明显包块，肝脾肋下未触及，肠鸣音4次/分。双下肢无水肿，活动自如。生理反射存在，病理反射未引出。2021年10月28日PET/CT回报：右肺中叶异常高代谢占位，考虑肺癌可能性大；纵隔及双肺门区多发高代谢淋巴结，受限考虑反应性改变，不排除转移可能，建议密切随诊复查；右颈部轻度代谢淋巴结，考虑反应性改变；两肺多发无代谢性小结节，不排除部分未转移灶，建议CT密切复查；肝脏多发囊肿，右肾小结石；第3、4、5腰椎术后改变，右坐骨结节外侧肌腱区高代谢灶，考虑非特异性摄取。

> **诊断**　肺腺癌。

二、治疗经过

2021年10月20日单位体检发现右肺占位，其后就诊某市医院完善肺占位穿刺活检术，行穿刺活检术，术后病情提示"肺腺癌"，静脉血基因检测结果提示EGFR基因突变，给予"阿法替尼40毫克/日，口服"靶向治疗。

2023年11月6日复查鳞状上皮细胞癌抗原13.180ng/mL。同时患者头部皮肤破损明显，伴有渗出、瘙痒，停止靶向治疗后，积极抗感染治疗后好转。

三、护理

（一）护理问题/诊断

1. 气体交换障碍

与肺组织病变、手术、麻醉、肿瘤阻塞支气管、肺膨胀不全、呼吸道分泌物潴留、肺换气功能降低等因素有关。

2. 营养失调——低于机体需要量

与肿瘤引起机体代谢增加、手术创伤等有关。

3. 焦虑与恐惧

与担心手术、疼痛、疾病的预后等因素有关。

4. 潜在并发症

（1）出血：与手术时胸膜粘连紧密、止血不彻底或血管结扎线脱落，胸腔内大量毛细血管充血及胸腔内负压等因素有关。

（2）感染、肺不张：与麻醉药的不良反应使患者的膈肌受抑制，患者术后软弱无力及疼痛等，限制了患者的呼吸运动，不能有效咳嗽排痰，导致分泌物滞留堵塞支气管有关。

（3）心律失常：与缺氧、出血、水电解质酸碱失衡有关。

（4）支气管胸膜瘘：与支气管缝合不严密、支气管残端血运不良或支气管缝合处感染、破裂等引发有关。

（5）肺水肿：与患者原有心脏疾病或病肺切除、余肺膨胀不全或输液量过多、速度过快，使肺泡毛细血管床容积明显减少有关，尤以全肺切除患者更为明显。

（二）护理措施

1. 活动与休息

适当的活动，进行呼吸功能训练是提高患者手术的耐受性，减少手术后感染的重要方法之一，术前可采用缩唇呼气训练、爬楼梯、吹气球和有效咳嗽排痰训练等改善患者的肺功能。而术后则鼓励及协助患者尽早活动，术后第1天，生命体征平稳后，可在床上坐起，坐在床边、双腿下垂或在床旁站立移步。术后第2天起，可扶持患者围绕病床在室内行走3~5min，以后根据患者情况逐渐增加活动量。活动期间，应妥善保护患者的引流管，严密观察患者病情变化，一旦出现头晕、气促、心动过速、心悸和出汗等症状，就应立即停止活动并休息。术后第1天开始做肩、臂关节运动，预防术侧胸壁肌肉粘连、肩关节强直及失用性萎缩。

2. 合理饮食

饮食对肺癌手术患者的康复非常重要，对于术前伴营养不良者，除经肠内增加高蛋白饮食之外，也可经肠外途径补充营养，如脂肪乳剂和复方氨基酸等，以改善其营养状况。若术后患者进食后无任何不适，改为普食时，饮食宜高蛋白、高热量、丰富维生素、易消化，以保证营养，提高机体抵抗力，促进伤口愈合。

3. 用药护理

应严格按医嘱用药，严格掌握输液量和速度，防止前负荷过重而导致急性肺水肿。全肺切除术后应控制钠盐摄入量，24h补液量控制在2000mL内，速度宜慢，以20~30滴/分为宜。记录出入液量。对于非手术综合治疗的患者，应注意观察药物的毒副反应，发现问题及时处理。

4. 心理护理

多关心、体贴患者，对患者的担心表示理解并予以安慰，给予患者发问的机会，并认真耐心地回答，以减轻其焦虑或恐惧程度。指导患者正确认识癌症，向患者及家属详细说明手术方案，各种治疗护理的意义、方法、大致过程、配合要点与注意事项，让患者有充分的心理准备。说明手术的安全性、必要性，并介绍手术成功的实例，以增强患者的信心。动员家属给患者以心理和经济方面的全力支持。

5. 改善肺泡的通气与换气功能

（1）戒烟：指导并劝告患者停止吸烟。让患者了解吸烟会刺激肺、气管及支气管，使气管、支气管分泌物增加，支气管上皮纤毛活动减少或丧失活力，妨碍纤毛的清洁功能，影响痰液咳出，引起肺部感染。因此，术前应戒烟2周以上。

（2）保持呼吸道通畅：对于支气管分泌物较多、痰液黏稠者，可给予超声雾化，应用支气管扩张剂、祛痰剂等药物，合并肺部感染者，遵医嘱给予抗生素，术后则及早鼓励患者深呼吸、咳嗽、排痰，对于咳痰无力者，必要时行纤维支气管镜吸痰，术后常规吸氧2～4升/分，可根据血气分析结果调整给氧浓度。

6. 维持胸腔引流通畅

（1）按胸腔闭式引流常规护理：

①引流术后如患者血压平稳，应取半卧位，以利引流及呼吸，注意避免胸腔引流管受压或扭曲。

②严格检查整个装置是否密封。引流管各衔接处，包括皮肤接口处，均要求密封，以免漏气及滑脱。水封瓶内底水约500mL（无菌生理盐水），长管（连接胸腔闭式引流管）在液面下3～4cm，水封瓶应置于胸部水平下60～100cm处，在任何情况下水封瓶及连接管末端不能高于胸壁引流口水平，以防引流液逆流入胸腔。要注意防止引流管从胸壁脱出或与水封瓶分离。如果引流管不慎从胸壁脱出，就要立即用干净敷料压闭引流口，立即通知医生给予处理。如果引流管与水封瓶分离，就要立即夹闭通往胸腔的引流管，防止气体进入胸膜腔。

③保持引流通畅：观察水封瓶内有否气、液体继续排出，有无水柱波幅，如水封瓶内的水柱随呼吸动作上下波动，说明引流通畅。若无气泡或液体排出，则有可能肺已复张，否则可能装置有故障或胸管被堵塞。定时挤捏引流管，防止堵塞。

④观察引流液性状、颜色和量，做好记录。正常引流液色由深至浅，最后呈血清样。如短时间引流出大量血性液体时，要立即通知医护人员。每日更换底水，注意无菌操作。

⑤保持穿刺口清洁、定时更换敷料以防感染。嘱患者如有红、肿、热、痛，立即告知医护人员。

⑥置管期间，要鼓励患者做有效咳嗽及深呼吸动作，以利于肺复张及排出胸膜腔内的空气。

⑦带水封瓶患者尽量不离床；离床活动时，要告知医护人员，将引流管用双止血钳夹闭。

⑧拔管的指征是引流无气体、液体排出，胸片提示肺已复张，听诊呼吸音清晰。拔管时，令患者深吸气后屏气，迅速拔除引流管，立即用凡士林纱布和无菌纱布封闭伤口。

（2）病情观察：定时观察胸腔引流管是否通畅，注意负压波动，定期挤压，防止堵塞。观察引流液量、色和性状，一般术后24h内引流量约500mL，多为手术创伤引起的渗血、渗液及术中冲洗胸腔残余的液体。

（3）全肺切除术后胸腔引流管的护理：一侧全肺切除术后的患者，由于两侧胸膜腔内压力不平衡，纵隔易向手术侧移位。因此，全肺切除术后患者的胸腔引流管一般呈钳闭状态，以保证术后患侧胸壁有一定的渗液，可减轻或纠正纵隔移位。随时观察患者的气管是否居中，有无呼吸或循环功能障碍。若气管明显向健侧移位，应立即听诊肺呼吸音，在排除肺不张后，可酌情放出适量的气体或引流液，气管、纵隔即可恢复中立位。但每次放液量不宜超过100mL，速度宜慢，避免快速多量放液引起纵隔突然移位，导致心搏骤停。

四、知识拓展

肺腺癌在肺癌中的占比逐年上升，占肺癌总数的30%～35%。肺腺癌容易发生于女性及不吸烟者。由于肺腺癌早期一般没有明显的临床症状，往往会在胸部X线检查后才被发现，主要表现为圆形或椭圆形肿块，一般生长速度较慢，但也存在早期发生血行转移的情况。恶性胸腔积液（malignant pleural effusion，MPE）是晚期肺癌常见并发症之一，尚无有效治疗方法，严重影响患者的生活及预后。MPE通常指恶性肿瘤侵犯胸膜或因原发于胸膜或纵隔的肿瘤造成淋巴和静脉回流受阻，导致胸腔内液体积聚。MPE的出现往往预示着患者的肿瘤已经发展到晚期，并且其预后通常不良。

五、讨论分析

目前肺腺癌的综合治疗更多地追求人性化和个体化治疗，注重患者生活质量的提高。药物口服治疗在临床上已经取得良好的疗效。但是，分子靶向药物引起的皮疹、腹泻等毒性作用是不可忽视的。老年患者体质比年轻人差，且大多伴有其他慢性疾病，如冠心病、高血压、慢性阻塞性肺疾病及糖尿病等，精神压力大，感情脆弱。老年患者在口服分子靶向药物治疗过程中，护士要有积极的态度，高度的责任心和耐心，有针对性地对其进行心理护理，做好用药及生活上的健康宣教，密切观察药物不良反应并及时处理。通过护士精心的护理，能有效减轻患者的痛苦，提高患者用药的依从性及生活质量。

病例 ❺　尘肺病护理

一、病例简介

　　患者，男，73岁，从事石匠工作20+年，接触硅尘，因"咳嗽、咳痰、气促20+年，加重1周"。于2019年8月14日14:30门诊以"①尘肺；②肺心病"收入院。患者入院时测得左小腿腿围39.5cm，右小腿腿围37.5cm，末梢循环可，活动度好，生命体征：体温36.7℃，脉搏108次/分，呼吸23次/分，血压165/98mmHg，电脑随机血糖6.9mmol/L，入院后遵医嘱立即予以安置心电监护，急查动脉血，报危急值：PO_2 41.6mmHg，PCO_2 56mmHg，立即告知医生，遵医嘱立即予以无创呼吸机辅助呼吸，参数IPAP 10cmH$_2$O，频率14次/分，EPEP 4cmH$_2$O，氧浓度40%。予以一级护理，下病危，予以抗炎、祛痰止咳、解痉、强心利尿、改善微循环等对症治疗，完善相关检查。嘱家属24h留陪，向患者行入院宣教及健康教育。

　　既往史：既往体健，3d前在本地医院诊断为"下肢深静脉血栓形成"，目前口服"利伐沙班"抗凝治疗。否认"肝炎、结核"等传染病史，2002年因咯血就诊，诊断为"支气管扩张、慢性阻塞性肺疾病"。否认"糖尿病"等慢性病史。20+年前行疝气手术。否认重大外伤史及输血史。对"磺胺类"药物过敏，否认其他药物及食物过敏史，预防接种史不详，各系统回顾无特殊。生于原籍居于原籍，未到过疫区，否认不洁性生活史。从事石匠工作20+年，接触硅尘。无烟酒嗜好。

　　检查：腹部彩超：显示部分肝实质回声密集、不均质；胆、胰、脾、双肾未见确切异常；双下肢动静脉彩超：左侧股浅静脉、腘静脉血栓形成，随诊；左侧胫后静脉中段及近心段显示不清；双侧股总动脉、股浅、股深、腘、胫前动脉内中膜增厚、不光滑伴多发斑块；心脏彩超：左房增大，右心增大。主动脉窦部增宽，肺动脉偏宽。三尖瓣少中量反流。肺动脉高压（中度）。左室舒张功能减低；胸腹部盆腔CT：双肺多发支扩、感染，以下叶为著，建议治疗后复查。动脉硬化。右侧胸膜增厚局部肥厚、钙化。肝S4小囊肿。前列腺增生。

血气分析：

8月14日15：00：PaO_2 41.6mmHg，$PaCO_2$ 56.0mmHg；

8月16日09：26：pH 7.410，$PaCO_2$ 62.6mmHg，PaO_2 80.9mmHg，K^+ 3.2mmol/L；

8月17日11：32：pH 7.416，PaO_2 79.8mmHg，$PaCO_2$ 57.9mmHg；

8月18日10：00：pH 7.419，$PaCO_2$ 56.0mmHg，PaO_2 41.6mmHg，SaO_2 78.3%，K^+ 3.4mmol/L，SBE 11.7mmol/L，HCO_3^- 36.2mmol/L；

8月25日10：58：pH 7.408，PaO_2：70.1mmHg，$PaCO_2$ 60.1mmHg，K^+ 3.3mmol/L。

> 诊断　①硅肺性肺纤维化；②肺部感染（重症）；③Ⅱ型呼吸衰竭；④慢性阻塞性肺疾病（D级）急性加重；⑤支气管扩张；⑥慢性肺源性心脏病失代偿；⑦冠状动脉粥样硬化性心脏病，缺血性心肌病，心功能Ⅲ级；⑧高血压2级，很高危；⑨下肢深静脉血栓形成；⑩前列腺增生。

二、治疗经过

（一）基础治疗

给予营养支持、运动康复和氧疗。

（二）病因治疗

行肺灌洗治疗。

（三）抗纤维化治疗

粉防己碱、哌喹、磷酸羟基哌喹、柠檬酸铝等。

三、护理

（一）护理问题/诊断

1. 气体交换受损

与气体交换面积减少有关。

2. 清理呼吸道无效

与痰液黏稠有关。

3. 活动无耐力

与心肺功能减退有关。

4. 舒适度的改变

与疼痛有关。

5. 知识缺乏

缺乏疾病相关知识。

6. 潜在并发症

有皮肤完整性受损的危险。

（二）护理措施

1. 气体交换受损

（1）持续无创呼吸机辅助呼吸，S/T模式，参数IPAP：10cmH$_2$O，频率：14次/分，EPEP：4cmH$_2$O，氧浓度：40%。

（2）取半卧位休息，因有下肢静脉血栓及病情重，避免下床活动。

（3）病室保持适宜的温湿度，每天开窗通风两次，每次30分，注意保暖。

（4）多食营养丰富的高蛋白、高热量、高维生素的易消化饮食。

（5）功能锻炼：缩唇呼吸，腹式呼吸。

2. 清理呼吸道无效

（1）保持呼吸道通畅，指导有效咳嗽的方法，协助患者拍背。

（2）指导患者少量多次饮水，饮水量在2000mL/d左右。

（3）密切观察患者的咳痰量、颜色、性状。

3. 活动无耐力

让患者了解充分休息有助于心肺功能的恢复。协助取舒适体位，以减少机体的耗氧量，鼓励进行呼吸功能锻炼，提高活动耐力。指导采取既利于气体交换又省力的姿势，卧床时抬高床头，并略抬高床尾。

4. 舒适度的改变

观察患者每天疼痛持续时间、性质并评估记录，多与患者沟通，加强心理支持，教会患者疼痛时转移注意力的方法，增强患者信心。

5. 知识缺乏

（1）告知患者尘肺、慢阻肺急性加重期发生的诱因；避免剧烈咳嗽、用力排便、屏气等。

（2）多吃蔬菜、水果，保持大便通畅。

（3）避免受凉、剧烈运动。

（4）戒烟戒酒，注意保暖，避免感冒。

（5）指导患者低盐低脂饮食，每天食盐量不超过6g。

6. 潜在并发症

（1）保持床单位和衣裤整洁、干燥、舒适，污染后及时更换。

（2）保持皮肤清洁、干燥，及时清洁。

（3）定时翻身。

（4）鼻翼部贴减压贴，避免机械性损伤。

四、知识拓展

尘肺病诊断标准中规定的尘肺病的定义：尘肺病是由于在职业活动中长期吸入生产性粉尘并在肺内潴留而引起的以肺组织弥漫性纤维化为主的全身性疾病。但从尘肺发病机制及尘肺病的病理演变进展过程来看，肺组织纤维化只是吸入致病性粉尘，主要是吸入无机矿物性粉尘后肺组织一系列病理反应的结果。这一系列病理反应包括巨噬细胞性肺泡炎、尘细胞性肉芽肿和粉尘致肺纤维化。三种病理反应有先后发生的过程，但也会同时存在。国际劳工组织对尘肺病的定义：尘肺是粉尘在肺内的蓄积和组织对粉尘存在的反应。这个定义似乎概括了吸入粉尘后病理反应的全过程。此外，有些无机粉尘在肺内潴留，但并不引起肺泡组织结构的破坏或胶原纤维化形成，一般也不引起呼吸系统症状和肺功能损害，这类粉尘被称为惰性粉尘，此在肺内的潴留被称为"良性尘肺"。因此，普通职业病范畴所说的尘肺病是指因吸入粉尘所致的肺泡功能结构单位的损伤，其早期表现为巨噬细胞肺泡炎，晚期导致不同程度的肺纤维化。必须强调的是，尘肺作为目前我国主要的职业病，和劳动保护等密切相关。因此，尘肺病诊断必须根据我国颁布的职业病危害因素分类目录和职业病目录，按照尘肺病诊断标准进行。我国职业病目录中规定了12种尘肺病的具体名称，即硅肺、煤工尘肺、石墨尘肺、石棉肺、炭黑尘肺、滑石尘肺、水泥尘肺、云母尘肺、陶工尘肺、铝尘肺、电焊工尘肺、铸工尘肺。

五、讨论分析

煤工尘肺患者年纪一般比较大，机体各脏器生理功能、组织形态等发生衰退，易引起支气管肺气肿、肺结核等并发症，这就要求夜班护士要以更加细心、耐心的态度细致观察患者病情的细微变化，心理护理、氧疗护理、排痰护理、并发症护理以及饮食、运动等方面的指导都相当重要。此外做好排痰护理将有利于尘肺患者肺气肿、呼吸道感染的恢复；氧疗护理对二期左右尘肺患者改善缺氧，促进心、肺、肾功能恢复有积极意义。总之，护理工作者应为尘肺患者创造一个和谐友好的环境，使患者情绪稳定，积极配合每个时段的治疗和护理，从而使护理效果能达到提升尘肺患者生存质量和延长生命的目的。

病例 ❻　肺间质纤维化护理

一、病例简介

患者，男，70岁，因长期咳嗽，咳痰4年，在运动后出现咳嗽，咳嗽1年，病情加重。在2019年8月，患者出现了咳嗽、咳痰等症状，在平坦的地面上快步走时，出现了气短，爬2～3级楼梯都费劲，但仍能继续完成每天的工作。在医院接受CT检查，发现肺部有局限性的气肿、多发的肺泡，两肺间质有炎性变化；经抗感染等药物治疗（药物不明），患者上诉病情好转，出院。该患者从2019年12月起每日服用6mg甲强龙片，在服用期间，患者的咳嗽、气短等症状都被有效地控制住，不会对其日常生活造成任何影响。2020年10月5日，患者出现咳嗽、咳痰、气短等临床表现，并伴有发烧，体温38℃，未见胸痛、咯血等临床表现，于当地医院接受呼吸机辅助呼吸及抗生素治疗（具体情况不详），复查胸部CT显示：肺间质性纤维化较前加重，给予甲泼尼龙琥珀酸钠20mg/d对症治疗，效果欠佳，现患者为求进一步诊治收入呼吸内科。

既往史：既往患有高血压18年，最大血压（150～160）/110mmHg，西尼地平片1片/日，平时血压控制正常，无心脏疾病史，无脑血管疾病史，无肝炎、结核病、疟疾史，疫苗接种史不详，无手术史、输血史，无食物过和药物过敏史。

检查：胸部CT显示：肺间质性纤维化较前加重。

诊断　肺间质纤维化。

二、治疗经过

给予呼吸机辅助呼吸及抗生素治疗。给予甲泼尼龙琥珀酸钠20mg/d对症治疗。给予西尼地平片1片/日降血压。

三、护理

（一）护理问题/诊断

1. 气体交换障碍

与吸氧、休息和活动、病情的观察、环境和饮食等有关。

2. 清理呼吸道无效

与痰比较黏稠有关。

3. 运动能力缺乏

与心肺功能下降密切相关。

4. 潜在并发症

肺栓塞。

（二）护理措施

1. 气体交换障碍

（1）吸氧：以3～8L/min的速度向鼻腔内输入氧气。

（2）多休息：患者取半卧位，卧床休息，保持呼吸道通畅。

（3）病情观察：观察两组患者咳嗽、咳痰、气急的情况，并与对照组比较。

（4）环境：保持室内温、湿度适宜，注意保暖。

（5）饮食：低盐、低脂、高营养、高蛋白、易消化。

2. 清理呼吸道无效

（1）保持呼吸道通畅：教会患者正确的咳嗽方法，并协助患者进行后背的拍打。

（2）嘱咐患者少食多餐，饮水1000mL/d。

（3）病情观察：密切观察患者咳嗽、咳痰的情况，观察痰的颜色、性质和数量，咳出痰的过程通畅与否。

（4）用药护理：遵医嘱服用止咳化痰药物，并观察疗效。

3. 运动能力缺乏

（1）加强体育锻炼，注意休息，减轻气短，降低心、肺的耗氧量。

（2）减压：嘱咐患者采用利于呼吸、省力的姿势，如：仰卧，提起床脚，使两腿微微屈膝。

4. 潜在并发症

（1）卧床，右脚固定。

（2）采用抗凝疗法，评估疗效，观察有无不良反应。定期进行凝血检查。

四、知识拓展

肺间质纤维化（PIF）是由已明或未明的致病因素通过直接损伤或有免疫系统介入引起的肺泡壁、肺间质的进行性炎症。常见的已知病因为有害物质（有机粉尘、无机粉尘）吸入，细菌、病毒、支原体的肺部感染，致肺间质纤维化药物的应用，以及肺部的化学、放射性损伤等。未明病因则称为特发性间质性肺炎，可分6种亚型，其中以特发性肺间质纤维化（IPF）最常见。此外，还继发于其他疾病，常见的有结缔组织病、结节病、慢性左心衰竭等。

肺纤维化中的特发性肺纤维化与吸烟、病毒感染、环境污染、遗传易感性等多种危险因素有关，但这些危险因素不能对特发性肺纤维化进展性或肺纤维化发病率与年龄之间的正相关性进行充分的解释。

大量研究表明，表观遗传改变在特发性肺纤维化发病机制中发挥核心作用，而吸烟和衰老是表观遗传修饰的主要影响因素。研究发现，DNA组蛋白修饰和甲基化可能参与遗传和环境对基因表达和疾病特征的影响，2130个基因组中约有738个甲基化区域与特发性肺纤维化常见的遗传变异基因表达有密切关系。

病毒、真菌、细菌在特发性肺间质纤维化中发挥着潜在的作用。病毒，如EB病毒、丙型肝炎病毒、巨细胞病毒等在疾病的进展中发挥着辅助因子的作用，研究发现，健康小鼠感染鼠型疱疹病毒-68时不会引起肺纤维化，而小鼠在鼠型疱疹病毒-68和博来霉素共同刺激下会增加肺纤维化的严重程度。有学者发现，间质性肺病患者肺内可观察到异常细菌菌落，通过微生物生物组成分析可用于解释本病的发病机制，为提供新的治疗靶点奠定基础。同时已有研究证实，特发性肺纤维化患者经抗生素治疗后，可有效减少呼吸道感染，降低患者病死率，提高药物疗效等。

五、讨论分析

肺纤维化病因不明，主要与环境污染、理化因素刺激等因素有关，目前尚无有效的治疗方法。该病多发生于中年以上人群，常有干咳、胸闷、气短、呼吸困难等临床表现，因为目前尚无足够的证据表明现有的治疗可以提高生存率和改善患者的生活质量，故加强患者在住院期间的护理，增强患者战胜疾病的信心，提高治疗效果，缓解临床症状能起到重要的作用。护理的重点应放在治疗期间的用药护理、通气功能改善、生活护理、心理护理及预防医院感染及出院指导等方面。

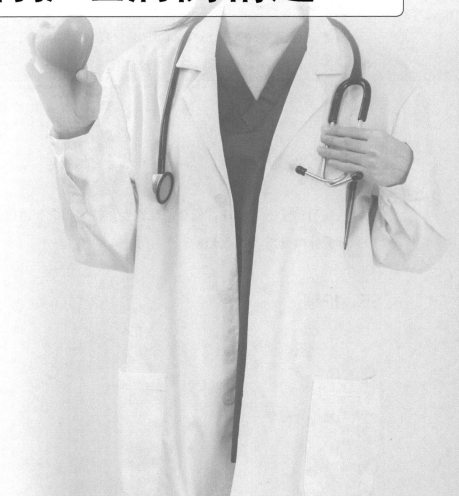

第二章

心内科
疾病护理病例精选

病例 ❶ 高血压护理

一、病例简介

患者，女，56岁，因"反复头痛不适10余年，加重3d"经门诊以"高血压"收入院。患者自诉10年前无明显诱因出现头痛不适，伴面部发热感，测血压180/110mmHg，社区就诊后服用降压药，血压控制可。3d前自觉头痛再次发作，伴有胸闷，出汗，无恶心、呕吐，无视物模糊，黑蒙，无肢体活动不灵，就诊当天症状加重伴恶心呕吐一次，遂来医院门诊就诊。

既往史：既往高血压病史。

检查：体温36.0℃，脉搏84次/分，呼吸17次/分，血压210/110mmHg，NRS评分：4分；颅脑CT示：脑白质脱髓鞘表现。

> 诊断 高血压。

二、治疗经过

入院后给予一级护理，低盐低脂饮食，持续心电、血压监测，注射用硝酸异山梨酯静脉微量泵入以降压治疗。

三、护理

（一）护理常见问题/诊断

1. 头痛

与血压升高有关。

2. 有受伤的危险

与低血压发生有关。

3. 焦虑

与头痛反复发作有关。

4. 潜在并发症

高血压急症。

（二）护理措施

1. 头痛

（1）患者头痛发作时应卧床休息，可适当抬高床头。为患者提供安静、舒适的就医环境，室内光线柔和，限制探访人员，避免诱发因素。

（2）指导患者选择清淡、易消化饮食，避免油腻、辛辣刺激、咖啡、浓茶等食物。可选择菊花茶等辅助降压止痛。

（3）观察头痛发作时间、性质、程度、伴随症状及血压变化，出现头痛加重、视物模糊、肢体麻木或行动不便、血压持续上升等应立刻告知医师并配合处理。

2. 有受伤的危险

（1）头痛发作期间以休息为主，活动时动作应缓慢，避免深蹲、长时间低头等动作以防体位改变时发生直立性低血压导致跌倒。

（2）定时监测血压，使用扩血管药物时应每15min进行1次血压监测，根据血压值遵医嘱调整用药，达到阶段性降压目标时改为每小时血压监测一次，直至血压达标，防止降压过快引起低血压。

（3）加强巡视及基础护理，协助患者进餐、如厕等。夜间病房开启夜灯，卫生间保证合适照明。

3. 焦虑

（1）为患者讲解高血压疾病相关知识及治疗护理计划，使其保持良好心态，树立信心。

（2）头痛缓解期可适当进行户外运动、听轻音乐等以转移注意力，调畅情志。

（3）保证充足的睡眠。避免睡前长时间看手机等电子产品，可温水泡脚促进睡眠。严重失眠者可遵医嘱使用助眠药物。

4. 潜在并发症

（1）避免诱发因素：避免情绪过度波动，剧烈活动、寒冷刺激等。

（2）遵医嘱使用降压药物，监测血压，观察用药疗效。注意有无剧烈头痛、胸闷胸痛、大汗、视物模糊、肢体麻木或行动不便、血压持续上升等症状发生，一旦发现应立刻告知医师，建立静脉通道，持续心电监测，严格遵医嘱用药并密切观察病情变化。

四、知识拓展

高血压（Hypertension）是以体循环动脉血压，即收缩压和（或）舒张压增高为主要特征，可同时伴有视网膜、心、脑、肾等器官的功能或器质性损害的一种临床综合征，是心血管疾病最主要的危险因素，已经成为世界及我国的第一大慢性疾病，正影响着全球10亿人的健康。尽管目前对于高血压的药物治疗及包括饮食习惯在内的生活方式的改善的研究都有了很多进展，但是高血压的发病及发展趋势仍然在不断上升。据估计，顽固性高血压（对降压药具有抵抗作用的高血压）已经占到了高血压人群的10%～15%。

五、讨论分析

从患者入院开始要热情主动关心他们，详细做好入院介绍，建立安静舒适的病室环境，做好晨晚间护理，保持床单位整洁，使患者处于安静舒适状态。在与患者交往过程中耐心倾听他们的主诉，注意维护他们的自尊，在取得他们信任的前提下，尽快解除其恐惧、焦虑心理。在为患者做生活护理，如铺床、整理床单位时，态度要好，不随意指责患者东西放错地方；进行穿刺治疗时动作轻柔，尽量做到一针见血，使患者感到医护人员可亲、可信，充满安全感，从而增强治病的信心。不仅患者自身心理因素会影响治疗，亲友、医护人员态度也会影响患者的精神状态，他们在意医护人员及亲友的态度，并且十分敏感，这就需要家人、亲友、医护人员对其关心、爱护，使患者意识到自己的痛苦家人也很担心、在意，并非自己独自面对不幸，从而放下思想包袱，安心治疗，争取早日康复。

护理人员要用温和的语言、熟练的操作、丰富的医疗护理知识取得患者的信赖，主动与患者谈心，对于因病情反复和病程长而失去信心的患者，更要多安慰、多鼓励，使之心理上减轻对疾病的恐惧。在用药治疗的同时对患者进行宣教，可采取讲解、示范、发宣传资料及个别辅助等方式，教育内容包括血压正常值范围、测量血压的注意事项、高血压诱发因素、保持情绪稳定的方法、自我保健知识、目前高血压病防治的误区、坚持用药的意义以及用药的注意事项等，使患者对疾病有一个系统的认识，促使其建立积极、健康的心理状态。

高血压患者适当锻炼、活动，有利于身心健康，活动量以不出现头昏、头痛、心悸等症状为限，如打太极拳、散步、慢跑、听轻音乐等，可以分散注意力，减轻思想压力，利于血压控制。出院时告之患者要坚持药物与非药物治疗，定期监测血压，改掉不良生活习惯，完善自我保健措施，并且可通过门诊、信函、电话等方式进行咨询，让患者感受到护理人员对他们的关心、重视。

病例 ❷ 心力衰竭护理

一、病例简介

患者，女，88岁，下肢水肿3月余，加重伴胸闷、喘憋1周。患者3个多月前无明显诱因出现下肢水肿，未诊治，1周前患者无明显诱因出现咳嗽、咳白黏痰，有时痰难咳出，伴活动后喘憋明显，遂来医院就诊。入院时患者活动后胸闷、喘憋，夜间有时憋醒，活动后双下肢疼痛，无胸痛，无背部放射痛，咳嗽、咳白黏痰，纳眠差、大便干，小便少。近期体重明显增加。

既往史：既往有高血压、冠心病。

检查：体温37.3℃，脉搏82次/分，呼吸18次/分，血压172/105mmHg，氧饱和：92%。发育正常，神志清楚，精神不振。口唇发绀，伸舌居中，听诊双肺呼吸音低，右下肺呼吸音明显减低，双肺散在少许干啰音。双下肢重度凹陷性水肿。NYHA心功能分级Ⅲ～Ⅳ级，Morse评估：65分（高危），Braden评分：12分（高危），Padua评分：3分（中危），自理能力评估：50分（中度依赖），NRS评分：3分。心电图检查示：窦性心律，多导联ST-T改变；实验室检查：N-末端脑钠肽前体2489pg/mL，总蛋白50.2g/L，白蛋白29.50g/L，前白蛋白60.90mg/L；心脏彩超：中重度瓣膜反流，重度肺动脉高压，EF值52%；胸部CT：双肺多发磨玻璃小结节，右肺多发高密度，考虑渗出性改变，右侧胸腔积液，持续心电、血氧饱和度监测，采取药物抗炎、强心、利尿、改善心脏供血治疗。

> 诊断 心力衰竭。

二、治疗经过

入院后给予患者抗感染、强心、利尿等对症治疗。经过治疗患者生命体征平稳，自动体位，体温正常，无胸闷、心悸，呼吸平稳。

三、护理

（一）护理问题/诊断

（1）体液过多：与心力衰竭导致体循环淤血有关。

（2）气体交换受损：与心力衰竭致肺循环淤血、胸腔积液有关。

（3）有皮肤受损的危险：与年老、皮肤水肿、强迫体位有关。

（4）营养失调——低于机体需要量：与胃肠道淤血有关。

（5）潜在并发症：猝死、深静脉血栓。

（二）护理措施

1. 体液过多

（1）遵医嘱使用利尿剂并观察用药效果，准确记录出入量，重度水肿期间每天测量腿围及体重，观察水肿消退情况。

（2）使用利尿剂期间监测电解质变化，指导患者补充含钾丰富的食物，注意有无乏力、恶心、呕吐、腹胀、肠麻痹、心律失常等低钾血症表现。使用静脉补钾时速度不宜过快，补液中钾浓度不宜超过40mmol/L，同时防止液体外渗引起静脉炎。

（3）限制液体摄入，容量超负荷控制摄入1000~1500mL/d，根据尿量进行调整，量出为入，避免加重水钠潴留。

（4）可抬高下肢以利于下肢静脉回流。

（5）加强饮食指导，遵医嘱输注白蛋白等以纠正低蛋白血症。

2. 气体交换受损

（1）保持室内空气新鲜，温湿度适宜，定时通风。

（2）协助取舒适体位，胸闷憋气明显时给予半卧位或高枕卧位，可有效缓解患者呼吸困难的症状。

（3）给予吸氧，氧流量2~4升/分，以缓解患者血氧的症状，持续监测血氧饱和度变化。

（4）指导患者进行有效咳嗽、缩唇式呼吸、腹式呼吸等以改善通气，痰液不易排出时可以帮患者叩背促进排痰。

（5）遵医嘱用药以减轻肺内炎症及胸腔积液。

3. 有皮肤受损的危险

（1）水肿患者皮肤变薄发紧发亮，需选择柔软、宽松、能吸汗的衣服及被褥，床铺平整、干燥。患者及照顾者均应定期修剪指甲，防止划伤皮肤。

（2）长期卧床者，局部组织受压，血液循环障碍，可加重水肿，加之重力作用，液体积聚于骶尾部，极易发生压疮，必须协助患者定时更换体位，翻身时避免托、拉、拽，避免水肿部位皮肤因受摩擦发生破损。

（3）保持皮肤清洁，使用利尿剂尿频时注意会阴部清洁。

（4）水肿患者因组织肿胀，输液时液体外渗不易察觉，输液过程中要严密观察局部皮肤。水肿患者皮肤薄易破损，输液结束揭除胶布时应小心，拔针时按压针眼时间应延长，防止液体渗漏。

4. 营养失调——低于机体需要量

（1）给予低盐、低脂、易消化、高蛋白饮食，动物蛋白选择鸡蛋、牛奶、鱼虾、瘦肉等，植物蛋白如豆制品。补充蛋白质同时注意补充维生素，保证营养均衡。限制钠盐及含钠量高的食品如腌熏制品、海产品、苏打饼干等。

（2）针对慢性疾病、消耗性疾病等原发病进行治疗，心衰患者胃肠道淤血会引起食欲不振，早期可采用少食多餐方式，可由半流质向普通饮食过渡。

（3）遵医嘱输注白蛋白纠正低蛋白血症。

5. 潜在并发症

（1）发作期卧床休息，可抬高水肿下肢以利于静脉回流。

（2）患者由于年老心衰、重度水肿导致活动受限，可床上进行踝泵运动，协助改变体位或被动运动以促进下肢血液循环。

（3）心功能改善及水肿减轻后，有人员陪同下可逐步进行锻炼活动，由床上活动、床旁站立、室内活动逐渐过渡到短距离行走等。

四、知识拓展

心力衰竭（heart failure，HF）是多种原因导致心脏结构和（或）功能的异常改变，使心室收缩和（或）舒张功能发生障碍，即使在足够静脉回流的条件下，心每搏输出量还是满足不了机体代谢的需要或有赖于充盈压升高来代偿的病理生理状态，在临床上表现为体循环缺血、肺循环淤血和（或）体循环淤血的一组复杂临床综合征。

心力衰竭是多种疾病引起的一组常见的临床综合征，原发性心肌损害和血流动力学异常是引起心力衰竭最主要的病因，是多种心血管疾病的最终结局。除心血管疾病外，非心血管疾病也可导致心力衰竭，识别这些病因是心力衰竭诊断的重要部分，以便于早期预防、早期诊断和早期采取特异性病因治疗。心力衰竭是慢性、自发进展性疾病，一旦发生就不会停止，随时间推移患者会出现心悸、运动能力减弱、疲乏、呼吸困难、水肿和胸腔积液等表现。心力衰竭患者由于疾病进展，丧失劳动能力，生活质量下降，反复住院，造成巨大的家庭和社会负担。心力衰竭病死率居高不下，与恶性肿瘤相近，患者预期寿命明显缩短。总而言之，心力衰竭已经成为当前心血管领域的热点问题和亟待解决的难题。

五、讨论分析

在心力衰竭患者的治疗与复原过程中，护理的地位举足轻重，制定一份合理的护理方案可协助心力衰竭患者主动接受治疗，忍受治疗期间引发的各类短期不适反应，进而取得预期的治疗效果，优化患者生活质量，提升患者的生存率与生存时间。

患者与其亲属对疾病的认知、配合程度、接受治疗的积极程度等对心力衰竭治疗效果起着至关重要的作用。事先给患者及其亲属打好预防针，了解心力衰竭疾病的早期症状，做到早发现、早治疗、早康复，另外，帮助患者全面认识所开展的治疗方案，并主动配合医生治疗，如此可从根本上减少患者心力衰竭危象的发作。护士对心力衰竭患者的自我护理，并不仅仅局限于治疗，还可以充当朋友、师长、亲人的角色。在确定患者护理方案之前，应对患者以及亲属的护理能力做全面的评估。心力衰竭患者的自我护理主要包含检查自身症状、掌握相关疾病常识、发病的原因等，并由这些症状来判断治疗是否到位，同时对病症做基本的处理。对患者的指导应从住院前期开始，此时是患者最容易接受的时间点。在患者刚出院的一段时间内，需对患者的病情做严密监察和随访护理，待病情平稳为止。增强对心力衰竭患者的自我护理教育，能够增强患者的自我护理能力，提升生活质量，降低再次入院概率。

老年心力衰竭的主要发病诱因可归纳为高烧、感染，而高龄老年组的关键诱因表现为排便不畅。结合这些因素制定有目的性、有针对性的护理方案，可从某种程度上减少病死率。同时，应指导老年人减少到公共场所的次数，避免呼吸道的感染；如若发现呼吸道感染，需特别留意排痰；在患者休息的前半宿，应多观察其临床症状，因为HF患者在夜间的发病率、死亡率比较高。

病例 ❸ 心肌梗死护理

一、病例简介

患者，男，42岁，因"反复胸痛1周，加重伴左肩部疼痛3h"经急诊以"急性心肌梗死"收入院。患者1周前无明显诱因出现阵发胸痛，无明显胸闷、憋气，活动时加重，休息后缓解，未在意，未服药，3d前自述胸痛呈持续性，口服止痛药可缓解，今晨胸痛再次发作，口服止痛药物未见明显缓解，至医院急诊科，行心电图示：多导联ST-T改变，心肌酶较正常升高，为进一步系统诊疗收入院，现患者胸痛，伴有左肩背部疼痛，阵发性加重，无明显胸闷、憋气，无咳嗽、咳痰，无腹痛，偶反酸、烧心，纳眠可，二便调。

既往史：既往脑梗死病史，高血压病史。

检查：体温36.1℃，脉搏80次/分，呼吸18次/分，血压150/95mmHg，NRS评分：4分。心电图检查示：窦性心律，多导联ST-T改变；实验室检查：CK-MB：36.07ng/mL，cInI：2.3ng/mL；急行冠脉造影术示：右冠近段狭窄99%，中段狭窄70%~80%，TIMI血流Ⅱ级：右冠远段及PL/PD正常；前降支中段狭窄85%，远段狭窄90%。术中右冠近端植入支架一枚。

诊断 心肌梗死。

二、治疗经过

（一）休息

卧床休息1周，保持安静，必要时给予镇静药。

（二）吸氧

持续吸氧2~3d，有并发症者须延长吸氧时间。

（三）监测

在CCU进行ECG、血压、呼吸监测5～7d。

（四）限制活动

无并发症者，根据病情制订活动计划，详见护理部分。

（五）注意饮食

进食易消化食物，不宜过饱，可少量多餐。保持大便通畅，必要时给予缓泻药。

三、护理

（一）护理问题/诊断

1. 活动无耐力

与心肌氧的供需失调有关。

2. 有便秘的危险

与卧床、住院期间饮食、活动规律改变有关。

3. 潜在并发症

急性心力衰竭、心律失常。

（二）护理措施

1. 活动无耐力

（1）心肌梗死急性期应绝对卧床休息12～24h，保持病室环境安静，限制人员访视，以降低患者心肌耗氧量和交感神经的兴奋性。

（2）给予低中流量吸氧，以增加患者心肌氧的供应，改善心肌缺氧。

（3）术后症状缓解，生命体征平稳且无严重心力衰竭等并发症，可进行肢体活动及心肺功能锻炼，活动时先由床上或床旁活动开始，以无不适感为宜，早期活动应在心电监护下进行。

（4）根据患者病情遵医嘱给予体外反搏等心脏康复治疗。

（5）出院前为患者制定运动处方，可选择八段锦、太极、快走、慢跑等有氧运动开始，逐步增加运动强度及运动时间，每周运动不少于5d，30~60分/次，包含运动前热身及运动后整理运动。运动过程中心率每周提高10~20次，最终达到运动靶心率。运动过程中如有胸闷、胸痛、心慌、气短等不适应立刻终止，减慢运动进程，必要时就医。

2. 有便秘的危险

（1）指导患者低盐、低脂、易消化饮食，多食新鲜蔬菜以增加膳食纤维刺激肠蠕动。发作期可少食多餐，避免暴饮暴食。

（2）病情平稳后鼓励患者早期下床活动。

（3）排便困难时可每日清晨饮1杯温水，顺时针腹部按摩促进排便，养成定时排便习惯。不可用力排便以免诱发心肌梗死。

3. 潜在并发症

（1）持续心电、血压、血氧饱和度监测，严格遵医嘱用药并观察用药后效果。如遇到患者心慌、胸闷、胸痛加重、面色苍白、出汗、心律异常、血压持续下降等表现时应立刻告知医师配合处理。

（2）备好抢救药品、物品、仪器。

（3）消除诱发因素，如剧烈情绪波动、劳累、用力排便、感染等。

四、知识拓展

心肌梗死指心肌的缺血性坏死。发生急性心肌梗死的患者，在临床上常有持久的胸骨后剧烈疼痛、发热、白细胞计数增高、血清心肌酶升高以及心电图反映心肌急性损伤、缺血和坏死的一系列特征性演变，并可出现心律失常、休克或心力衰竭，属冠心病的严重类型。我国年发病率为0.2%~0.6%，近年有增多趋势，京津地区较南方为多。欧美国家发病率较我国高。90%的心肌梗死由冠状动脉粥样硬化所致，少数由梅毒性主动脉炎、冠状动脉栓塞及冠状动脉痉挛引起。男女患者数为（2∶1）~（5∶1），40岁以上占绝大多数。女性发病年龄较男性晚10年左右。发病前常有明显诱因，如情绪波动、体力负荷过重、饱餐、高脂饮食、感染、手术、休克等，有时可在睡眠中发病。因为上述情况会造成冠状动脉管腔狭窄和心肌供血不足，而侧支循环尚未充分建立，一旦心肌严重而持久缺血超过1h便可发生急性心肌梗死。心电图呈现ST段弓背样抬高，异常深大Q波及T波倒置；临床化验可见血中心肌酶活力增高；放射性核素诊断阳性率为90%~95%；近年由于治疗手段的改进，心肌梗死（起病后8周时）病死率由过去的30%~40%，下降至10%~15%。预防动脉粥样硬化和冠心病，长期服用小剂量抗血小板聚集药，有利于防治心肌梗死。普及有关心肌梗死的知识，早诊断、早治疗是减少死亡率的关键措施。

五、讨论分析

常规护理是心梗患者的主要护理模式，其在应用上不足较多，主要表现为非标准化、治疗和护理不协调等，此种状况下，就很容易造成护理质量下降，影响康复效果，且会延长住院时间，增加住院费用。针对此类问题，可以采用临床护理路径的方法，此种方法是针对特定疾病治疗、护理实施规范化管理，应用此种方法，能优化临床过程，提升干预质量，并能实现对医疗成本的控制。其中，此种路径能通过对患者入院后，各个时间节点的合理规划，确保对治疗的标准化干预，使患者获得正确护理。因而，其十分贴合心梗患者的护理，这是因为，该病属于一种急性疾病，需要临床进行快速反应，并能提供系统的医疗服务支持，而在患者入院后，通过临床护理路径的实施，可以明确详细的流程、时间点要求，确保持续提供高质量的服务。在患者的干预中，借助临床护理路径的实施，可以实现事前规划好相关策略等，避免医务人员临时决策的问题。另一方面，其还可以减少医疗服务过程中的不良事件，使其护理得到充分保证，提升心梗护理的可预测性。此外通过此种方法的实施，还可以促进医务人员间的协作，充分协作的基础上，能显著提升干预效率，满足患者干预诉求。既往大量研究显示，此种模式在急症患者的干预中，对提升效果、促进康复有重要作用，尤其是可以降低复发、死亡风险，优化患者治疗流程，并能基于最新证据，向患者提供预见性的护理服务，满足患者的康复需要。

病例 ④ 不稳定型心绞痛护理

一、病例简介

患者，男，56岁。因"劳累性胸闷、胸痛1h"入院。于入院当天晨起7时许活动后出现胸闷、胸痛，为胸骨后闷胀感，后背部有紧缩感，休息后能缓解，持续时间约10min，伴有全身乏力。近半个月胸闷、胸痛发作次数增多，程度加重，无明显诱因亦可发作，以夜间为常见，每次持续5~10min，休息或服用硝酸甘油后疼痛能缓解，但所需时间延长。

既往史：无。

检查：体温36.5℃，脉搏75次/分，呼吸20次/分，血压140/80mmHg，体重61kg，身高165cm。血糖、血脂正常（总胆固醇、高密度脂蛋白、低密度脂蛋白）。心电图检查：窦性心律，V_1~V_4导联ST段压低，呈缺血性改变。

诊断 冠心病，不稳定型心绞痛。

二、治疗经过

入院后给予一级护理，监测血压、脉搏，吸氧，采取硝酸异山梨酯、非洛地平、阿司匹林、硫酸氢氯吡格雷片（波立维）、贝那普利、美托洛尔、洛丁新、阿托伐他汀治疗，入院后第2天行冠状动脉造影+支架植入术。术程顺利，术后患者安返病房，给予术后常规护理，抗凝，双联抗血小板，他汀类、美托洛尔及贝那普利治疗，观察血压、脉搏、桡动脉搏动等情况，患者情绪不稳，焦虑，夜间失眠，心绞痛未反复发作。

三、护理

（一）护理问题/诊断

1. 舒适的改变

与一时性冠状动脉供血不足心肌暂时性缺血缺氧而引起突发的胸骨后或胸部压榨性、闷胀性疼痛有关。

2. 活动耐力不足

与劳力诱发心绞痛，从而影响患者不能进行正常活动有关。

3. 恐惧

与心绞痛或惧怕心绞痛再次发作有关。

（二）护理措施

1. 并发症的护理

（1）急性心肌梗死：避免各类诱因，如大量吸烟、饮酒、劳累、寒冷刺激、情绪激动以及高血压等。这位患者的焦虑、情绪不稳，很可能引起心绞痛发作。对此我们可以与患者经常交谈，让她了解疾病的相关知识，缓解或消除这种负性的心理反应，有助于减少心绞痛的发作。饮食方面要避免饱餐，做到少食多餐。适当增加纤维素食物，有助于保持大便通畅，减少患者因便秘而用力大便。同时，要注意控制好患者的血压，按医嘱给予降压药物。

按医嘱给予硝酸异山梨酯、盐酸地尔硫䓬、硫酸氢氯吡格雷片、美托洛尔、阿司匹林，这些药物可以减轻冠状动脉痉挛、防止血栓形成。

应密切观察病情，尤其心电监护，可以采用24h遥控监护，同时加强夜间巡视，注意急性心肌梗死的发生。

（2）冠状动脉急性闭塞：是最严重的并发症之一，是由于介入治疗引起的内膜撕裂、剥脱、夹层、血小板激活或血栓形成，以及冠状动脉痉挛等多因素相互作用造成的。一般术中发生率高，术后也可以发生。患者可以表现为持久而严重的胸痛，血压下降，心律失常。护理方面应按医嘱静脉和口服抗凝、双联抗血小板等药物，加强心电监测和生命体征监测，注意倾听患者主诉，以便早期发现病情变化。

（3）心律失常：可能是由于导管在冠状动脉口反复刺激而引发冠脉痉挛或造影剂一次性注射过大或短时间内多次注射造影剂，引起造影剂在血管内滞留，冠脉血流中断发生。较为常见的有期前收缩。护士要关注术中、术后心电监护，备好抢救物品（如除颤器、硝酸甘油、利多卡因、阿托品等）。告知患者多饮水，促进造影剂排出。

2. 心理护理

（1）责任护士主动与患者沟通，了解患者的心理感受，了解焦虑恐惧的直接原因，并提供必要的帮助。向患者讲解疾病相关知识、手术者的能力、手术的预后等治疗疾病的相关信息，以减轻患者心理压力和负担，鼓励患者保持乐观情绪。例如，介绍心内科开展冠状动脉造影及支架植入术的情况；告知家属和患者冠心病介入手术的目的、主要步骤等，使患者和家属对介入治疗心中有数。

（2）建立良好的护患关系。护士热情接诊，做好入院介绍、术前健康教育、术前准备，并将各项化验指标和相关检查及时告知患者，使患者对医护人员充分信任，积极配合手术。

（3）病友的"现身说法"。让介入治疗术后的康复患者谈治疗体会和感受，有助于缓解患者的术前焦虑，提高患者自信心。

（4）医护人员抢救技术应熟练，抢救物品应完好，抢救工作有条不紊，切勿高声呼叫和在患者床前谈论病情，以免增加患者的心理刺激。

（5）指导患者利用松弛技术及分散注意力的方法，做好家属的思想工作，取得家属的支持和帮助。

（6）必要时遵医嘱给予阿普唑仑，保证患者充分休息。

3. 饮食护理

禁食时间，若手术时间推迟，可适当进食流质食物；术后及时补充水分（补充血容量，促进造影剂排泄）。

4. 心电监护

监测血压、心率。若心率＞100次/分，或＜50次/分，预示患者血容量不足，易发生低血压；若SBP下降至90mmHg，脉压＜20mmHg，DBP＜60mmHg，需要立即通知医生迅速处理。

四、知识拓展

临床上将原来的初发型心绞痛、恶化型心绞痛和各型自发性心绞痛广义地统称为不稳定型心绞痛（UAP）。其特点是疼痛发作频率增加、程度加重、持续时间延长、发作诱因改变，甚至休息时亦出现持续时间较长的心绞痛。含化硝酸甘油效果差，或无效。本型心绞痛介于稳定型心绞痛和急性心肌梗死之间，易发展为心肌梗死，但无心肌梗死的心电图及血清酶学改变。

不稳定型心绞痛是介于稳定型心绞痛和急性心肌梗死之间的一组临床心绞痛综合征。有学者认为除了稳定的劳力性心绞痛为稳定型心绞痛外，其他所有的心绞痛均属于不稳定型心绞痛，包括初发劳力型心绞痛、恶化劳力型心绞痛、卧位型心绞痛、夜间发作的心绞痛、变异型心绞痛、梗死前心绞痛、梗死后心绞痛和混合型心绞痛。如果劳力性和自发性心绞痛同时发生在一个患者身上，则称为混合型心绞痛。

不稳定型心绞痛具有独特的病理生理机制及临床预后，如果得不到恰当及时的治疗，可能发展为急性心肌梗死。

五、讨论分析

不稳定型心绞痛的治疗效果会受到很多因素的影响。因此，做好相应的护理，是提高疗效、促使患者尽快恢复健康的重要环节。护理工作是临床医疗工作中的一个重要环节，有效、科学的护理工作对患者的身心健康起着积极的影响。其中，综合护理是一种新型护理模式，其理念在于：①人是由身体、心理、社会和文化等多方面构成的，人的身体状况也是由多种因素共同决定的，因此，护理过程需要考虑生理、心理和社会等多个层面；②护理是连续性的，即在患者患病时，护士不但要对患者进行照料，还要关心患者的康复情况和生活，使患者的身体状况达到最优；③坚持以人为本，以全面护理为主线，实现由个人到家庭，再到社区的转变。所以，全面护理可以被认为是：将被护理的客体看成一个完整的个体，将患者看成一个完整的个体；从生理角度来看，患者和社会以及他们所处的全部外部环境是一体的；将患者从住院到离开看作是一个完整的过程。另一方面，要将护理观念作为一个总体来看待，认为对患者的照顾应该是系统化和连续性的，要确保患者从住院到离开医院的过程中不能有任何的中断；在患者的护理上，积极主动，严格遵守护理工作流程，按步骤实施。另外，患者的护理是一个综合性的整体，不仅要从身体和心理两个层面来考虑，而且还应涉及疾病的防治、保健和康复的指导。

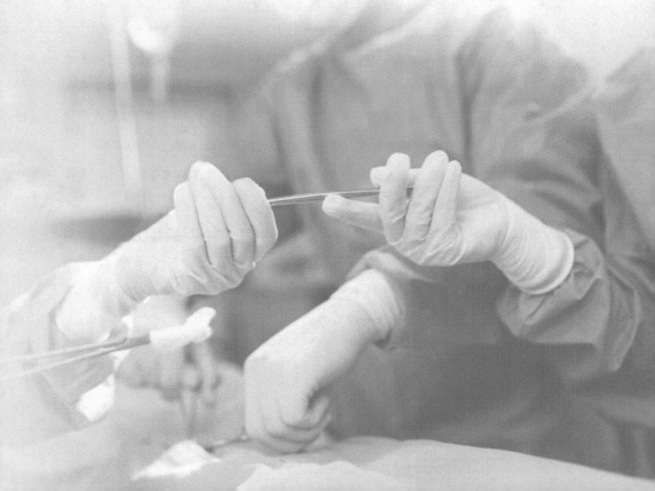

第三章

神经内科
疾病护理病例精选

病例 ① 短暂性脑缺血发作护理

一、病例简介

患者，男，75岁。因"心慌1h，突发晕厥5min"入院。入院1h前，患者无明显诱因出现心慌，持续存在，伴头晕，走路不稳，遂自行来院就诊，入院5min前，挂号时突然跌倒在地，意识丧失，呼之不应，持续性约1min左右苏醒，醒后仍感头晕、心慌不适。无抽搐及大小便失禁，无耳鸣、耳痛、听力下降，无黑蒙、双眼凝视、流涎，无口角歪斜、口齿不清，无发热、畏寒，无鼻塞、流涕，无咽痒、咽痛，无咳嗽、咯痰等；患者拒绝到医院急诊科治疗，以"晕厥待查"收入神经内科。发病以来患者精神、食欲及睡眠尚可，大小便正常，体重无明显变化。

既往史：平素身体健康一般。有"高血压"病史10+年，长期口服"培蔗普利"控制血压，血压控制尚可。有"冠心病"病史3+年，长期服用"硫酸氢氯吡格雷片、阿托伐他钙"治疗，曾3年前于外院行"支架植入术"。有"2型糖尿病10+年"未规律治疗，自诉血糖在正常范围内。无痢疾、无疟疾、无病毒性肝炎、无结核等传染病史，无肝炎、无结核传染病接触史。3年前曾行支架植入术，无外伤史。无输血史。无药物过敏史，无食物过敏史。

检查：体温36.5℃，脉搏70次/分，呼吸19次/分，血压122/76mmHg。一般状况：发育正常，营养中等，扶入病房，神志清楚，面色正常，表情痛苦，急性病容，自主体位，查体合作。2024年3月3日入院床旁心电图：①窦性心律；②正常心电图。入院随机指血糖：8.3mmol/L。

> 诊断 短暂性脑缺血发作、高血压病3级（极高危）、冠状动脉粥样硬化性心脏病（缺血性心肌病、冠状动脉支架植入术后、心功能Ⅱ级）、2型糖尿病。

二、治疗经过

安置床旁心电监测及氧饱和度监测，予以低盐低脂糖尿病饮食。

三、护理

（一）护理问题/诊断

1. 有受伤的危险

与突发眩晕、平衡失调及一过性失明等有关。

2. 知识缺乏

缺乏疾病防治与自我保健知识。

3. 焦虑

与发病突然、影响正常生活有关。

4. 潜在并发症

脑梗死。

（二）护理措施

1. 一般护理

（1）休息与活动：发作时卧床休息，注意枕头不宜太高，以15°~20°为宜，以免影响头部的血液供应；仰头或头部转动时应缓慢、动作轻柔，转动幅度不要太大，防止诱发发作而跌伤。频繁发作的患者应避免重体力劳动，必要时如厕、沐浴以及外出活动时应有人陪伴。

（2）饮食护理：给予低盐、低脂、充足蛋白质和丰富维生素饮食，如多食谷类和鱼类、新鲜蔬菜、水果、豆类；少吃糖类和甜食；限制钠盐和动物油的摄入；忌辛辣、油炸食物和暴饮暴食；注意荤素搭配；戒烟、限酒。

（3）心理护理：应鼓励患者积极调整心态、稳定情绪，培养兴趣爱好，多参加有益身心的社交活动。

2. 病情观察

频繁发作的患者应注意观察和记录每次发作的持续时间、间隔时间和伴随症状，观察肢体无力或麻木是否减轻或加重，有无头痛、头晕或其他脑功能受损的表现，警惕完全性脑卒中的发生。

3. 治疗配合

TIA治疗的目的是消除病因，减少及预防复发，保护脑功能，防止脑梗死发生。

（1）控制危险因素：如控制血压，治疗心律失常、心肌病变，稳定心脏功能，治疗脑动脉炎，纠正血液成分异常等。

（2）药物治疗：①抗血小板聚集药治疗：已证实有卒中较高风险的患者行抗血小板治疗能有效预防卒中；对短暂性脑缺血发作1个月内的患者，应首先考虑选用抗血小板药物，如阿司匹林、双嘧达莫、氯吡格雷等；②抗凝治疗：对房颤、频繁发作短暂性脑缺血发作或椎-基底动脉短暂性脑缺血发作患者，抗血小板治疗无效的患者，可考虑选用抗凝治疗；如肝素、低分子肝素、华法林等；③降纤治疗：纤维蛋白原含量明显增高患者，可考虑选用巴曲酶或降纤酶治疗。

（3）外科手术和血管内介入治疗：过去6个月内有过短暂性脑缺血发作的患者，如果同侧无创性成像或导管血管显像显示颈内动脉明显狭窄，可考虑行颈动脉内膜切除术、颈动脉血管成形和支架植入术。

护理要点：做好患者和家属的健康教育，控制危险因素，遵医嘱正确服药，告知患者药物的作用机制、不良反应及用药注意事项。特别注意胃肠道反应、出血等，发现异常情况，应及时报告医生。

四、知识拓展

短暂性脑缺血发作（Transient ischemic attack，TIA）是一种常见的神经系统疾病，临床上表现为短暂的神经功能障碍，通常在发作后几分钟到几小时内完全恢复，是缺血性脑血管疾病的警告信号，预示着大脑可能正在遭受即将到来的重大脑缺血危害。虽然大多数TIA症状往往在一天内消失，但是，TIA发作后7d内有12%～20%的患者可能再次发生TIA或脑卒中，其中，90d内发生脑卒中的风险达到10%～15%，且38%的预防后再发病例被证实为脑卒中，这对患者的生命健康带来严重威胁。然而，TIA的内在机制非常复杂，涉及血流动力学改变、血液黏度增高、微循环障碍和血栓形成等多个环节，至今仍未完全阐明。针对TIA的治疗，目前临床上通常采用的手段包括抗血小板、调脂治疗、抗凝治疗、降压治疗、抗糖尿病治疗等。然而，这些方法虽然可以一定程度上延缓疾病的进展，但不能完全防止TIA的复发。因此，研究TIA的发病机制、识别高风险群体，以及提高早期诊断和预防是当前TIA防治策略的关键。近年来，随着影像技术的发展，如MRA和CIA等非创伤性、高灵敏度和特异度的血管影像技术在TIA的早期诊断中发挥了越来越重要的作用。

五、讨论分析

短暂性脑缺血发作因其发病特点有突发性、短暂性、可逆性的神经功能障碍，症状来得快、消失快，恢复后不留后遗症而易被患者和家属忽视。现将护理体会列举如下。

（一）护理评估

患者入院后，积极评估患者情况，包括原发病、营养状况、认知能力、经济状况等，了解其生活习惯，包括饮食、睡眠及特殊的爱好，入院后的心理反应，有无焦虑、恐惧、烦躁等，针对患者的生理和心理变化，提出护理目标，并采取护理措施，以改善患者的适应能力。

（二）心理护理

患者发病后，多数心理负担重，恐惧心理严重，对病情愈后极为担心，患者多表现不同程度的焦虑、悲观、失望、自卑感。治疗前要向患者讲明用药的目的、疗效及不良反应，消除患者的焦虑、恐惧心理，配合治疗及护理。所以除对患者进行常规治疗外，还要注意其存在的不良心理状态，积极主动对患者进行心理疏导、安慰引导倾诉烦恼，提高他们对疾病的认识，调动其潜在能力，鼓励、支持和帮助患者增强自信心，使其积极配合治疗，改善临床愈后。

（三）用药指导

治疗前主动讲明用药的目的、疗效等，消除患者的焦虑心态。指导患者按医嘱正确服药，不能随意更改终止或自行购药服用。对无症状的患者更应该强调用药的重要性，让其认识到不遵医行为将导致的严重危害。告知患者药物的作用，不良反应的观察及用药注意事项。

（四）密切观察病情

观察TIA治疗的效果，主要是观察发作次数的减少情况。同时根据患者在降压中的症状决定是否需要继续降压，如患者出现不能耐受的现象，或出现头晕头痛恶心、乏力及嗜睡症状时，应及时报告医生，评估是否有脑供血不足的现象。

（五）出血的护理

低分子肝素的出血倾向低、但用药后仍有再出血的危险。用药期间应注意检测血小板出、凝血时间，凝血酶原时间等的变化，同时密切观察皮肤、黏膜有无出血点、瘀斑及牙龈有无出血，尤其应观察注射部位有无出血倾向，有时会出现局部紫绀，嘱患者不要紧张，停药后可吸收，局部压迫3min可减少皮下出血。如有出血征象及时报告医生相应处理。

（六）饮食护理

改变不合理的饮食结构，建议患者选择低盐低脂饮食，限制钠盐摄入，减少烹调用盐，少吃腌制食品，每天食用食盐不超过6g为宜，减少膳食脂肪，补充适量优质蛋白质，多食含钾丰富的食物。

高脂血症和糖尿病患者需要控制好血脂、血糖，宜吃低脂饮食，忌甜食和动物内脏，忌辛辣油炸食物和暴饮暴食，避免过分饥饿。

（七）出院指导

鼓励患者保持良好的精神状态和良好的生活习惯，合理饮食，避免过度操劳，保持情绪稳定，调整心态，保持乐观情绪。选择适合自己的健身活动，如散步、慢跑、打太极拳等。另外，要注意定期复查血压、血脂、血糖，并有规律地服药控制，指导患者、家属及时发现病情变化，出现不适，随时就诊。

　　总结：TIA 是即将发生卒中的一个急危先兆，其发作频率对预后产生重要影响，迅速控制 TIA，减少及预防复发，防止脑梗死的发生是重要原则。

　　只要严格掌握适应证、禁忌证，用药前详细询问病史，在具体实施治疗时，应先向患者讲清此治疗的必要性和安全性，取得患者的信任和配合。用药期间严密观察与护理，同时对危险因素进行护理干预，在 TIA 发作时，积极治疗，对推迟或防止卒中的发生有重要的临床意义。

病例 ❷ 蛛网膜下腔出血护理

一、病例简介

患者，女，43岁，因突然出现头疼、眩晕3h。4月1日21：46入院，主因突发头痛，头晕约3h，急诊车推入院，入院诊断："自发性蛛网膜下腔出血"，意识清楚，主诉头痛，头晕可耐受，四肢活动好，院外留置尿管，管道通畅。

既往史：有高血压病史3年余，平素规律用药。

检查：体温36.5℃；脉搏83次/分；呼吸20次/分；血压182/109mmHg。

诊断	蛛网膜下腔出血。

二、治疗经过

控制继续出血，防止血管痉挛，去除病因，预防复发。

三、护理

（一）护理问题/诊断

1. 舒适改变

与痛苦有关。

2. 焦虑/恐惧

与患者对疾病的恐惧心理和对预后的担忧密切相关。

3. 体温过高

与机体的温度调控系统紊乱和并发的感染有关。

4. 潜在并发症

出血、颅内感染。

（二）护理措施

1. 术前护理

（1）心理护理：①给患者及家人讲解进行手术的必要性和注意事项；②引导患者把自己的情绪表现出来；③因人而异，施以不同的精神治疗；④多给患者以关怀、支持。

（2）营养补充：①在条件允许的情况下，以高蛋白质、高维生素、低脂肪、清淡饮食为主；②对于无法进食的患者，在医生的指导下，给予适当的能量支持和鼻饲；③根据患者的特殊病情，如合并糖尿病、心功能不全、肾功能不全等患者，采用合理膳食治疗。

（3）胃肠道准备：手术前8h禁水、禁食。

（4）病情观察及护理：①对患者的血压进行监测和记录；②观察患者神志、瞳孔、生命体征、尿量及肢体运动等；③对无意识的患者，要密切关注患者的皮肤情况，做好相应的护理；④患者需有充分的睡眠，保持病房内环境安静，并尽可能地减少患者亲友的来访，并尽可能地降低不良的声音和光线的刺激；⑤要注意减少用力排便、咳嗽、情绪激动、烦躁等不良刺激，以免再次出血；⑥保持大便通畅：要有充足的睡眠，要有良好的心情；⑦脑血管造影后的护理：密切注意患者大腿动脉切口愈合的状况；拔管后对局部创面进行挤压4~6h，首先用手压2h，然后用沙包加压4h，一定要适当，不要让肢体的血液流通受到阻碍，也可以用动脉压迫器对穿刺点进行压迫，在2h后，将其反时针旋转一周，然后在6h后将其拔出；记录双侧足背部动脉的跳动情况；注意足背部的皮肤和周围血液循环；嘱咐患者在术中将患肢拉直，固定24h，不要屈折。

2. 术后护理

（1）意识障碍：①严密监视患者的生命体征，并在医生的陪同下进行监护。密切注意患者病情及重要指标的改变，做好相应的护理工作；②患者要尽量多躺在床上，保持安静，避免各种刺激，必要的时候可以使用床架或者是保护带；

③保持呼吸道通畅，吸氧，定时翻身，轻拍背部，保持呼吸道通畅；④注意水和电解质的平衡，确保患者充足饮水，严密监测失水和电解质的变化，并对每天进水量进行详细的统计；⑤保持气道畅通和采取正确的吸痰方法；⑥在应用降压药的过程中，要密切关注药物治疗效果，并观察患者的精神状态和血压变化。

（2）头痛躁动：①根据医生的诊断和治疗，详细了解患者疼痛的位置、类型和严重程度；②在床上躺4～6个星期，要注意头部的固定，要让患者呈头高仰卧位，防止舌头后倾影响呼吸，同时要把嘴里的呕吐物全部清除掉，这样才不会被呛到呼吸道中；③在医生指导下应用脱水药物，以达到降压及减轻头疼的目的；④注意患者的头疼程度和有无脑疝迹象。

（3）体温过高：①高热导致大脑新陈代谢加快，导致大脑水肿和神经元损伤，建议对高热患者进行物理冷却，主要采取冷敷治疗，并注意口腔和会阴的保护。按照医生的指示用药。注意患者的体温，并根据患者的发烧情况进行判断；②加强患者的睡眠，保证房间通风，保证房间内温、湿度恰当；③在医生的指导下合理应用物理和医学方法进行冷却，并对其疗效进行观察；④发烧后要注意勤换衣物，勤洗手；⑤做好患者的口腔保健工作。在治疗过程中，要注意给患者补水、盐和维生素，保证水和电解质的平衡；⑥积极使用消炎药，以防止感染的发生。

（4）保持引流管通畅并妥善固定：不能对导管进行折叠、扭曲和压迫，切口内的引流要与切口处紧密相连，并用纱布将其包好，并与颅罩相结合；对不稳定的患者，应征求家人的意见，对患者进行肢体的固定，并告诉患者和家人要保持良好的心情，不要自行拔除；如有意外脱落，须先确认导管头部有无完好取出，并及时报告专科医师进行治疗。

（5）观察并记录：观察引流液的性质、颜色、数量；一般在手术后1～2d内，引流物为淡红色的液体，并且会慢慢地变淡，如果引流出来的鲜血比较多，或者是脓血越来越多，那么可能是出现了出血的症状。引流不足则可能是引流管堵塞所致，可以采取从近侧到远端轻轻挤压引流管，旋转引流管方向，降低引流管的高度等方式解决；对于经上述治疗后引流不畅通者，要密切注意患者的神志及瞳孔的改变；对患者的创面进行包扎处理。

（6）预防压疮的措施：①注意局部的卫生，穿质地柔软、宽松的衣物；②按时翻身，动作要轻缓，避免推拉拖等；③采用褥式床垫，减少患者受到的压迫；④禁止使用热水袋。

（7）用药护理：应用尼莫地平等治疗脑血管痉挛的时候，会有一些患者出现心跳过缓、皮肤发红、静脉炎等症状，应该尽可能采用深静脉输注，同时要注意观察患者的心率和血压，同时还要注意肾脏的状态。

（8）控制血压：由于血压的不稳定可能会导致动脉瘤的破裂，因此要尽量避开诱发血压突然升高和降低的各种原因。动脉瘤出血后往往伴随着血管的痉挛，如果血压降低太多会导致大脑的血液供应不足，一般降压时，只需要降低10%的血压就可以了。要严密监测患者的身体状况，随时关注其动态，防止因血压过高而导致脑供血不足。

（9）并发症的处理及护理：

脑血管痉挛：①病因：在进行介入治疗或者是外科手术时，都会引起血管的痉挛；②临床症状：短暂的头痛、短暂的意识障碍、四肢麻木、失语等；③术后护理：如能及早诊断，及早治疗，可以防止因大脑缺血、低氧而导致的不可逆性损伤；尼莫地平能促进微循环的恢复，用药过程中有胸闷、面色潮红、血压降低、心率减慢等不良反应。

脑梗死：①病因：手术后发生血栓所致；②临床症状：单侧肢体无力，偏瘫，语言困难，甚至有明显的意识损害；③术后护理：术后患者应尽量卧床，尽量使患者平躺，并在医生的指导下进行扩血管和溶栓等治疗。如果患者手术后出现血液凝固，则可以使用肝素来防止脑梗死。

介入栓塞术中，穿刺部位局部出血：多见于6h以内。①病因：可能是动脉硬化、血管弹性差，或者是手术过程中使用了大量的肝素，造成了凝血机制的紊乱，也可能是因为手术后患者的肢体过度活动，或者是因为局部压力不足；②护理：静脉置管4h，右侧肢体固定24h。

四、知识拓展

蛛网膜下腔出血是神经科常见的脑血管疾病，主要由于颅内非外伤性动脉破裂（如先天性颅内动脉瘤、动静脉畸形等）血液进入蛛网膜下腔所致。可引起颅内高压与脑水肿，严重者可并发脑疝。多数患者在发病前有明显诱因，如情绪激动、用力劳动、用力大便等因素均能使血压突然升高而促使已有病变的血管破裂出血，从而导致本病。主要临床表现有剧烈头痛、喷射状呕吐、神志不清与抽搐。据国内有关资料报道，死亡率高达40%，本病的另一特点为易复发，蛛网膜下腔出血复发率为15.3%。

五、讨论分析

蛛网膜下腔出血患者入院后给予降颅压、稳血压、止血、解痉、预防感染治疗，如果能及时了解病情的变化和出现的并发症，并且能进行及时的治疗和护理对提高患者的治愈率和生活质量有重要的意义。

对于蛛网膜下腔出血的患者，做好急性期、恢复期的护理及出院指导显得尤其重要。除按神经内科一般常规护理外，还应重点注意如何预防再出血，因复发者病死率很高。多数人认为，复发时间以发病后的2～4周内为高。故护士必须熟悉本病复发的危险因素，协助患者度过危险期。

（一）加强心理护理，避免情绪激动，促进病愈，防止复发

蛛网膜下腔出血因血液积聚在蛛网膜下腔，脑膜刺激征明显，头痛剧烈，部分患者还伴有肢体瘫痪，加之对疾病缺乏了解，极易烦躁、忧虑以及情绪激动等。为此，我们应以高度的同情心和责任感给予热情、周到的服务，并用温和的语言给予安慰和鼓励，同时详细介绍此病的发生、发展、愈后及复发的危险因素和预防措施，达到稳定其情绪、促进病愈、防止复发的目的。

（二）保证绝对卧床休息4周

患者因头痛难忍，表现为烦躁不安，个别伴有精神症状者可出现大吵大闹或兴奋乱动，此时除常规降颅压外，应立即给予短效的镇静剂使其保持安静，同时加用床栏或约束带以防跌伤，剪短指甲以防抓伤，治疗与护理措施尽量集中在一

起做，以减少对病员的搬动和刺激，使患者保持安静，保证足够的卧床休息时间。

（三）严密观察病情变化

蛛网膜下腔出血死亡原因多为继发脑疝，其表现为双侧瞳孔大小不等，一侧散大，光反射消失，常有对侧肢体瘫痪；其次死于并发症，多见的为肺部感染，表现为体温上升、咳嗽、咳痰，以及血象白细胞增高等。因此应密切监视患者的神志、瞳孔、体温、呼吸等变化。遇有高热者给予头部置冰帽，并用30%酒精擦浴，因体温下降1℃，可降低脑耗氧量6.7%，故应尽早给氧降温，保护脑细胞，改善脑缺氧。发现神志、瞳孔、呼吸异常变化应及时报告医生，并做好相应的急救和护理记录。

（四）保持大便通畅

蛛网膜下腔出血患者因长期卧床，肠蠕动减弱，加之不习惯在床上大便而引起便秘。因此应嘱患者食含粗纤维多的蔬菜、水果，多饮水，同时可定期给予通便药物，必要时可低压灌肠或协助掏出粪块，避免因病员用力大便而发生再次出血。

（五）做好卫生宣教工作

护理人员应向病员及其家属反复说明本病的转归、易复发的特点及预防办法，劝其减少探视，避免过多的交谈而致情绪激动；医护应与家属合作，共同协助患者渡过急性期。

（六）镇静、止痛剂的用药原则

对意识清楚者可给予足量的止痛或镇静剂，以减轻头痛和烦躁，但对昏迷或呼吸不好的患者应慎用镇静剂，以免影响对病情的观察或延误抢救时机。对血压高需降压者，应严密观察血压的变化，以免下降过低或过快造成脑缺血。

（七）出院指导

部分患者因蛛网膜下腔出血引起正常颅压脑积水，可长期卧床不起，智力减退，生活不能自理，大小便失禁。做好此病护理，对防止蛛网膜下腔出血复发，减少致死率有重要意义。针对蛛网膜下腔出血的病因及诱因，采取全方位的临床护理，使患者对此病有深刻的认识，从而增强患者的康复意识，提高患者的信心，使患者主动配合治疗，从而促进健康，提高其生活质量。为了提高疾病的康复程度，预防复发，加之部分患者经济条件的限制往往要求及早出院，这时要向患者介绍出院后的注意事项，必须坚持卧床休息1个月，后逐渐适当活动，以理解、关心的态度与患者家属交谈，着重心理疏导，解除患者心理负担，严格遵医嘱，定期门诊随访；高血压者坚持服药，避免过度劳累和激动；偏瘫患者要加强肢体锻炼，使之以良好的心理、生理状态恢复健康。

病例 ❸ 急性脑梗死
（动脉粥样硬化性）护理

一、病例简介

患者，男，72岁。因"突发言语不清1月余，伴右侧肢体乏力3d"于2020年9月11日19时39分收入神经内科。

既往史：既往"糖尿病"病史十年，1月前于外院住院诊断"高血压、冠心病"。

检查：颅脑磁共振平扫（1.5T）＋脑血管成像＋弥散加权成像（DRI）：左侧放射冠-基底节区、顶颞枕叶见团状、斑点状、条状异常信号影，T1WI呈稍低信号，T2WI及FLAIR呈高信号，DWI呈明亮高信号，病灶边界清楚，于ADC图上呈低信号，左侧顶颞枕叶局部脑回缩小，相应区域白质见大片状异常信号影，T1WI为稍低信号，T2WI及FLAIR为稍高信号灶。双侧额顶叶深部及侧脑室旁白质、半卵圆中心、放射冠见多发斑片状异常信号影，T1WI呈低信号，T2WI呈稍高信号，部分病灶FLAIR为高信号，部分病灶FLAIR病灶以低信号为主，周边见带状高信号灶。余脑实质未见异常信号影。脑室、脑池轻度扩大。脑沟脑裂轻度增宽。中线结构未见移位。颅骨未见异常信号影。MRA成像显示右侧大脑后动脉P1段管腔重度变窄；余两侧大脑前动脉、中动脉及后动脉主干及分支管壁较僵硬。远侧分支减少，未见明显狭窄。双侧筛窦黏膜增厚，T2WI信号增高。

> 诊断　①急性脑梗死（动脉粥样硬化性）；②冠状动脉粥样硬化性心脏病；③2型糖尿病；④高血压3级（极高危）。

二、治疗经过

（一）长期用药

1. 保护脑、改善循环

丁苯酞软胶囊、脑栓通胶囊、依达拉奉、前列地尔、银杏叶提取物。

2. 抗血小板聚集

氯比格雷片、阿司匹林肠溶片。

3. 降血脂

阿托伐他汀片。

4. 降血压

苯磺酸氨氯地平片。

5. 降血糖

门冬胰岛素、甘精胰岛素、阿卡波糖、（18号）、格列齐特缓释片（18号）、二甲双胍（19号）、达格列净（20）。

（二）常嘱治疗

改善大脑微循环：脑反射。

三、护理

（一）护理问题/诊断

（1）肢体活动障碍。

（2）生活自理缺陷。

（3）血糖控制不理想。

（4）焦虑。

（5）潜在跌倒的高风险。

（6）肢体活动障碍常见并发症：①压疮；②关节挛缩；③肩关节半脱位；④肩手综合征；⑤骨折，肺炎等；⑥下肢深静脉血栓；⑦泌尿系统感染。

（二）护理措施

1. 2020年9月15日

掌握Bobath运动、桥式运动，3~4次/日，5~10分/次。

2. 2020年9月16日

卧位到坐位，自行完成体位转换。

3. 2020年9月17日~9月18日

自行下床，床边站位，窗边站位。

4. 2020年9月19日~9月20日

窗边站位，做平衡练习，步行。

5. 2020年9月21日

指导穿衣服、裤子。出院康复指导。

四、知识拓展

急性脑梗死指的是由于脑部动脉粥样硬化及栓塞类病变，使脑部血液供应发生中断，该病的发病速度快，患者的预后普遍较差，出现的并发症种类较多。临床通常采取药物溶栓方式对该病进行治疗，疾病治疗目的为最大程度恢复患者脑部供血状态，避免患者脑部长时间处于缺血状态，使脑组织发生坏死。

五、讨论分析

在实施溶栓治疗的过程中，护理尤为重要，采用行之有效的模式进行护理干预，可使患者肢体功能障碍得到有效改善，使急性脑梗死的治疗效果显著提高。主要从常规治疗的护理、特殊护理等两个方面入手。

（一）常规治疗的护理

溶栓治疗的护理，主要分为治疗前、中、后三个不同阶段进行：

1. 治疗前

协助医师治疗，与家属进行沟通，了解患者情况并快速进行全身检查，判断是否符合静脉溶栓治疗。尽快完成头部颅脑CT、核磁共振检查，以了解脑部血管情况，排查其他疾病。

2. 治疗中

在治疗操作中，予床头抬高15°～30°。开始溶栓后要对患者神志、瞳孔及生命体征进行密切观察，以血压为观察重点，如果血压水平过高，会使出血事件发生的可能性加大，因此，需要着重预防溶栓出血问题，前2h内，需要每隔15min观察患者生命体征一次；2～8h之间，需要每隔30min对患者生命体征进行1次观察；8～24h内，可将观察时间延长到1h 1次，控制血压在适当范围（收缩压/舒张压＜180/100mmHg），一旦血压迅速升高/降低，需及时报告医生，及时处理。观察药物不良反应情况，如果发现异常状况，需要第一时间向医生进行报告，并及时采取相应的措施进行应对。在治疗24h内，需要对患者体表情况进行观察，防止术中寒战及皮疹等问题发生。另外，还需要对患者口腔黏膜、周身皮肤、消化道及泌尿道系统功能加强观察，及时发现出血症状，及时处理。

3. 治疗后

治疗后24h内，需要卧床休息，协助患者进行翻身，从而保证体位的舒适度，最长间隔2h，帮助患者翻身一次，并对受压的局部进行按摩，防止压疮等问题的出现。意识清晰者，可与其进行适当沟通，减轻患者心理压力程度。意识恢复清晰后2h，可以酌情给予流质食物，以高蛋白、高纤维素为基本原则，注意食物温度，防止由于过热，而对患者的消化道造成损伤。另外，如果发生便秘，需要着重加强通便护理，遵医嘱给予具有缓泻作用的药物干预。

（二）特殊护理

1. 心理护理

急性脑梗死患者在发病后，普遍会出现不同程度的肢体功能障碍问题，该病的发病时间极短，通常在几分钟至几小时即能够发病，因此，大多数患者对于罹患该类疾病，没有任何心理层面的准备，加之肢体功能障碍，其所承受的心理压力程度会进一步加大，极易有恐惧、焦虑、紧张、抑郁等不良心理状态产生，甚至有时候还会出现轻生等事件。护理人员需要积极做好该类患者的心理干预，对患者的疑问进行了解，并运用心理学等相关方面的知识，以适当的方式进行疏导，对不安情绪要及时进行安抚，避免由于心理压力过大，使治疗效果下降。心理护理干预，需要贯穿于急性脑梗死疾病治疗的整个过程中。

2. 临床护理路径

临床护理路径属于当前临床上的一种十分先进的护理服务模式，被广泛应用于急性脑梗死疾病患者的护理过程中，且效果较为理想。可以使治疗效率提升，在患者入院第一时间迅速开展相应的治疗与护理，使患者检查与等待的时间大幅度缩短，争取了更多的有效治疗时间。在实施临床护理路径前，应建立专门的护理工作小组，并对相关人员进行培训与考核，提升每一位护理人员的工作能力，使治疗效果增强。

3. 康复训练护理

在治疗后实施康复训练，属于保障患者肢体功能的一个首要方式，治疗后建议及早开展康复性训练，使肢体功能在最大限度上得以恢复，提升生活质量。中、重度患者，在治疗后生活往往难以自理，患者本人及其家属需要承受极大的负担，在治疗后，应根据病情、治疗情况、肢体功能，制定康复训练方案。在院期间，护理人员与家属共同帮助患者完成康复训练计划，如果难以自主进行训练，可实施卧床被动式训练。在治疗结束出院后，对患者进行积极随访，针对不同阶段和患者实际情况，对康复训练环节做出积极的调整，以便使患者肢体功能能够尽早得到恢复，尽可能实现生活自理。

4. 病情观察

首先应注重保持呼吸道通畅。在急性脑梗死患者护理中，需注意维持呼吸道通畅，特别是针对意识不清的病例，需将其头偏向一侧，以免分泌物内流，引发呛咳或吸入性肺炎。同时，很多脑梗死患者会出现舌根后坠的现象，对此可适当将床头摇高30°～40°，必要情况下可借助口咽管帮助患者维持呼吸道通畅，并密切关注患者指甲、嘴唇颜色以及生命体征变化情况，以免低氧血症发生，危及患者生命。其次需要关注患者血压变化。对于急性发作的脑梗死患者来说，其脑组织正处于部分或完全无法自主调节脑血流量的情况下，此时该部分脑血流基本依赖于动脉血压维持脑灌注，尤其是收缩压，其可直接影响脑梗死病情进展，收缩压水平越高，疾病进展的风险就越高。因而针对长时间伴有高血压或明显动脉硬化的老年病例，就需要在其急性期密切关注血压波动，一旦平均动脉压＞130mmHg或收缩压＞220mmHg就需实施降压干预，防范疾病进展。

最后需关注患者体温变化。部分急性脑梗死会由于梗死位置对大脑体温调节中枢产生影响，进而导致患者中枢性高热，需动态关注患者体温变化，并及时采取降温措施。目前临床针对中枢性高热患者多采用退热剂干预，其能够促进患者大量出汗，以达到退热的效果，因而在退热剂使用期间，需及时予以温水擦浴护理，并为其更换被浸湿的衣裤、床单、被褥等，以帮助患者及时擦干皮肤，保持其所处环境的干燥性。此外，还可通过降温毯、冰帽等实施物理降温，其中，冰帽可有效促进头部温度降低，达到降低脑部耗氧量的作用，从而有效防范脑水肿，保护脑细胞，降低高热对患者机体造成的不利影响。

5. 饮食营养护理

在患者病情稳定后，可指导患者通过洼田饮水试验检测吞咽功能，针对3级及以上，或有意识障碍存在的患者，需予以鼻胃管（NGT）喂养，以确保营养供给。针对洼田饮水试验3级以下的患者，则可以指导其少量多次地自主进食，并指导患者家属正确为患者准备食物，给予患者高热量、高蛋白、高维生素饮食，以保障患者机体需要。

病例 ④ 帕金森病护理

一、病例简介

患者，女，51岁。因"右侧肢体抖动、乏力进行性加重3年"于2023年2月8日入院。近3年来无明显诱因出现右侧肢体抖动，静止时明显，持物时也存在，后出现右下肢行走拖步，无前冲，时有开步困难，近两年来出现翻身困难，伴视物旋转来院就诊，拟以"帕金森病"收住神经内科。患者饮食可，睡眠差，焦虑状态，小便正常，营养良好。

既往史：自幼听力下降，便秘两年。

检查：体温36℃，脉搏76次/分，呼吸18次/分，血压144/99mmHg。①专科检查：言语：清；Braden评分：23；跌倒风险等级：高度危险；VTE评分：1分低危；BL指数：95分；营养风险筛查评分：2分；疼痛评分：3分；肌力：右侧5-级；新型冠状病毒抗原检测：阴性；老年焦虑量表：12分；帕金森病H-Y分期：2期；②影像检查：心超：心内结构未见明显异常；MR：双侧半卵圆区、侧脑室旁及双侧颞叶散在腔隙性缺血灶，颈椎退行性变，$C_{3~4}$、$C_{4~5}$、$C_{5~6}$椎间盘轻度突出，腰椎退行性变；B超：双侧颈动脉、椎动脉未见明显异常；髋部X片：双侧骶髂关节炎；③化验结果：凝血五项：D-二聚体0.68mg/L。肝功Ⅱ+生化Ⅰ：甘油三酯1.83mmol/L，脂蛋白119.9nmol/L。

> 诊断 帕金森病、骶髂关节炎、颈椎间盘突出、腰椎间盘突出、焦虑抑郁状态。

二、治疗经过

2023年2月9日，患者反应迟钝，面部表情呆滞，右侧肢体震颤及右侧肢体活动迟缓症状较明显，伴有双下肢疼痛感，卧床及行走均有疼痛不适，完善颈椎、腰骶椎IMR检查指导患者卧床休息，大便已解，继续观察。

2023年2月10日，患者反应稍迟钝，右侧肢体震颤及右侧肢体活动迟缓症状较前好转，双下肢仍疼痛不适，情绪低落，继续予控制震颤、营养神经等对症治疗。

2023年2月12日，患者X片提示：双侧骶髂关节炎，请骨科会诊，完善血沉、风湿相关性检查等未见明显异常，给予塞来昔布口服、氟比洛芬外用等对症治疗，加强观察。

2023年2月13日，患者反应稍迟钝，听力下降，今多巴丝肼加量，余治疗同前，密切观察患者病情变化。

2023年2月15日，患者右侧肢体震颤及右侧肢体活动迟缓症状明显好转，双下肢疼痛改善，焦虑感、乏力较前缓解，生命体征平稳，今好转出院，完善出院指导。

三、护理

（一）护理问题/诊断

1. 躯体移动障碍

与静止性震颤、随意运动异常有关。

2. 有受伤的危险

与肢体抖动、肌强直有关。

3. 疼痛

与双侧骶髂关节炎、腰椎间盘突出有关。

4. 舒适的改变

与感觉异常、肌肉神经疼痛有关。

5. 睡眠形态紊乱

与长期失眠有关。

6. 焦虑

与病程长、担心疾病预后有关。

7. 潜在并发症

肺部感染、骨折、直立性低血压。

（二）护理措施

1. 躯体移动障碍

（1）鼓励患者适当运动，注意保持身体和各关节的活动强度和最大活动范围。

（2）患者步行时注意力集中，尽量跨大步，减少碎步，加强安全防护。

（3）遵医嘱用药，做好个体化用药指导，记录用药情况，合理及时地调整用药方案。

2. 有受伤的危险

（1）专人陪护，床加护栏，需要帮助时按铃。

（2）保证病房布局合理，地面平坦无积水、无阻碍物，卫生间内设有扶手。

（3）落实患者及家属预防跌倒/坠床的相关宣教，床头悬挂标识。

（4）留陪护一名，患者活动、外出或检查应有人陪同。

（5）指导患者穿防滑鞋、长度适宜的裤子。

3. 疼痛

（1）疼痛时卧床休息，加强巡视，查找原因，随时了解和满足患者所需。

（2）协助患者取舒适卧位，减轻疼痛感。

（3）遵医嘱用药，观察用药的不良反应。

（4）对患者进行心理疏导，以减轻紧张心理，稳定情绪，增强耐受性。

4. 舒适的改变

（1）给予患者安全舒适的病房环境，温湿度适宜，保持安静。

（2）增加营养，给予高热量、高维生素、低盐低脂易消化的食物，保证充足的水分摄入。

（3）遵医嘱服用控制震颤、止痛的药物，观察症状有无改善及有无不良反应。

5. 睡眠形态紊乱

（1）创造有利于睡眠和休息的环境。

（2）尽量满足患者的睡眠习惯和方式。

（3）建立与患者以前相类似的比较规律的活动和作息时间。

（4）有计划地安排好护理活动，尽量减少对患者睡眠的干扰。

（5）积极配合医师处理引起睡眠紊乱的客观因素。

6. 焦虑

（1）评估患者焦虑的内容和程度。

（2）热情接待患者，向患者介绍疾病相关知识。

（3）积极开导患者，鼓励患者家属给予其精神支持与关爱，树立信心。

（4）多与患者沟通，解释病情，并解释疾病的相关知识，让患者充分了解相关的知识。

（5）通过成功病例现身说法，从而减轻患者的心理负担，同时鼓励患者树立战胜疾病的信心，以良好的心态面对疾病和治疗。

7. 潜在并发症

（1）严密监测患者的生命体征，有无发热、咳嗽等情况，发现异常立即处理。

（2）给患者营造安全舒适的环境，穿防滑、无鞋带的鞋子和长度适宜的裤子，如厕外出时有人陪同，用药后卧床休息，监测血压。

（3）注意保暖、避免受凉，循序渐进地做一些力所能及的活动，注意休息。

（4）补充营养，保证充足的睡眠，增强抵抗力。

（5）加强口腔护理，指导正确进食，加强肌肉、关节的按摩，促进肢体的血液循环。

8. 出院指导

（1）饮食要均衡，不能吃太多的油腻食物，要多吃高热量、高蛋白、高维生素和纤维素的食品，要多喝水，要经常排便。

（2）要在医生的指导下用药，不要随意改变用药的剂量和频率，按时、准确地用药，如果出现身体不舒服的情况，要立即到医院就诊。

（3）加强身体功能训练，在他人的陪同下进行，地面防滑和防潮，随时关注天气的变化，适时增加或减少衣服，以免着凉。

（4）定期随访，密切观察重要的生命体征，如血压、身体的平衡、身体的协调性，如果出现直立性低血压，要马上停止药物治疗，到医院检查。

（5）尽量不要暴露于有害化学物质如除草剂、农药等，并为自己创造一个舒适的居住、睡眠环境。

（6）这种疾病经常会因为失眠、生活不能自理、病情反复发作而产生焦虑情绪，在精神上的压力很大，因此，进行心理护理也是非常关键的。要了解患者的情况和情绪，给予她更多的关怀，让她能够积极地提出自己的要求，并帮她解决问题，使她能够以一种积极的态度去接受治疗，去面对人生。

四、知识拓展

帕金森病（Parkinson disease，PD）是一种神经系统变性病，以黑质多巴胺（Dopanine，DA）神经元变性、缺失及路易小体（Lewy 小体）形成为病理特点，主要临床表现为出现震颤、肌强直、运动迟缓和姿势步态异常等运动障碍。1817年英国医生James Parkinson首次详细描述该疾病。调查显示，PD已成为中老年人群中除阿尔茨海默病（Alzheimerdisease，AD）外最常见的神经系统退行性疾病，工业化国家发病率已接近0.3%。随着世界老龄人口的增加，患者的数量也在不断增加，其必将给社会和家庭带来沉重的负担。

五、讨论分析

帕金森病患者的早期症状不是特别的明显，往往很容易被患者忽略，进而在不经意之间造成病情的恶化。

（一）早期症状不易察觉

（1）很多帕金森病患者在早期会出现嗅觉的减退，这种信号并非特别明显，只是与正常嗅觉相比没有那么灵敏，对于一些微弱气味的食物味道不是特别敏感，甚至闻不到。

（2）身体某些部位出现轻微的颤抖：是比较典型的帕金森病的征兆，很多时候患者自己也难以控制，在睡觉的时候会停止，在精神或者情绪紧张时加剧。

（3）移动或行走变得困难：很多帕金森病患者的初期症状就是上下肢突发性的僵硬，行动变得缓慢，正常的活动受到限制。

（4）情绪状态不佳：帕金森早期容易出现抑郁等情况，具体表现在对任何事物都没有兴趣，没有信心，情绪状态不稳定，夜晚容易失眠，白天又容易嗜睡。

（5）写字越来越小：这也是较为容易被忽略的状况；另外系纽扣、穿袜子、系鞋带等动作也变得明显缓慢，此时更需要警惕帕金森病的发生。

以上的早期症状都不太容易被察觉，需要家属在生活中多加注意，如果家里老人出现了这些异常的状况，应该警惕帕金森病的出现，需要尽早就医。

（二）日常护理做到5点

从当前来看，基本上没有办法治愈帕金森病，但不要认为帕金森病不可治愈就放弃治疗，通过合理的治疗和良好的居家护理能够有效缓解病情，也会使患者以良好的心态面对疾病后的生活。

1. 加强肢体功能锻炼

如果是早期帕金森病，需要坚持进行活动，主动进行肢体功能锻炼。尤其是四肢各个关节需要进行最大程度的屈伸、旋转等活动，以预防肢体挛缩、关节僵直的发生。如果是到了晚期的帕金森病患者，需要进行肌肉、关节的按摩，以促进肢体的血液循环，配合康复训练，才能够有效缓解症状。在日常运动方面，家属或看护人员可协助患者进行健身操、太极拳、慢跑等运动，帮助患者进行语言障碍训练、步态训练以及姿态平衡训练等。

2. 家庭护理

帕金森病患者因特殊的病症情况，日常生活中行为举止异常，需要特殊护理，在日常生活中给予帮助，如在房间和卫生间设置扶手，铺设家用防滑橡胶桌垫，使用大把手餐具等，可改善患者的生活质量。至帕金森病晚期，由于患者全身僵硬，活动困难，可加强翻身、拍背、排痰等护理，防止发生肺部感染、压疮等并发症。

3. 日常饮食护理

帕金森病患者如能独立进食，要注意监督患者细嚼慢咽，减少呛咳发生。如果晚期患者不能独立进食，需要进行鼻饲的，也要根据医生的指导进行相关的护理，总体来讲应该以高蛋白、高热量食物为主，并注意多摄入一些新鲜的蔬菜和水果。帕金森病患者平时活动量比较少，再加上摄入的食物如果过于精细，容易出现便秘，要加强预防；在排便不畅的时候，应该及时使用一些通便的药物。

4. 预防感染

很多帕金森病患者平时运动量比较少，再加上饮食不佳等问题，变天时可能容易患上呼吸系统疾病，如支气管炎、肺炎等都是较为常见的，甚至会出现咳嗽、发烧等情况，因此一定要注意加强预防，并在早期进行积极正规的治疗。

5. 加强心理疏导

患病之后，患者情绪会发生比较大的变化，心理上的影响也比较大，此时应该注意多倾听他们的诉求，并从多个方面加强对疾病的讲解介绍，鼓励他们多去参加一些娱乐活动，树立战胜疾病的信心。如果患者出现抑郁、焦虑，应该去专业机构进行心理量表测量，必要时应使用适当的精神类药物，家属也应为其创造良好的治疗和休养环境。

病例 ⑤ 面肌痉挛护理

一、病例简介

患者，男，44岁，因"左侧颜面间歇性无自主抽动2年，加重1月余"入院，患者意识清楚，四肢活动好，双侧瞳孔等大等圆，对光反应灵敏，约2.5mm。

既往史：有高血压病史5年，平时规律口服用药。

检查：不详。

诊断 | 面肌痉挛。

二、治疗经过

于全身麻醉下施行"开颅探察面部肌肉抽搐+微血管减压术"，并返回ICU，对头上的伤口进行简单包裹，没有渗出血液，患者神志清醒，双瞳等大等圆，对光线敏感，约2.5mm，遵医嘱予一级护理，重症监护，心电监护，予消炎、止血、营养脑神经对症支持治疗，VTE评分4分，予VTE预防宣教。

患者第15天完全清醒，双侧瞳孔等大等圆，主要表现：左边的脸部知觉下降，左眼皮不自觉地跳动，脸部疼痛减轻，左边的嘴角有一些倾斜。

三、护理

（一）护理问题/诊断

1. 体温过高

与发炎的刺激有关。

2. 疼痛

与手术切口及颅内炎症等因素相关。

3. 头晕、恶心

与术后切口周围水肿、颅内压增高、姿势变化等有关。

4. 潜在并发症

有再次出血的危险、颅内感染。

（二）护理措施

1. 体位

全身麻醉患者取仰卧位，头朝一侧，以保证气道的畅通。麻醉结束后，患者将头抬起30°，采取半坐式体位，这样有利于术后的切口引流和减少头面部的肿胀。

2. 生命体征观察

严密注意是否有活动性出血，同时注意生命体征、瞳孔、肢体活动等方面有没有变化，一旦发现不正常情况要立即向医师汇报，并做好相关的治疗。为防止出现手术并发症，连续给氧24h，防止手术引起的脑水肿。同时还要密切关注是否出现脑干损伤，还要注意是否出现剧烈头痛、频繁呕吐、脉搏缓慢、血压升高等情况。

3. 饮食

手术后24h禁食，以后饮食应从流质饮食转为较为易消化、高热量、高维生素、高蛋白的饮食。如果有暂时性的面部麻痹，建议不要吃太硬、太冷、太烫的食物，否则会对口腔黏膜造成伤害。

4. 手术后疗效的观察

患者醒来以后，要对面部肌肉痉挛的频率、强度和持续时间进行监测，还要注意肌肉痉挛的持续时间，同时还要进行局部的功能锻炼，以及配合用湿热的毛巾进行热敷。

5. 心理护理

做好手肌痉挛手术后的心理治疗，防止患者产生焦虑、恐惧等情绪，定期用药，不要轻易减少用药。

6. 高体温的护理

将室内温度维持在22～24℃。定期测量体温，做好记录。补充足够的营养及水分，时常清洗口腔，维持水、电解质的均衡。在医生的指导下，通过温水擦浴法和四肢大血管冰敷法对患者进行不间断的物理冷却。应用解热药治疗，观察患者的呼吸和生命体征，观察用药后的不良反应。

7. 并发症及预防

（1）听力下降：术后面部肌肉抽搐患者常伴有单侧听觉减退，同时伴有夜间耳鸣。主要是由手术时牵拉、侵犯听神经引起的神经水肿所致。然而，近年来，随着神经电生理检测手段的发展，在术中进行神经电生理检测，可以有效地防止对外周神经造成伤害。

（2）眩晕：有些患者在做完手术之后，会有不同的头晕感觉，在变换姿势的时候，这种感觉会更加强烈，甚至出现恶心、呕吐，但是这种感觉会慢慢地减轻，或者是完全消失。

（3）低颅内压：若术中脑脊液大量漏出，而术后又得不到足够的水分，再结合全身麻醉药的作用，就会引起面部肌肉痉挛后的低颅压性头痛、恶心、频繁呕吐等表现。术后需要在医生的指导下及时补充水分和营养，一般情况下疼痛会慢慢缓解。

四、知识拓展

面肌痉挛（Hemifacial spasm，HFS）发病原因多为血管压迫面神经出脑干根部造成面神经脱髓鞘改变，进而引起神经过度兴奋增高，导致面神经支配的面部肌肉反复、不自主地抽动。多由下眼睑开始抽搐，后逐渐向嘴角发展直至整个面部，多由于精神紧张、情绪波动、过度疲劳等原因诱发。

五、讨论分析

开颅微血管减压（Microvascular decompression，MVD）手术是目前唯一针对病因并保存神经功能的治疗面肌痉挛的手段。现将其围术期护理列举如下。

（一）术前护理

面肌痉挛患者由于一侧面部肌肉不自主抽搐而表情怪异，大多数患者拒绝社交活动，表现自卑，严重者常不自主地用手遮掩，影响了患者的正常工作和生活，入院后护士应及时评估患者的不良心理反应。护士应听患者倾诉，给予理解，告诉患者术后基本都能解除症状，并向患者讲解痉挛的原因、手术方法，让患者知道术后解除症状的可信度。同时设身处地为患者着想，术前剃头可仅剔去耳后部分头发，使其在术后能尽快融入正常的生活，让患者感觉到被尊重、被关心，从而积极地配合治疗与护理。

（二）术后护理

1. 神经损伤的护理

（1）周围性面瘫，与面神经受刺激有关。患者术后可出现程度不等的面瘫，患者由于一侧面部麻木、面肌瘫痪，进食后有食物残渣遗留在偏瘫侧的颊部，引起口腔异味。故须在进食后及时进行口腔护理，并指导患者尽量在健侧进食，减少烫伤、咬伤、口腔炎症的发生。当患者面瘫时，常伴眼睑闭合不全。为避免发生角膜溃疡，可白天予以抗生素眼药水滴眼，每2h滴1次，夜间则予以眼药膏涂眼，为防止灰尘落入可给予纱布覆盖。鼓励患者练习张口、鼓腮、吹气球等进行功能锻炼，可预防面部肌肉萎缩。

（2）听力障碍，是面肌痉挛微血管减压术后较为常见的并发症，约占8%，与听神经与供血动脉受刺激有关，表现为手术侧辨别声音的能力减退或丧失。术后1周内应每天评估患者的两侧听力，做好患者的心理护理，并提高说话的音量，尽量在患者的健侧与患者交流。让患者了解听力减退的原因和暂时性，解除其担忧。遵医嘱使用申捷、弥可保、恩经复等神经营养剂，促进神经功能的恢复。

（3）眩晕，与前庭神经受损有关，常在术后2~5d多见，为神经刺激症状，随着局部水肿的消退而症状缓解。在术后1周内须保持病室内安静，减少探视，避免强光刺激，少移动患者。嘱家属不能随意碰触病床，以免加重患者症状。所有的治疗、护理操作尽量集中进行。术后1周内绝对卧床休息，1周后待病情好转后逐渐摇高患者的床头，使患者适应。下床前采用下床前三步训练法，即抬高床头——

床上坐起—床边坐下，循序渐进，每当有头昏、眼花等不适症状时须退回上一步，无不适时再继续下一步。康复期患者不宜单独外出，防止跌倒。遵医嘱口服敏使朗可有效解除眩晕症状。当患者表达有眩晕不适体验时，护士要关心、体贴患者，给患者讲解注意事项，如应减少改变体位的次数、安静休息、少讲话等。

2. 后组颅神经损伤的护理

（1）吞咽障碍，微血管减压术时，舌咽神经受到刺激或牵拉会引起吞咽障碍，表现为呛咳。若护理不当会发生误吸性肺炎。根据患者的不同情况，采用吞咽障碍7级评分法对患者的吞咽功能进行评估。首先行饮水试验，饮水呛咳为Ⅲ级，可改变食物形态，进食糊状物；患者饮水不呛咳可进食流质、半流；如进食半流、流质均呛咳，须留置胃管鼻饲流质。为减少呛咳，进食前鼓励患者咳嗽，将呼吸道分泌物排出，并于吞咽时有意识地屏住呼吸，在完成吞咽后轻轻咳嗽，有助于保持呼吸道清洁。鼻饲2周后，吞咽功能逐渐恢复，拔除胃管，自行进食。

（2）清理呼吸道分泌物无效，由于手术刺激或损伤舌咽神经、迷走神经，易引起患者不同程度的咳嗽无力，清除呼吸道分泌物无效，痰液不能自行排出，从而有造成呼吸道阻塞和继发肺部感染的可能。护理人员应每天听诊肺部，有痰鸣音时须采取促进排痰的措施，即深呼吸有效咳嗽、主动咳嗽；予患者侧卧位、翻身、叩背，每1~2h进行1次，每次2~3min，使痰液松动；遵医嘱予以雾化吸入，每8h吸入1次；床边备吸引器及时吸痰，保持呼吸道通畅，并充足给氧，血氧饱和度低于90%时应考虑行气管切开。当听诊患者有痰鸣音时给予快速声门下吸痰，方法是先将吸痰管插入鼻尖至耳根的深度，在患者吸气时再插入2~3cm，快速吸痰后即拔出。

痰管插入轻柔，插入深度为气管插管插入长度加插管的接头长度，不可深插吸痰管吸引。吸痰时间不超过15s，吸引负压不超过100mmHg。

（三）加强呼吸机管路管理

适时更换呼吸机管路。频繁更换呼吸机管路会破坏气道的封闭性，从而增加气道污染的概率。中华医学会重症医学分会指出呼吸机管路可以每周更换1次，若有污染应及时更换，管路中冷凝水应及时清除。

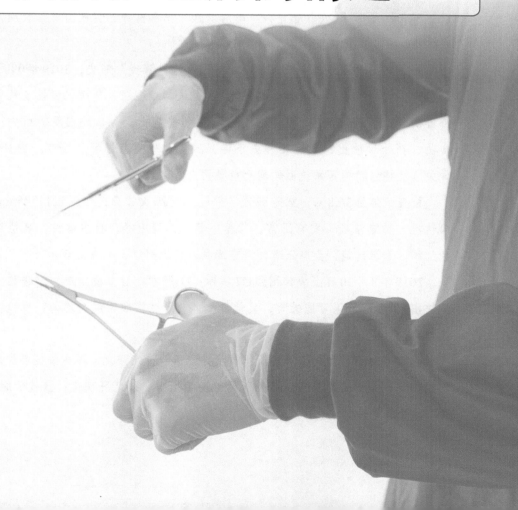

第四章

普外科
疾病护理病例精选

病例 ❶ 肝细胞癌护理

一、病例简介

患者，男，61岁。患者于入院前2个月无明显诱因出现腹胀表现，进食后明显，以中上腹为主，伴反酸、嗳气、烧心，无腹痛、腹泻，无恶心、呕吐，无呕血、黑便，无胸闷、胸痛，无心悸、心累、气促，无畏寒、寒战、发热，无咳嗽、咳痰，无晕厥、黑蒙、意识障碍，无尿频、尿急、尿痛、肉眼血尿，行胃镜提示"胃窦溃疡、慢性胃炎"，^{13}C呼气试验阳性，予以药物对症（具体药物名称不详），上述症状未见明显缓解，今天患者为求进一步诊治，故来医院就诊，门诊拟以"消化性溃疡?"收入普外科。患病以来，患者精神、食欲尚可，长期失眠，睡眠欠佳，大小便正常，体重无明显变化。

既往史：平素身体一般，多年前有"反流性胃炎"病史；2019年09月19日在肝胆外科行"腹腔镜下肝部分切除术"；否认"心脏病、肾病、慢性支气管炎"等慢性病史；否认"疟疾、伤寒、结核"等传染病史；否认外伤及输血史；无明确食物、药物过敏史；预防接种史不详，五官、呼吸、循环、血液、内分泌代谢、骨关节及神经精神等系统回顾均无重要病史。

检查：体温36.8℃；脉搏82次／分；呼吸20次／分；血压121／85mmHg。一般情况：神志清晰，发育正常，营养中等，体型中等，自主体位，表情自如，面色红润，意识清楚，步态正常，语言流利，慢性病容，检查配合。

2019年8月30日上腹部增强CT提示：①肝右叶后上段结节，增强扫描呈"快进快出"，考虑肝癌可能性大，其他待排；②肝脏实质密度欠均匀；胃镜：慢性浅表性胃炎。

上腹部MRI增强：①肝Ⅷ段结节状异常信号持续强化，考虑偏良性肿瘤性病变可能，建议定期随访复查以除外肝恶性肿瘤性病变；②肝硬化；③提示胆汁瘀滞；④右肾小囊肿。

2023年1月26日上腹部CT增强：病史提示肝癌切除术后与2022年7月22日片比较相仿：①肝右叶部分缺如，邻近见小结节状低密度影，边缘见点片高密度影，考虑术后表现，较前片无明显改变，建议结合临床；②胆囊底区局限性增厚，考虑良性病变可能性大，与前片相似；③提示左肾下极小囊肿。

2023年8月31日腹部彩超：①脂肪肝；②余显示部分未见明显异常。

2023年11月13日心电图：窦性心动过速；胃镜：胃窦溃疡（A1期，0.3cm×0.3cm），慢性非萎缩性胃炎；^{13}C呼气试验：DOB＝5.7（HP阳性）。

2023年12月28日入科随机指血糖为8.6mmol/l。腹部增强CT：肝右叶后上段结节，增强扫描呈"快进快出"，考虑肝癌可能性大，并行"腹腔镜下肝部分切除术"，2023年12月30日上腹部MRI增强（肝特异性对比剂，普美显）：①右肝S7段结节占位，考虑肝细胞癌；②右肝S8段术后改变；③胆囊底部壁稍增厚，考虑腺肌症可能。

诊断　肝细胞癌。

二、治疗经过

手术方式：DSA下经皮肝动脉选择性造影术＋灌注术＋栓塞术。

术后第1天，进行水化、抑酸、保肝等治疗，穿刺处继续加压止血，注意患者尿量、体温及下肢动脉搏动情况。患者术后可能因肿瘤缺血坏死致肝区胀痛表现，注意患者腹痛情况，必要时止痛对症处理。患者术中使用化疗药物，术后可能导致肝功能损害加重、急性肝衰竭、应激性胃炎等可能，出现药物性及创伤应激性肝功能损害，需积极加强保肝、抑酸处理。

术后第2天，查看患者，诉活动后感肝区胀痛，可忍受，感轻微乏力，无恶心、呕吐，无畏寒、发热，无反酸、嗳气，精神、睡眠尚可，小便稍黄，尿量可。查体：神清合作。全身皮肤黏膜无黄染，浅表淋巴结未扪及肿大。两肺呼吸音清晰，未闻及干湿性啰音。心律齐，未闻及病理性杂音。腹平软，无压痛、反跳痛及肌紧张，肠鸣音3次/分。右腹股沟穿刺点未见血肿，右足背动脉搏动可。

术后第3天，复查肝功能损害较入院时加重，以肝酶升高为主，考虑肝动脉栓塞术创伤应激及化疗药物所致，考虑创伤应激性肝损害、慢加急性肝衰竭、药物性肝炎诊断，需积极加强保肝、降酶处理，严密随访肝功能检查，警惕肝功能进行性损害加重可能。嘱患者注意休息，需严格控制饮食，避免油腻食物，少食多餐，注意尿量、肝区疼痛及体温情况，继续观察。

三、护理

（一）护理问题/诊断

1. 疼痛

与肿瘤迅速生长导致肝包膜张力增加或手术治疗、放射治疗、化学治疗后的不适有关。

2. 营养失调——低于机体需要量

与食欲减退、化学治疗引起的胃肠道不良反应及疾病引起机体代谢增加、手术创伤等有关。

3. 焦虑/恐惧

与担心手术、疼痛、疾病的预后等因素有关。

4. 潜在并发症

出血、感染、肝性脑病、膈下积液等。

（二）护理措施

1. 术前护理

（1）心理护理：掌握患者的情绪变化，做好术前思想工作，消除患者恐惧心理，积极配合手术及治疗。与患者沟通时注意使用保护性语言，对患者的诊断、治疗和预后讲解要客观严谨。

（2）疼痛护理：评估疼痛发生的时间、部位、性质、诱因和程度，遵医嘱按照三级止痛原则给予镇痛药物，并观察药物效果及不良反应，指导患者控制疼痛和分散注意力的方法。

（3）改善营养状况：原发性肝癌患者宜采用高蛋白、高热量、高维生素、易消化饮食，少量多餐；合并肝硬化有肝功能损害者，应限制蛋白摄入；必要时可给予肠内外营养支持，输血浆或白蛋白等，以改善贫血、纠正低蛋白血症，提高机体抵抗力。

（4）保肝治疗：嘱患者保证充分的睡眠和休息，禁酒。遵医嘱给予支链氨基酸治疗，避免或减少使用肝毒性药物；使用药物期间，应动态监测肝功能或其他指标。

（5）维持体液平衡：对肝功能不良伴腹水者，严格控制水、钠的摄入量；遵医嘱合理补液与利尿，注意纠正低钾血症等水电解质紊乱；准确记录24h出入水量；每日观察、记录体重及腹围变化。

（6）预防出血措施：①肝癌合并肝硬化患者，于术前3天开始给予维生素K，补充血浆和凝血因子，改善凝血功能，预防术中、术后出血。②患者应尽量避免剧烈咳嗽、用力排便等使腹压骤升的动作，以免导致癌肿破裂出血或食管胃底静脉曲张破裂出血。③应用H2受体阻断药，预防应激性溃疡出血。④密切观察腹部体征，若患者突发腹痛，伴腹膜刺激征，应怀疑肝癌破裂出血，及时通知医师，积极抢救，做好急症手术的各项准备。⑤对不能手术的晚期患者，可采用补液、输血、应用止血剂、支持治疗等综合性方法处理。

（7）术前准备：对需要手术的患者，除以上护理措施和常规腹部手术术前准备外，必须根据手术准备充足的血和血浆，并做好术中物品准备，如化学治疗药物、皮下埋藏式灌注装置、预防性抗生素、特殊治疗设备等。

2. 术后护理

（1）病情观察：术后3h内每30分钟测量生命体征1次，病情平稳后改为1h测量1次，血压平稳后可延长时间，同时观察患者的脉搏、呼吸、神志、肤色、尿量、切口渗液等情况。观察腹部体征，了解有无腹痛、腹胀及腹膜刺激征等。

（2）体位：①术后取平卧位，6h后如血压平稳可取低半卧位（床头抬高不超过15°），有利于呼吸，减轻腹部切口张力，有效缓解疼痛，一般不鼓励患者早期离床活动。②术后24h内卧床休息，避免剧烈咳嗽。③接受半肝以上切除者，间断吸氧3~4d。

（3）营养支持：禁食、胃肠减压，静脉输入高渗葡萄糖、适量胰岛素以及维生素B、C、K等，待肠蠕动恢复后逐步给予流质、半流质饮食以及普食。术后2周应补充适量的白蛋白和血浆，以提高机体的抵抗力。广泛肝切除后，可使用要素饮食或静脉营养支持。

四、知识拓展

肝细胞癌是原发性肝癌的一种，占到原发性肝癌的90%以上。其根治性切除术后的5年总生存率约为50%，5年复发率为38%~61.5%，我国肝细胞癌的发病率居恶性肿瘤发病率第四位，死亡率居恶性肿瘤死亡率的第二位。肝细胞癌具有发病迅速、常合并肝硬化、病情凶险的特点，被称为"癌王"；其晚期患者多见黄疸进行性加重、肝脾肿大、腹腔积液持续加重、双下肢水肿、血三系下降、尿量减少等症状，重者可见肝昏迷，最终因多脏器功能衰竭导致死亡。

五、讨论分析

肝癌是一种常见的恶性肿瘤，由于其临床症状不明显，所以很多人在发病早期都没有发现，等出现症状时，往往已是晚期，所以，很多人都已经失去了最佳的治疗机会。中晚期肝癌不但治疗困难，且具有较高的致死率，一般难以实现根治。肝癌严重威胁着患者的生命安全，因此，要及时采取治疗措施。临床针对肝癌治疗通常会采用经皮肝动脉化疗栓塞术治疗，人体的血管是相通的，药物从某一部位进入血管，可以到达全身各个部位，从而实现对病变器官的治疗。

病例 ❷ 下肢静脉曲张护理

一、病例简介

患者，女，55岁。因"右下肢浅静脉扭曲和节段性扩张10年余"于2023年7月22日入院。患者10年前右下肢渐进性出现浅静脉扭曲和节段性扩张，呈蚓团状，且逐渐伴有左下肢酸胀、乏力、色素沉着等症状，无足踝部水肿，偶有小腿肌肉痉挛，无皮肤破溃，无发热，无下肢疼痛感。上述症状逐渐加重，影响生活和劳动，未予特殊治疗。

既往史：右下肢浅静脉扭曲和节段性扩张10年余。

检查：右下肢浅静脉呈蚓团状扩张迂曲，足踝区见色素沉着，无皮肤溃疡，顺血管走行未扪及硬结，无触痛，下肢深静脉通畅试验阴性，大隐静脉瓣膜和小腿交通支静脉瓣膜功能试验阳性。

> 诊断　下肢静脉曲张。

二、治疗经过

2023年7月22日在椎管内麻醉下行左大隐静脉高位结扎和剥脱术。手术顺利，术后安返病房，术后第2天予抗凝治疗，刀口敷料整洁，无渗血、渗液，患肢末梢血运循环好，未下床活动，疼痛评分1分。

三、护理

（一）护理问题/诊断

1. 疼痛

与手术切口有关。

2. 焦虑

与缺乏相关的专业知识有关。

3. 有潜在并发症的发生

与术后静脉血栓的形成有关。

4. 有尿潴留的风险

与麻醉抑制排尿反射有关。

5. 有感染的危险

与手术切口、抵抗力下降有关。

6. 有受伤的危险

与头晕或发生直立性低血压有关。

7. 潜在并发症

高血压急症。

（二）护理措施

1. 疼痛

（1）术后患肢抬高30°，减轻血液回流障碍患肢肿胀引起的胀痛。

（2）卧床期间鼓励患者做踝泵运动，早期下床活动，避免长时间的站立，以免患肢血液回流障碍。

（3）与患者交谈患者感兴趣的话题。

（4）疼痛难忍时，遵医嘱给予患者止痛药。

2. 焦虑

（1）向患者和家属介绍疾病有关知识和危险因素。

（2）向患者和家属介绍治疗成功的患者案例。

（3）指导患者使用消除焦虑的应对方法，如听音乐、与家属交谈等。

（4）向患者介绍医院、病室环境、主管医师和护士。

（5）观察患者的情绪反应，给予心理疏导与支持。

3. 有潜在并发症的发生

（1）卧床期间鼓励患者做踝泵运动。

（2）术后平卧6h后，早期下床活动。

（3）术后给予活血药物治疗，常规应用低分子右旋糖酐静脉滴注。

（4）术后鼓励患者穿弹力袜。

4. 有尿潴留的风险

（1）术前患者练习床上使用便器。

（2）利用条件反射诱导排尿，如轻柔按摩膀胱区，听流水声或用温水冲洗会阴。

（3）为患者提供隐蔽的环境，拉上隔帘。

（4）平卧6h后，患者下床。

5. 有感染的危险

（1）保持室内空气新鲜，定时通风，减少探视人员。

（2）改善营养状况，提高机体抵抗力。

（3）严格执行无菌技术操作。

（4）为患者换药或执行临床护理操作时按规范要求执行"六步洗手法"。

（5）红外线照射伤口，2次/日。

6. 有受伤的危险

（1）避免受伤：定时测量患者血压并做好记录。出现头晕、眼花、耳鸣、视力模糊等症状时要嘱其卧床休息，上厕所或外出时有人陪伴，不迅速改变体位，不去光线暗的活动场所，不乱放病室内东西，休息时应加床栏。

（2）直立性低血压的预防和处理：①首先要给患者讲解直立性低血压的临床表现为头晕、心悸、出汗、恶心、呕吐等，在联合用药、服首剂药物或加量时要特别注意；②教会患者预防直立性低血压的方法：避免长时间站立，尤其是刚服药后，要休息一段时间再下床活动；改变姿势，特别是从卧位、坐位起立时动作必须要缓慢；避免用过热的水洗澡或蒸气浴，更不宜大量饮酒；③指导患者在直立性低血压发生时抬高下肢，以促进下肢血液的回流。

7. 潜在并发症：高血压急症

（1）避免诱因：向患者阐明不良情绪诱发高血压急症，根据患者的性格特点提出改变不良情绪的方法，保持心绪平和、轻松、稳定，指导患者按医嘱服用降压药物，不可擅自增减药量，更不可突然停服。避免过劳和寒冷的刺激。

（2）病情监测：定期测血压，一旦发现血压急剧升高、剧烈头痛、呕吐、大汗、面色及神志改变、肢体运动障碍时，应立即报告医生，并采取措施。

（3）高血压急症的护理：绝对卧床休息，抬高床头。保持安静，避免搬动患者。保持呼吸道通畅，吸氧。安定患者情绪，必要时用镇静剂。连接好心电监护。迅速建立静脉通路，遵医嘱尽早应用降压药，并监测血压的变化，避免血压骤降，严密观察用药反应。

四、知识拓展

下肢静脉曲张是一种常见疾病，尤其多见于从事持久体力劳动或站立工作的人员。主要表现为下肢大隐静脉扩张、伸长、迂曲，出现患肢酸胀、乏力、沉重等症状，严重者常伴有小腿溃疡或浅静脉炎等并发症。患者多为运动员、教师等长期站立的人，站立的时候，重力往下，血液要从最远端的地方返回心脏，如果静脉功能不全，静脉会发生扩张、曲张，导致下肢静脉高压。下肢静脉曲张虽然不疼不痒，不会威胁生命，但是如果治疗不及时，可能会引起小腿溃疡、静脉血栓等严重后果。

五、讨论分析

引起静脉曲张的原因：①静脉瓣膜缺陷：研究发现，只有当逆流速度超过30cm/s时瓣膜才会关闭，在达到这一逆流速度和相应逆流压力之前，逆向的血流与回心血流相互碰撞，首先在第一对瓣膜处形成涡流和湍流，干扰了瓣膜关闭，使逆流血液继续冲向远方，引起下一对瓣膜的涡流和湍流，并产生连锁效应。同时，涡流和湍流所形成的剪切力以及瓣膜关闭后所承受的逆向压力持续作用于瓣膜，引起内皮细胞损伤，日久则瓣叶游离缘出现松弛、伸长和下垂，使瓣膜失去单向开放的生理功能，从而出现静脉曲张。上述瓣膜破坏效应一般首发于位置最高的隐-股静脉瓣，所以患者往往表现为大隐静脉曲张，但也可表现为深静脉瓣膜功能不全而无浅静脉曲张；②静脉壁结构缺陷：静脉长期扩张可使瓣膜出现失用性萎缩，甚至逐渐退化而消失，如瓣膜缺陷先于静脉曲张，那么在瓣膜破坏的同时，一方面静脉壁会被波及，另一方面静脉淤血也可以继发静脉曲张或扩张；③年龄：目前原发性深静脉瓣膜功能不全的发病率随年龄增大而升高，因此，年龄也和静脉曲张的发生有着很大的关系；④妊娠：目前，很大一部分的孕妇在怀孕期间会出现静脉曲张，原因是女性在怀孕期间体内雌激素水平的变化使静脉平滑肌松弛，促成瓣膜功能不全，这种现象一部分患者可以在产后自行消除，一部分患者若不经过治疗则很难康复，甚至越来越严重；⑤职业和体位：临床调查显示，静脉曲张患者中有小部分的患者从事经常走动的职业；较多的患者从事经常保持坐位工作的职业；很大一部分的患者从事站立性工作和体力活，说明不活动的站立对下肢静脉造成的损伤更严重。

病例 ❸ 肠梗阻护理

一、病例简介

患者，女，64岁。患者因腹痛伴肛门停止排气排便8d于2023年4月22日16：47入院就诊。患者于8d前无明显诱因出现腹痛，呈持续性钝痛，阵发性加剧，位置不固定，以中腹部为主，并出现肛门停止排气、排便，伴恶心、呕吐，非喷射性，呕吐物为胃内容物，量较多，无血凝块及咖啡色液体，伴有腹胀。无发热、寒战，无皮肤黄染，无心悸、胸闷，无肛门下坠感，无尿频、尿急、尿痛。于中医院就诊，行腹部CT示"肠管增宽（肠梗阻可能）"，行胃肠减压及灌肠治疗，未见改善，遂急来医院就诊。以"肠梗阻"收入普外科。患者自发病以来，神志清，精神差，未进饮食、睡眠差，未排大便、小便可，体重变化不详。

既往史：平素身体良好。

检查：①体格检查：体温：36.5℃，脉搏：110次/分，呼吸：18次/分，血压：123/78mmHg，患者神志清，精神可。腹部稍膨隆，腹式呼吸存在，可见肠型，未见腹壁静脉曲张，未见明显胃肠型及蠕动波。腹肌软，脐周部有压痛，无反跳痛，肝、胆、脾、肾未触及，Murphy氏征（-），未扪及包块。叩诊鼓音，移动性浊音阴性，肝、肾区无叩击痛。肠鸣音活跃，约10次/分，未闻及震水音及气过水声；②辅助检查：2023年4月22日某中医院全腹部CT示：肠管扩张，提示肠梗阻。

诊断 肠梗阻。

二、治疗经过

于2023年4月22日18：30在右下腹以全身麻醉方式下行开腹探查术，患者手术第2天，生命体征平稳，疼痛评分2分，无恶心、呕吐，刀口敷料整洁，无渗血渗液，胃肠减压通畅，引流出淡黄色胃液约20mL，盆腔引流出血性液约10mL，管道固定良好，引流通畅。

三、护理

（一）护理问题/诊断

1. 疼痛

与手术切口有关。

2. 焦虑

与术后刀口疼痛、担心预后不良、担忧手术费用有关。

3. 自理能力缺陷

与疾病手术卧床有关。

4. 营养失调——低于机体需要量

与患者术后禁食有关。

5. 低效型呼吸形态

与留置胃管、痰液黏稠有关。

6. 活动无耐力

与术后身体虚弱有关。

7. 自我形象紊乱

与术后带管、刀口较大有关。

8. 有皮肤完整性受损的风险

与长期卧床有关。

9. 有下肢静脉血栓形成的风险

与手术后活动量少有关。

10. 有管道滑脱的风险

与患者手术后插入管道较多有关。

11. 有坠积性肺炎的风险

与术后痰液较多、刀口疼痛、不敢咳嗽有关。

（二）护理措施

1. 疼痛

术后生命体征平稳后，让患者取半坐卧位，减轻腹壁张力。为患者使用腹带，减轻患者咳嗽时导致的震痛。在为患者翻身变换体位时，妥善固定各引流管，避免引流管牵拉。和患者交流患者感兴趣的话题，转移患者的注意力。让患者使用电子镇痛泵。在以上措施无效时，遵医嘱使用止痛药物（曲马朵0.1g，立即肌肉注射）。

2. 焦虑

尽可能满足患者的合理要求。为患者提供安静、安全、舒适的环境。鼓励安慰患者积极配合治疗，减少住院天数，减少医疗费用。多与患者交流，向患者讲述手术成功的案例，及时观察患者的病情，鼓励患者早期下床活动，减轻患者卧床期间的焦虑情绪。

3. 自理能力缺陷

加强巡视，指导和协助患者生活护理，如床上洗漱、床上用餐、床上大便等，将患者常用物放置于患者伸手可及的位置。指导患者及家属静脉留置针、留置尿管的护理。

4. 营养失调——低于机体需要量

监测患者出入量，观察患者皮肤弹性、毛发及指甲光泽，监测电解质、血生化指标变化，遵医嘱给予营养支持。

5. 低效型呼吸形态

抬高床头30°，鼓励患者深呼吸，给予雾化吸入，机械辅助排痰。

6. 活动无耐力

补充营养，遵医嘱静脉补液，督导患者勤活动，促进康复。

7. 自我形象紊乱

为患者讲解管道的作用和重要性，指导患者管道的护理方法，做好心理护理，帮助患者恢复自信。

8. 有皮肤完整性受损的风险

（1）保持床单位清洁、干燥、平整，及时更换污染的床单。

（2）定时翻身，保持皮肤清洁。

9. 有下肢静脉血栓形成的风险

指导患者做踝泵运动，鼓励患者下床活动。

10. 有管道滑脱的风险

妥善固定，加强巡视，做好宣教，尽早拔管。

11. 有坠积性肺炎的风险

鼓励患者早期下床活动，指导患者有效咳痰，刀口处使用腹带，遵医嘱给予雾化、机械排痰，协助患者翻身拍背。

四、知识拓展

肠梗阻（intestinal obstruction），指各种原因引起的肠道内容物不能正常运行、顺利通过肠道。肠梗阻不但可引起肠管本身解剖和功能上的改变，还可导致全身性的生理紊乱，严重时可危及生命，临床表现复杂多变。

肠梗阻如今是外科的常见病，尤其在每年的春节长假后，就诊的人数会出现一个小高峰，其中最多见的就是粘连性肠梗阻。各种年龄和性别均可发病。有时急性肠梗阻诊断困难，病情发展快，常致患者死亡。目前的死亡率一般为5%～10%。其中绞窄性肠梗阻病死率高达5%～30%。粘连性肠梗阻约占肠梗阻的40%左右，患者中70%～80%有腹部手术史。

五、讨论分析

肠梗阻在临床急腹症中位于发病前列，腹痛强烈是其明显特征，且腹胀、呕吐在发病后出现较多，若不实施对症治疗，则难以维持体征稳定性，甚至会加重病情发展，增加死亡风险。肠梗阻患者通常接受手术治疗，但是术后由于风险因素干扰，促使患者多有并发症出现，不仅延长康复时间、影响治疗速度，同时易加重心理、精神、经济等方面的负担。因此护理措施需要做好选择。常规护理主要围绕病情康复进行，对身心的关注度较低，无法满足护理上的多方面要求，对术后康复进程会产生一定阻碍，因此还需积极落实优质护理服务理念。肠梗阻术后需落实优质护理干预，其发挥的护理作用相比以往更高，同时能够以护理的优势加快患者康复效率。

优质护理是随着护理模式变化所兴起的干预措施，能够以患者为基准，以服务为核心，具备科学、高效、精准的特点，优质护理服务具有多方面内容，需要在进行评估后合理开展。常规护理所关注的操作内容较少，效果相对较差，优质护理是在常规护理的基础上不断进行操作的优化，进而完善护理流程。优质护理做到了患者的舒适度与满意度的统一，凸显了人文护理作用，凭借专业化的护理操作，促使患者护理满意度、舒适度均得到明显提升。优质护理能够针对患者制定个性化、综合性的护理方案，有助于减少围术期并发症，促使患者预后和生活质量得到改善。优质护理覆盖了患者术后康复的全过程，护理目标是促进患者逐渐增强康复效果，减轻患者在术后恢复中的痛苦与不适。

病例 ❹ 胆管恶性肿瘤护理

一、病例简介

患者，男，66岁，尿液颜色发黄，上腹不适3月余。患者于3月前无明显原因及诱因出现尿液颜色发黄伴腹痛，主要位于上腹部，无恶心、呕吐，无腹胀、腹泻等不适，就诊于某人民医院行腹部B超：胆管扩张，未行任何治疗。今为明确诊治，到医院就诊。患者自发病以来，睡眠一般，饮食可，二便正常，体重降低10kg。

既往史：高血压病史30余年，最高可达180/100mmHg，自行药物治疗（具体不详）控制良好，否认"糖尿病"病史，无"肝炎""结核""伤寒"病史，无药物食物过敏史，否认外伤史。2015年于某医院行心脏支架植入，同年因回旋支堵塞再行支架植入，否认输血史，其他无特殊。

检查：①专科查体：患者腹部平坦，全身皮肤黏膜黄染，腹肌软，未触及包块，Murphy征阴性，肝脾肋缘下未触及，腹部叩鼓，肝脾双肾无叩痛，移动性浊音阴性，肠鸣音正常；②辅助检查：腹部强化CT示：胆管壁厚，胆囊扩张。总胆红素：186.2μmol/L，白蛋白：30.7g/L，直接胆红素为46g/L，间接胆红素为140.2μmol/L。

> 诊断 ①胆管恶性肿瘤；②高血压（极高危）；③心脏支架置入术后。

二、治疗经过

患者于2020年4月23日11:30在气管插管全麻下行高位胆管癌根治+胆管腔内粒子植入术，于18:10返回病房，携带胃管、尿管、腹腔引流管3根，给予妥善固定，保持引流通畅。遵医嘱给予心电监护，吸氧，19:10血压高达180/83mmHg，给予硝酸甘油200mg泵入，维持血压在155/75mmHg，4月24日血压逐步稳定，暂停硝酸甘油泵入，生命体征：体温36.7℃，脉搏68次/分，血压136/62mmHg。24h持续腹腔引流出200mL液体、2200mL尿液。

三、护理

（一）护理问题/诊断

1. 疼痛

与肿瘤浸润、局部压迫及手术创伤有关。

2. 清理呼吸道无效

与患者术后疼痛不敢咳嗽有关。

3. 皮肤完整性受损

与疾病所致血中胆盐和胆汁酸沉积于皮肤，刺激皮肤神经末梢导致瘙痒有关。

4. 营养失调——低于机体需要量

与肿瘤所致的高代谢状态、摄入减少及吸收障碍有关。

（二）护理措施

1. 疼痛

（1）心理护理，创造良好的治疗与休养环境。

（2）注意卧床休息，根据病情选择舒适的卧位。

（3）按照疼痛的分级进行疼痛护理。

2. 清理呼吸道无效

术后由于患者体质较差、切口疼痛等原因，存在咳嗽无力、咳痰困难，不利于呼吸道的通畅，容易并发肺不张及肺炎。护理时应注意观察患者的呼吸情况，正确指导和鼓励患者咳嗽和有效咳痰，鼓励深呼吸，每2h翻身拍背1次，并给予雾化吸入。对咳痰无效者，应及时清除呼吸道分泌物。

3. 皮肤完整性受损

对于高胆红素血症患者，应配合医生做好减黄、引流，使胆红素降至171μmol/L以下。皮肤瘙痒时可指导患者温水擦浴或用炉甘石洗剂止痒，穿棉质内衣，修剪指甲，严禁搔抓。

4. 营养失调

因患者术前身体状况差，术后患者身体衰竭，不能早期进食，因此术后应加强营养支持。主要给予全胃肠道外营养。4～5d后开始进流质饮食，并逐渐恢复到正常饮食，应注意保持饮食富含营养和维生素。

四、知识拓展

胆管分为肝内胆管和肝外胆管,通常所谓的胆管癌是指肝外胆管的恶性肿瘤。以往曾认为胆管癌是一种少见的恶性肿瘤,但从近年来各国胆管癌的病例报道看,尽管缺乏具体的数字,其发病率仍显示有增高的趋势,这种情况也可能与大众对此病的认识提高，以及影像学诊断技术的进步有关。国外收集的129571例尸检资料中显示,胆管癌的发现率为0.012%～0.458%,平均为0.12%。胆管癌在全部恶性肿瘤死亡者中占2.88%～4.65%。我国的尸检资料表明肝外胆管癌占0.07%～0.30%。目前西欧国家胆管癌的发病率约为2/10万。

五、讨论分析

胆管癌根治性手术风险高、并发症多、易影响患者的预后。基于个体差异的存在，胆管癌手术及术后的护理应充分重视个体化的诊疗护理方案，在临床实践中尽可能平衡治疗效果与并发症的发生。肝门部胆管癌根治性手术未来的发展方向是在追求高切除率的同时应保证术后的低并发症发生率、低死亡率、高生存率和高生存质量。在预后预测基础上，如何通过监测患者术前术后各项因素指标的变化，及早预测并发症的发生是值得进一步研究的课题。

病例 ❺ 胰岛素瘤的护理

一、病例简介

患者，男，59岁。患者5d前无明显原因及诱因空腹时出现多汗、乏力，呈发作性，发作持续时间不定，发作时无其他不适，患者家属发现患者行动迟缓、面容呆滞，紧急送至某市中医院，家属诉患者就诊路途中面色苍白，伴意识丧失，呼之不应，急查随机血糖为0.67mmol/L诊断为"低血糖（原因待诊）"给予静推高渗糖治疗后意识清醒，给予补液纠正低血糖、改善微循环等治疗，治疗效果欠佳，仍反复发作低血糖。

既往史：4年前因"右侧锁骨骨折"行手术治疗，其他无特殊。

检查：①专科情况：腹部平坦，未见肠型及蠕动波，腹肌软，上腹部深压痛，无明显反跳痛，未触及包块，腹部扣鼓，移动性浊音阴性，肠鸣音正常；②辅助检查：PET/CT示：胰头区稍高代谢等密度结节，胰岛素瘤？双肺细支气管炎、左肺增殖灶、右肺上叶肺大泡、右侧上颌窦炎、右侧锁骨术后改变。颈部彩超示双颈总动脉斑块形成。心电图示窦性心动过缓。心脏彩超示三尖瓣少量反流。

> 诊断 ①低血糖（原因待查）；②胰岛素瘤。

二、治疗经过

患者完善术前准备于8:00在全麻下行腹腔镜下胰十二指肠切除术，手术顺利，于17:05返回，携带胃管、尿管、2根腹腔引流管、PICC置管，给予补液、营养、消炎、抑酶、保肝、化痰平喘、止疼等治疗。患者术后第2天，生命体征平稳，携带胃管、尿管、2根腹腔引流管、PICC置管，腹腔引流约150mL淡红色液体，患者诉腹部疼痛，疼痛评分为2分，未排气排便，夜间休息尚可，配合治疗。

三、护理

（一）护理问题/诊断

（1）疼痛：与手术创伤有关。

（2）血糖过高：与手术致胰腺功能受损有关。

（3）营养失调——低于机体的需求量：与患者术后禁食、高代谢有关。

（4）有深静脉血栓的风险。

（5）腹胀。

（二）护理措施

1. 疼痛

（1）对剧烈疼痛者应尽量安排在单人房间，保持环境舒适、清洁，以利于患者休息和睡眠。

（2）在检查、治疗、护理时，动作要准确、轻柔，尽量减少疼痛的刺激。

（3）疼痛剧烈时可酌情给予安慰剂及镇痛药。

（4）准确地评估患者疼痛并且及时汇报给医生，在医生下达医嘱后及时对患者应用药物。了解正确用药的重要性。

2. 血糖过高

（1）胰岛细胞瘤患者术后由于正常的胰岛分泌尚未及时恢复，加上手术创伤刺激，势必出现术后高血糖反应，因此要严密观察"反跳性高血糖"。

（2）持续高血糖状态不利于患者的恢复，并增加术后并发症发生机会。

（3）对术后患者常规应用胰岛素，将血糖控制在正常范围（8.4～11.2mmol/L）。

（4）定时监测血糖变化，根据血糖情况调节胰岛素剂量。

3. 营养失调——低于机体的需求量

（1）术前根据患者病情、饮食和生活习惯，制定合理食谱。

（2）术后禁食期间，主要为肠外营养支持，胃肠功能恢复后进食少量的水，若无反应则可进食少量的米汤。欧洲肠内营养协会指南推荐术后应尽早使用肠内营养，肠内营养+肠外营养联合可以减轻术后应激反应，增强免疫力，降低并发症和死亡率。营养支持期间，应密切监测血糖变化，积极补充白蛋白，纠正低蛋白血症。

4. 有深静脉血栓的风险

（1）术前指导患者多饮水，饮食以低脂为主，戒烟、戒酒。

（2）术后早期进行床上活动，教会患者进行床上踝泵运动和床上翻身。

（3）给予患者充分补液，病情允许的情况下指导患者早下床活动，预防血栓的发生，同时注意患者D-二聚体的变化，指导患者在病情允许的情况下多饮水。

5. 腹胀

（1）密切观察患者生命体征和腹部体征，术前进行充分的消化道准备。

（2）指导患者术后进行床上翻身，病情允许的情况下指导患者尽早循序渐进下床活动。

（3）遵医嘱正确使用排气合剂，病情允许的情况下进行温水足浴，可以促进血液循环，从而促进肠蠕动的恢复。

（4）针灸和足三里封闭可以缩短肠鸣音恢复的时间。必要时遵医嘱给予灌肠。

四、知识拓展

胰岛素瘤指因胰岛 β 细胞瘤或 β 细胞增生造成胰岛素分泌过多，进而引起低血糖症；其胰岛素分泌不受低血糖抑制。低血糖症是一组由多种病因引起的以血糖浓度低为特点的综合征，一般以静脉血浆葡萄糖浓度（葡萄糖氧化酶法测定）小于2.8mmoL（50mg/dL）作为低血糖症的诊断标准；临床症状和体征主要为交感神经系统兴奋和中枢神经系统受抑制表现。

五、讨论分析

胰岛素瘤临床表现多种多样，发病早期的主要症状都是胰岛素无限制分泌导致胰岛素水平过高引起的低血糖症状，如饥饿、心慌、多汗、头晕等，进食后症状缓解。一般胰岛素瘤引起的低血糖症状通常是在凌晨空腹情况下发生，症状易在饥饿、运动后诱发出现。为减少低血糖症状发生，缓解相关症状，胰岛素瘤患者常频繁、大量进食，导致体重增加。胰岛素瘤导致的低血糖症状临床表现多样，且个体差异较大。胰岛素瘤临床表现不典型，表现为非特异性的间歇发作，同一例患者在不同时间的发作可能有不同的症状，因而易误诊。

影像学检查是胰岛素瘤诊断时常用的检查方法。影像学检查的目的是进一步确诊并进行肿瘤的定位诊断，一般在根据临床表现、生化检查初步诊断为胰岛素瘤后进行。胰岛素瘤的影像学定位诊断方法主要包括超声、计算机断层扫描、磁共振成像等传统影像学方法，这些影像学检查是胰岛素瘤诊断定性、定位的重要方法，但均存在一定的局限性。由于胰岛素瘤多数较小（国外报道78%的肿瘤直径＜2cm），而且由于胰岛素瘤的组织密度和正常胰腺相近，因而非侵入性影像学检查如超声、计算机断层扫描较难发现胰岛素瘤，阳性率较低，但具有无创、操作简单等优点。大量研究认为经肝门静脉取样以及进行选择性动脉钙刺激肝静脉取样是胰岛素瘤术前最敏感的定位诊断方法。选择性动脉钙刺激肝静脉取样检查具有高敏感、技术要求高、检查有创伤、价格昂贵的特点，一般不作为常规诊断方法。临床工作中如果高度怀疑胰岛素瘤，而其他非创伤性检查都是阴性结果时，可以考虑进行该检查。术中定位诊断是影响疗效的重要因素，依然发挥着重要的作用，外科手术探查联合术中超声检查是最佳的定位方法，胰腺盲切的方法已逐渐被弃用。

手术切除是治疗胰岛素瘤的主要方法，也是治愈胰岛素瘤的唯一方法。胰岛素瘤一般为单发，90%以上为良性，因而诊断明确的胰岛素瘤患者，首选的治疗方法是摘除肿瘤，如果瘤体单纯摘除术有困难，行中段胰腺切除术可以获得满意的效果。手术治疗胰岛素瘤的治愈率为75%～98%，该病的预后取决于肿瘤发现的早晚及是否能完全切除肿瘤。胰岛素瘤可以在胰腺各部位出现，因此手术方式多样。为明确肿瘤是否完全切除，术中监测血胰岛素水平非常必要。

总之，胰岛素瘤是临床较少见的疾病，易误诊，诊断和处理具有特殊性，此类患者应根据每例患者的特点进行治疗和护理，以获得满意治疗效果。随着医疗技术的进步，胰岛素瘤的手术治疗也多样化，但对于多发胰岛素瘤，术中仍应细致探查，减少和避免遗漏微小瘤体病灶。对于恶性胰岛素瘤患者，化疗等也可很好缓解低血糖发作，提高患者的生活质量，延长患者的生存时间。

病例 ⑥ 脾破裂护理

一、病例简介

患者，女，47岁。因"高处坠落伤后6h"入院。

既往史：患者既往体健。无过敏史。

检查：①体格检查：体温36.2℃，脉搏86次/分，呼吸20次/分，血压105/74mmHg。有轻度贫血，神志清，精神好。腹部平坦，腹肌软，全腹无压痛，无反跳痛，肝脾无肿大，腹部叩鼓音，肝肾区无叩击痛，肠鸣音可；②辅助检查：D-二聚体：3.18μg/mL；白介素：35.15pg/mL；白细胞：$13×10^9$/L；血红蛋白：104g/L；红细胞计数：$3.42×10^{12}$/L；白蛋白：47.7g/L；血小板：$646×10^9$/L。

诊断 ①腹部损伤；②脾破裂；③消化道穿孔。

二、治疗经过

患者入院后行胃大部切除术+胃周围血管破裂缝扎止血术+十二指肠破裂修补成形术+脾切除术+胰腺损伤修补术+结肠破裂修补术+十二指肠残端造瘘术+左前臂清创缝合术+双侧前臂骨折石膏外固定术。术后转入ICU治疗，于2023年8月31日转入普外科，给予监护、吸氧、持续腹腔冲洗。因有双腿肌间血栓，患肢制动无法下床活动，2023年9月20日复查彩超，提示双腿肌间血栓消失，鼓励患者下床活动，目前在家属的搀扶下可以步行10m左右。

三、护理

（一）护理问题/诊断

（1）活动无耐力：与术后长期卧床有关。

（2）有压疮的风险。

（二）护理措施

1. 活动无耐力

（1）及时复查D-二聚体及下肢超声检查，下肢肌间血栓消失后积极锻炼肢体。

（2）进行营养评估，增加患者的营养摄入。

（3）使用肠外营养时，避免并发症的发生，监测好患者的血糖。

（4）及时评估患者的肌力及活动能力。

（5）保持患者肢体的功能位及舒适性。

2. 有压疮的风险

（1）循序渐进地指导患者进行床上活动，锻炼上肢、下肢、躯干。

（2）落实好静脉血栓栓塞的预防措施，避免再次发生下肢血栓。

（3）患者肌力恢复后指导患者下床活动，告知患者下床的注意事项。

（4）注意患者情绪的变化，鼓励患者，让其有战胜疾病的信心。

（5）每天督促患者下床活动，及时评估患者的活动能力。

四、知识拓展

脾脏是机体最大的免疫器官，位于左上腹，左肋弓（胸廓下方由肋骨所形成的弓形曲线）后方，正常状态下一般摸不到脾脏。脾破裂是指由于外伤等各种原因导致的脾实质破裂。脾脏血运丰富，组织脆弱，容易遭受外伤，尤其在腹部闭合伤中，脾破裂居于首位。其主要表现为以内出血及血液对腹膜引起的刺激（腹痛）为主要特征。如出现大出血将导致失血性休克，危及生命。

五、讨论分析

在抢救患者中要有急症的意识、敏捷的思维，对病情变化要有预见性，对于脾破裂外伤患者，要密切观察血流动力学变化，对于有失血性休克的患者，要及时做好休克的治疗、观察、护理，对于血流动力学不稳定者，要及时配合医生采取手术治疗，挽救患者生命；做好护理工作，减少并发症的发生，以达到提高患者生存质量的目的。

病例 7 结肠癌根治术后护理

一、病例简介

患者，女，77岁。因"腹部胀痛半月，加重1d"为主诉入院。

既往史：患者既往有高血压病史，口服药物治疗，无过敏史。

检查：①体格检查：体温36.7℃，脉搏98次/分，血压143/89mmHg，腹腔引流通畅，刀口敷料干燥。腹部平坦，腹肌略紧，全腹部有压痛，无反跳痛，无包块，肝脾无肿大，腹部叩鼓，肝脾双肾无叩痛，移动性浊音阴性，肠鸣音弱；②辅助检查：D-二聚体4.24μg/mL；B型利钠肽108pg/mL；白细胞计数14.97×10⁹/L；快速C-反应蛋白133.9mg/L；糖类抗原-199 158.22U/mL；糖类抗原CA72-4 8.45U/mL；癌胚抗原10.19ng/mL。9月4日查CT平扫示：双肺炎症后遗改变，主动脉及冠状动脉粥样硬化，乙状结肠移行处管腔狭窄，考虑肿瘤性病变并肠梗阻形成。

> 诊断 ①结肠癌；②肠梗阻；③腹膜炎。

二、治疗经过

9月4日在气管插管全麻下行结肠癌根治术+小肠部分切除术+卵巢囊肿切除+阑尾切除术。术中带回右侧腹腔引流管1根，刀口引流管1根，结肠造瘘口1个，持续胃肠减压。患者术后第3天，今晨腹腔引流管引流出80mL黄色液体。切口引流出5mL淡红色液体。造口红润，有少量排便。腹痛、腹胀明显，仍卧床，生命体征平稳，咳痰无力，夜间因腹痛休息欠佳。

三、护理

（一）护理问题/诊断

1. 焦虑或恐惧

与畏惧癌症、对手术及预后的担忧、手术后的生活工作受到影响有关。

2. 营养失调——低于机体需要量

与癌症的消耗、手术创伤和饮食控制等因素有关。

3. 有皮肤完整性受损的危险

与粪便刺激造瘘口周围皮肤有关。

4. 知识缺乏

缺乏疾病相关知识，如有关手术前肠道准备及结肠造口的护理知识等。

5. 自我形象紊乱

与结肠造口、排便方式改变有关。

6. 社交障碍

与排便方式改变、存在异味或担心亲戚朋友反感有关。

7. 潜在并发症

手术后腹腔、盆腔感染，尿潴留及泌尿系感染，肠吻合口瘘，造瘘口出血、坏死、狭窄、脱出或回缩，排便失禁等。

（二）护理措施

（1）监测患者的生命体征、神志等变化，如有异常及时汇报主管医生。

（2）观察患者腹部体征变化，如有异常及时汇报主管医生。

（3）观察腹腔引流管等引流液的量、颜色和性状，保持引流通畅，如有异常及时汇报主管医生。

（4）评估患者疼痛情况，及时采取措施，使患者舒适。

（5）观察患者肠蠕动恢复情况，有无腹胀、腹痛。

（6）协助患者翻身拍背，给予雾化吸入，指导其有效咳嗽咳痰。

（7）协助患者取半卧位，指导床上运动，增强活动能力，预防深静脉血栓栓塞。

四、知识拓展

结直肠癌根治手术是指通过外科手术的实施，将肿瘤组织完整切除，同时也将周围的血管、肠系膜、淋巴组织以及肠管等有效清除，从而降低癌变复发转移风险的治疗方法。目前在临床方面该类手术是治疗直肠癌和结肠癌的首选，且往往可以获得较好的预后。

五、讨论分析

结肠癌是消化道常见恶性肿瘤，其发病率在各类肿瘤中名列前茅。结肠癌初期的症状表现不显著，常随着疾病的发展而出现腹痛、肠梗阻、贫血等症状。相关研究表明，多数结肠癌患者出现症状时已进入了中晚期阶段，已失去了最好的治疗时机。腹腔镜结肠癌根治术是一项创伤性手术，其手术过程中出血量较多，术后患者常身体虚弱，并发症发生率较高，从而导致患者出现一系列的负面情绪，对身体健康及预后造成很大影响。因此，在行腹腔镜结肠癌根治术时，护理人员应充分了解并掌握患者的心理状态及需求，制定科学合理的健康教育方案并加以实施，以提高患者满意度。标准化护理方式通过制定标准化护理流程、实施并完善流程、评价护理质量三个方面对患者进行标准化的护理，配合健康宣教，可帮助患者充分认识疾病，从而提高其护理依从性，获得良好预后。

病例 **8** 右侧腹股沟疝护理

一、病例简介

患者，男，45岁。患者于2月前发现右侧腹股沟区有一肿物，质软，可自行回纳，在站立、行走、咳嗽等时稍增大，平卧及手托后可消失。无腹胀，无恶心、呕吐，无黑便及黏液脓血便，无发热、寒战，无尿频、尿急、尿痛及血尿，肿物逐渐增大，来医院就诊。门诊查体后以"右侧腹股沟疝"收入普外科。患者自发病以来，神志清，精神好，饮食、睡眠好，大、小便正常，体重无明显变化。

既往史：60年前因"车祸伤"导致尿道断裂在外院行手术治疗。2年前曾行"左侧腹股沟疝"手术治疗。既往有"高血压、脑梗死"病史。否认"糖尿病、心脏病"等慢性疾病史；否认"肝炎、结核、艾滋病"等传染病病史及其密切接触史，否认血液制品输入史，否认食物药物过敏史。

检查：体温36.5℃；脉搏75次/分；呼吸18次/分；血压135/71mmHg。

> 诊断 右侧腹股沟疝。

二、治疗经过

医生通知于10月27日10:30以椎管内麻醉方式行单侧腹股沟疝修补术，现患者手术第3天，疼痛评分1分，无恶心、呕吐，刀口敷料整洁，无渗血、渗液。

三、护理

（一）护理问题/诊断

1. 疼痛

与手术切口有关。

2. 焦虑

与术后刀口疼痛，担心预后不良、手术费用有关。

3. 切口渗血

与术后不当活动有关。

4. 生活自理的缺陷

与手术后卧床有关。

5. 有便秘的可能

与长期卧床、活动受限有关。

6. 有皮肤破损的可能

与长期卧床有关。

7. 潜在并发症

切口感染。

（二）护理措施

（1）术后生命体征平稳后，让患者取半坐卧位，减轻腹壁张力。为患者使用腹带，减轻患者咳嗽时导致的震痛。在为患者翻身变换体位时，妥善固定各引流管，避免引流管牵拉。和患者交流其感兴趣的话题，转移患者的注意力。让患者使用电子镇痛泵。在以上措施无效时，遵医嘱使用止痛药物（曲马多0.1g肌肉注射立即执行）。

（2）尽可能满足患者的合理要求。为患者提供安静、安全、舒适的环境。鼓励安慰患者积极配合治疗，减少住院天数，减少医疗费用。多与患者交流，向患者讲述手术成功的案例，及时观察患者的病情，鼓励患者早期下床活动，减轻患者卧床期间的焦虑情绪。

（3）术后盐袋加压切口6h，嘱患者咳嗽的时候用手稍用力按住切口。密切观察生命体征，控制血压。

（4）协助患者进行生活护理，如床上洗漱、床上用餐、床上大便等，将患者常用物放置于患者伸手可及的位置。指导患者及家属进行静脉留置针、留置尿管的护理。

（5）指导患者多食粗纤维食物，增加水的摄入量，成人1200～1500mL/d。少吃易引起便秘及腹内胀气的食物，如红薯、花生、豆类、啤酒、碳酸气泡饮料等，多吃高纤维饮食；每天至少喝2000mL水，可帮助解除便秘。指导患者给家属环形按摩腹部，促进肠蠕动。必要时遵医嘱使用开塞露。

（6）保持床单位清洁、干燥、平整，及时更换污染的床单。定时翻身，保持皮肤清洁。

（7）密切观察体温变化，若超过38.5℃，应通知医生及时处理。遵医嘱合理使用抗生素。观察切口有无红肿、异常渗出液。

四、知识拓展

腹股沟区是前外下腹壁一个三角区域，其下界为腹股沟韧带，内界为腹直肌外缘，上界为髂前上棘至腹直肌外侧缘的一条水平线。发生于腹股沟区的腹外疝统称为腹股沟疝。腹股沟疝有斜疝和直疝两种。斜疝从腹壁下动脉外侧的腹股沟管内环突出，向内、向下、向前斜行经过腹股沟管，出腹股沟管外环而达体表。在男性中，疝块还可继续向疝囊方向发展；在女性中，则终止于大阴唇。直疝系从腹壁下动脉内侧的腹股沟三角直接由后向前突出于体表，它不经过内环，很少进入阴囊。

中华医学会外科分会疝和腹壁学组根据疝环缺损大小、疝环周围腹横筋膜的坚实程度和腹股沟管后壁的完整性，把成人腹股沟疝分为Ⅰ、Ⅱ、Ⅲ、Ⅳ型。Ⅰ型：疝环缺损直径≤1.5cm（约1指尖），疝环周围筋膜有张力，腹股沟管后壁完整；Ⅱ型：疝环缺损最大直径为1.5～3.0cm（约2指尖），疝环周围腹横筋膜存在，但薄且张力降低，腹股沟管后壁已不完整；Ⅲ型：疝环缺损直径≥3.0cm（大于2指尖），疝环周围腹横筋膜薄而无张力，或已萎缩，腹股沟管后壁缺损；Ⅳ型：复发疝。

斜疝是最常见的腹外疝，发病率约占腹外疝总数的90%，占腹股沟疝的95%。腹股沟疝患者男性多于女性，男女发病率之比约为15：1，右侧发病者多于左侧。

五、讨论分析

　　腹股沟疝的症状表现程度，一般都与疝囊的大小、有没有存在并发症等情况密切相关，早期的症状表现并不明显，随着肿块的持续增加，疼痛的程度会明显加重，对病患的行动能力造成严重影响。到目前为止，对腹股沟疝病患的治疗，一般都是采用疝环充填式无张力补片修补术，为了尽最大可能提升手术的治疗效果，需要在手术期间加强护理干预，做好手术之前的准备工作、手术之后的康复指导等，尽最大可能保证全面缓解病患不适感受，提高病患的生活水平，加快病患手术之后的恢复速度。在治疗护理期间，最先需要重视评估病患的心理状态以及疏导病患的不良情绪，同时结合病患自身的岁数、病情特点、性格特点等对病患的耐受力以及心理的承受能力进行综合评价，努力做好与病患之间的沟通交流，及时询问病患的身体状况，做好对于病患的情绪安抚工作，尽量减少病患的负面情绪。在进行手术之前，对于手术需要用到的药物及器械做充足的准备，叮嘱病患不要暴饮暴食，对禁食禁饮的时间进行严格控制，确保病患能够以最佳的精神状态来接受手术。在完成手术之后，重点观察病患的伤口有没有出现渗血的情况，如果出现渗血，可以使用沙袋进行止血，防止出现手术之后大面积出血的状况。

　　密切观察病患的伤口愈合情况，在完成手术早期最好是取平卧位进行卧床休息，防止采用其他姿势增加病患的腹压，从而严重影响到创口的愈合情况。严格遵循无菌操作的原则，规范开展相关护理工作，加强保暖措施，保持敷料的清洁，进而防止出现手术之后细菌感染的情况。

病例 ❾ 十二指肠癌护理

一、病例简介

患者，女，下腹胀痛4d。患者因无明显诱因出现下腹胀痛4d，于5月30日来医院就诊，彩超提示右下腹可见范围约12.0cm×7.6cm×6.8cm不均质团块。诊断：右下腹不均质团块，考虑：肿瘤（来源于卵巢可能性大），门诊以"盆腔肿物，性质待查，卵巢肿瘤？"收入妇科。腹部CT提示右侧腹部恶性肿瘤，考虑来源于十二指肠，于6月1日转入普外科，患者自患病以来，精神可，饮食睡眠可，无恶心呕吐，无头疼头晕，无心慌胸闷，排气差，大小便正常。

既往史：高血压2年，否认冠心病、糖尿病慢性病病史，否认传染病史，否认输血史，否认食物药物过敏史，否认重大外伤及手术史。

检查：①体格检查：体温36.8℃，脉搏76次/分，呼吸15次/分，血压141/69mmHg，患者神志清，精神差。腹部未见胃肠型及蠕动波，腹肌软，腹部无压痛、反跳痛；②辅助检查：彩超提示右下腹可见范围约12.0cm×7.6cm×6.8cm不均质团块。腹部CT提示右侧腹部恶性肿瘤。

诊断 十二指肠癌。

二、治疗经过

于6月5日14：00在全麻下行开腹探查术，患者手术第14天，疼痛评分0分，无恶心、呕吐，稍有腹胀，腹腔引流管2根，胃道造口管1根，引流通畅，引流出淡红色液体约50mL。持续胃肠减压，引流出少量淡黄色胃液30mL，医嘱给予补液、抗炎药物治疗，现刀口敷料整洁，无渗血、渗液。

三、护理

（一）护理问题/诊断

1. 疼痛

与手术切口有关。

2. 焦虑

与术后刀口疼痛，担心预后不良、手术费用有关。

3. 低效性呼吸形态

与刀口疼痛、留置胃管、痰液黏稠、既往有吸烟史有关。

4. 体液不足

与患者术后禁食、恶性肿瘤高代谢有关。

5. 知识缺乏

与文化程度低、疾病知识不了解有关。

6. 活动无耐力

与患者术后身体虚弱有关。

7. 自理能力缺陷

与术后刀口疼痛有关。

8. 自我形象紊乱

与患者身上带有管道有关。

9. 潜在并发症

有感染的风险、有便秘的风险、有导管滑脱的风险。

（二）护理措施

1. 疼痛

（1）术后生命体征平稳后，让患者取半坐卧位，减轻腹壁张力。

（2）为患者使用腹带，减轻患者咳嗽时导致的阵痛。

（3）在为患者翻身变换体位时，妥善固定各引流管，避免引流管牵拉。

（4）和患者交流患者感兴趣的话题，转移患者的注意力。

（5）让患者使用电子镇痛泵。

在以上措施无效时，遵医嘱使用止痛药物（曲马多0.1g，立即肌肉注射）。

2. 焦虑

（1）尽可能满足患者的合理要求。

（2）为患者提供安静、安全、舒适的环境。

（3）鼓励、安慰患者积极配合治疗，减少住院天数，减少医疗费用。

（4）多与患者交流，向患者讲述手术成功的案例，及时观察患者的病情，鼓励患者早期下床活动，减轻患者卧床期间的焦虑情绪。

3. 低效性呼吸形态

（1）抬高床头30°，使患者处于半卧位，由于重力作用使膈肌下降，使呼吸困难得到改善。

（2）鼓励患者进行有效咳痰。

（3）给予患者口腔护理，2次/日，保持口腔清洁。

（4）给予雾化吸入，2次/日，机械辅助排痰，稀释痰液，利于痰液咳出。

4. 体液不足

（1）术前嘱患者加强营养，进食高蛋白、高纤维、富含维生素、易消化的流质饮食。

（2）术后：静脉营养支持。

（3）及时观察各引流管引流情况，记录出入量，保持体液平衡。

5. 知识缺乏

（1）为患者和家属讲解疾病的相关知识。

（2）与患者及家属加强沟通，耐心讲解，语言通俗易懂。

（3）鼓励、安慰患者，增强患者治疗疾病的信心。

6. 活动无耐力

补充营养，按医嘱执行支持疗法，静脉补充液体、白蛋白，合理执行肠外营养治疗（给予卡文1440mL静脉输液）等。督导患者勤下床活动，促进身体康复。

7. 自理能力缺陷

（1）加强巡视，指导及鼓励患者进行自我护理，做力所能及的事情，必要时协助患者洗漱、进食、沐浴等。

（2）对于出汗多的患者，指导其穿柔软、宽松的棉质衣服，保持皮肤清洁。

（3）患者动作笨拙，常有失误，应谨防进食时烫伤。

（4）对于行动不便、起坐困难者，配备牢固且高度适中的坐厕，以利于患者坐起时借力；配置手杖、室内或走道扶手等必要的辅助设施；呼叫器置于床边，生活物品固定放于易取处。

（5）对于卧床患者，定时翻身，做好皮肤护理。

（6）指导患者家属协助患者完成相关的生活需求。

8. 自我形象紊乱

为患者讲解佩戴胃管及引流管的必要性，指导患者胃管及引流管的护理方法，做好心理护理，鼓励、帮助患者恢复自信。

9. 潜在并发症

（1）有感染的危险：与手术切口、抵抗力下降有关。①妥善固定引流管，防止引流液反流形成逆向感染，防止引流管位置固定不当、折叠扭曲、引流管堵塞而导致的引流不畅；②注意观察引流物的颜色、性质及量，并及时准确地记录；③定期为患者更换引流袋，标注时间日期；④按时为患者换药，在为患者换药时，严格执行无菌技术操作；⑤保持病室清洁，每天开窗通风，减少探视人员；⑥红外线照射伤口，2次/日；⑦留置尿管时会阴护理2次/日，妥善固定。

（2）有便秘的风险：①饮食护理：患者病情允许时，适当补充水分，多吃纤维素食物；②生活护理：需适量活动，以加快胃肠蠕动，促进粪便排出，保持平和心态，避免焦虑；③用药护理：可在医生指导下应用开塞露、乳果糖等药物。

（3）有导管滑脱的风险：妥善固定导管，给患者讲解导管的注意事项，护士加强巡视，注意交接班。

四、知识拓展

十二指肠癌是指原发于十二指肠组织结构的恶性肿瘤，属消化系统疾病，发病率低，占整个胃肠道恶性肿瘤的0.04%～0.50%。临床表现缺乏特异性，早期症状不明显，晚期出现上腹痛、腹胀、恶心、呕吐、贫血、黄疸等症状。

五、讨论分析

十二指肠癌的治疗过程复杂且对患者的身体影响巨大。手术治疗，尤其是胰十二指肠切除术，是治疗十二指肠癌的主要手段之一。然而，这类手术范围广、创伤大，术后护理尤为重要。术后早期，患者需要禁食并进行胃肠减压。这一阶段，通过静脉输液维持患者体内水电解质的平衡至关重要。同时，医护人员应定期监测患者的生命体征，包括血压、心率、呼吸频率和体温等，及时发现并处理可能出现的异常情况。由于手术切除了部分胃、十二指肠及其他相关脏器，患者的消化功能会受到很大影响。因此，术后饮食管理尤为重要。在肠蠕动恢复并排气后，患者可逐渐开始进食易消化、营养丰富的流质饮食，如米汤、菜汤等。应遵循少量多餐的原则，每2至3小时进食一次，每日进食6至7餐。随着身体逐渐恢复，可过渡到半流质饮食和软食，注意选择高蛋白、低脂的食物，如粥、面条等。两周后，可逐渐恢复正常饮食，但仍需避免高纤维、辛辣刺激性食物。

病例⑩ 根治性胰十二指肠切除术患者护理

一、病例简介

患者，男，57岁。10d前无明显诱因下出现皮肤巩膜黄染，无上腹部疼痛，无腰背部放射疼，无恶心、呕吐，无寒战、高热，无腹胀、腹泻，无心慌气短，无咳嗽、咳痰，无尿频、尿急、尿痛，未予特殊处理。病程中自觉巩膜黄染逐渐加重，伴皮肤瘙痒，未予系统治疗。彩色超声检查报告：脂肪肝、肝内胆管扩张、胆囊炎、胆囊结石、胆囊贴壁结晶、胆总管扩张、胆总管下段低回声团（占位不除外建议进一步检查）左肾囊肿。门诊以"梗阻性黄疸、胆管下端占位、胆囊结石、糖尿病"收住入院。患者自起病以来，精神差，饮食差，睡眠一般，尿色深，尿量正常，陶土样大便，体重无明显变化。

既往史：既往史平素健康状况：良好

检查：①体格检查：发育正常，营养中等，慢性病面容，表情正常，自主体位，步入病房，神志清晰，检查合作，全身皮肤黏膜黄染；②辅助检查：彩色超声检查报告：脂肪肝、肝内胆管扩张、胆囊炎、胆囊结石、胆囊贴壁结晶、胆总管扩张、胆总管下段低回声团（占位不除外，建议进一步检查）、左肾囊肿专科情况发育正常，营养中等，慢性病面容，表情正常，自主体位，步入病房，神志清晰，检查合作；全身皮肤黏膜黄染；③入院后生化指标报告：白蛋白：61.60g/L，白蛋白：31.60g/L，前白蛋白：5.22g/L，氨丙酸转移酶：161.30，谷氨酰基转移酶：614.00U/L，总胆红素：215.20μmol/L，直接胆红素：196.30μmol/L，钾：3.26mmol/L，钠：141.90mmol/L，总胆汁酸：29.00μmol/L，血糖：15.20mmol/L。

诊断 | 梗阻性黄疸。

二、治疗经过

全身麻醉后，取仰卧位，碘伏消毒术区皮肤，铺无菌单。取经腹直肌切口，长约25cm。逐层切开入腹。见大网膜、横结肠及十二指肠与肝右叶脏面轻度粘连，逐步松解粘连，显露术野并探查，探查腹膜、盆腔内、大网膜、肝脏、肝十二指肠韧带等脏器未见明确转移灶。胆总管明显粗，直径约1.5cm，切开十二指肠外侧腹膜，游离十二指肠框及胰头，触摸胆总管下端、壶腹部及胰头。胰头质硬、无法触及胆总管，与周围组织界限尚清。继续探查发现肿物未侵犯下腔静脉及腹主动脉，胰腺后方无明显淋巴结肿大。游离横结肠肝曲和横结肠的右端，将十二指肠第2、3段向前游离，检查肠系膜血管及门静脉未受侵犯。打开胃结肠韧带及小网膜囊，显露胰腺。游离胃体中部，离断胃网膜右血管，以直线切割闭合器离断胃体，切除胃占全胃40%，胃近端断端缝合加固，远端断端向右翻转。距肝门约1cm离断肝总管，向下剥除胆总管，游离肝总动脉及肝固有动脉，离断胃十二指肠动脉，骨骼化肝十二指肠韧带。

沟通胰头后间隙，于肠系膜上静脉左侧逐步切断胰腺。胰腺断面血管均给予缝扎止血。于肠系膜上静脉右侧，离断胰腺钩突，游离近端空肠，距triet韧带约10cm切断空肠段端荷包缝合，空肠近侧断端自结肠后翻至右侧，整块移除标本，钩突残端缝合加固。远侧空肠自结肠后提至胰腺断端处，将胰腺断端游离适当距离，胰腺下缘与距空肠残端约5m系膜对侧空肠浆肌层连续缝合，胰管对应空肠造口，行主胰管后壁与空肠造口后壁全层连续缝合，吻合口内置引流管固定，远端置入胰管远端，近端自吻合口引入空肠，连续全层结合胰管前壁与空肠造口前壁，胰腺上缘与吻合口上方空肠浆肌层连续缝合，距空肠残端约20cm行肝总管空肠端侧吻合，距胆肠吻合口45m以直线切割闭合器行胃后壁空肠吻合，胃管引入输入袢，吻合口全层缝合加固。距胃肠吻合口约40m处，系膜对侧空肠戳孔置入营养管一根并固定，充分清理创面。检查无活动性出血，无胆漏，无胰瘘，空肠营养管戳孔处与左侧腹膜固定并自腹壁引出固定，于胆肠吻合口下、胰肠吻合口下、胰肠吻合口上各置引流管1根，自腹壁引出、固定。胰肠吻合口引流管自腹壁引出固定。应用大清生物膜结扎夹止血，器械、纱布等清点无误。逐层缝合切口（皮肤应用皮肤缝合器）、包扎。术中麻醉效果可，出血约2600mL，术毕患者返回病房。标本解剖：胰头肿大、质硬、浸润胆管，标本呈家属过目后送病理化验。

三、护理

（一）护理问题/诊断

1. 术后疼痛

与手术伤口有关

2. 营养失调

与代谢消耗过多、消化吸收障碍有关。

3. 血糖的异常

与疾病有关。

4. 潜在并发症

出血。

5. 发生压疮

与术后不活动有关。

6. 焦虑

与担心预后差有关。

7. 胃排空延迟

与手术有关。

8. 活动无耐力

与卧床时间过长、身体虚弱有关。

（二）护理措施

1. 术后疼痛

观察患者腹痛的部位、范围、规律及持续时间，对患者进行疼痛评估，合理使用镇痛药，保证患者良好的睡眠及休息。

2. 营养失调

术后早期禁食，禁食期间予肠外营养支持，维持水、电解质平衡，必要时输注白蛋白。拔除胃管后从流质、半流质，逐渐过渡至正常饮食。术后因胰腺外分泌功能减退，易发生消化不良、腹泻等，可口服胰酶制剂。

3. 血糖的异常

遵医嘱用胰岛素控制血糖在8.9～11.1mmol/L。

4. 潜在并发症

（1）监测生命体征。

（2）观察胃肠减压及腹腔引流液的颜色、性状及量。

（3）出血量少者可使用止血药、输血等治疗，出血量大者需急诊介入或手术止血。

5. 发生压疮

（1）每2h给患者翻身一次，按摩局部骨隆起处，并注意翻身时避免推、拉、托的动作，以免擦伤皮肤。

（2）保持床单位清洁、干燥、平整。出汗多时，及时擦洗，更换干净衣裤；合理进食，加强营养，增强抵抗力。

6. 焦虑

（1）护士应理解、同情患者对手术治疗产生焦虑情绪，通过沟通了解其真实感受。

（2）根据患者对术后疾病知识的掌握程度，有针对性地进行健康指导，使患者能配合术后治疗与护理，促进疾病的康复。

7. 胃排空延迟

（1）禁食、持续胃肠减压，每天观察并记录胃液量。

（2）合理补液并监测电解质水平，维持水、电解质平衡。

（3）使用肠外营养支持，并可安置鼻肠管输注肠内营养液。

（4）使用动力药物。

（5）合理使用抗生素，去除腹腔内感染，必要时予以针对性引流，促进胃动力恢复。多数患者经保守治疗3～6周可恢复。

8. 活动无耐力

（1）评估和记录患者对活动量的耐受水平。

（2）监测生命体征的变化，患者锻炼时如出现呼吸和脉搏加快、出汗增多等症状，应适当限制活动量。

（3）指导患者使用辅助设施，如床栏、扶手等帮助完成部分自理活动。

（4）鼓励患者独立完成部分自理活动，提高患者的自我价值观。

（5）与患者和家属共同制定护理计划，加强患肢康复锻炼，逐渐增加活动量，以达到提高其耐受水平的目的。

（6）患者活动时，给予必要的帮助。

（7）合理调节饮食结构，增加食物中蛋白质和维生素的含量。

四、知识拓展

胰十二指肠切除术（pancreaticoduodenectomy，PD）是一种创伤大、操作复杂、术后并发症发生率高的腹部外科手术；是治疗胰头肿瘤、壶腹周围肿瘤、胆总管下端肿瘤等疾病的标准术式。被誉为腹部外科医生"皇冠上的明珠"，是衡量腹部外科医生技术的巅峰手术。在20世纪，胰十二指肠切除术术后病死率一度高达50%，随着现代医学技术的进步，围手术期死亡率逐步下降到目前的3%～5%，但其并发症发生率仍高达30%～60%；无论围手术期死亡率或并发症率都远高于其他手术；术后住院时间为12～26d。该手术涉及脏器多、操作复杂、消化道重建困难。术中需切除胰腺头部、远端胃、胆囊、胆总管、十二指肠及近端10～15cm空肠，手术区域附近血管包括肠系膜上动脉、肠系膜上静脉、肝总动脉、肝固有动脉、门静脉、胃十二指肠动脉、腹腔干动脉、下腔静脉、腹主动脉、胰十二指肠上动静脉、胰十二指肠下动静脉等。肿瘤侵犯任一血管或操作疏忽均可能导致难以控制的大出血，甚至患者死亡。

五、讨论分析

在普外科中，腹腔镜下胰十二指肠切除术是一种技术难度较大的手术，操作复杂，手术时间长，切除范围大，要想保证手术成功，除了施术者、麻醉师需要高超的技巧外，还需要护理人员密切配合。受到未严格执行无菌操作、引流管及导尿管护理不当、术后营养支持不到位等因素的影响，患者术后常发生腹腔内出血、胰瘘、泌尿系统感染等并发症，导致患者术后康复速度较慢，住院时间延长。为了避免上述情况的发生，在常规围术期护理基础上，加强并发症防护，根据常见并发症发生原因对症护理。个性化护理方法的应用，即在围手术常规护理的基础上，配合个性化的预防术后感染护理，能够有效降低术后腹腔内出血、腹腔感染、胰瘘、胆瘘、泌尿系统感染等并发症的发生率。值得注意的是，近年来，国内有学者经研究表明，针对实施腹腔镜下胰十二指肠切除术治疗的患者加强个性化护理干预，能够提高患者对护理服务的满意程度，其满意度高达90.00%以上，并且还能够使患者术后并发症发生率降至10%以下。

病例⑪ 肝胆病损+胆管空肠吻合术护理

一、病例简介

患者，男，66岁，发热、尿黄、皮肤瘙痒20d。患者20d前出现发热，最高38.5℃，伴皮肤瘙痒、尿黄、反酸、腹部饱胀感，呕吐2次，为胃内容物，自服"布洛芬"体温降至正常。2d前自觉纳差、腹部不适加重，于当地医院就诊，生化提示肝损害，今为求进一步治疗，门诊以"肝损害"于2023年1月27日收入感染一病区。患者神志清，精神可，睡眠可，饮食较前减少，小便浓茶色，大便干结，每4～5d 1次，近期体重下降约5kg。

既往史：高血压7年，平素服用"替米沙坦"，血压控制可。近期血压偏低，已停药3d。

检查：①专科情况：老年男性，发育正常，营养中等，神志清，精神可，自主体位，查体合作，全身皮肤黏膜黄染，巩膜黄染，其他无特殊；②辅助检查：2023年1月31日上腹部MR平扫+动态强化+MRCP提示胆管占位性病变。胸肺部腹部CT平扫示：双侧胸腔积液，腹腔积液。2023年2月20日胸肺部腹部CT平扫示：双侧胸腔积液并双肺下叶膨胀不全，腹腔积液。

> 诊断 ①肝损害；②反流性食管炎；③高血压3级。

二、治疗经过

入院后2023年2月6日查血提示肝损害较重，感染较重，给予消炎、保肝治疗。

2023年2月8日气管插管全麻下行胆管病损切除术+胆管空肠吻合术+空肠-空肠侧侧吻合术+腹膜后淋巴结清扫术，术后给予头孢噻肟钠抗炎，雷尼替丁护胃，还原型谷胱甘肽保肝，三升袋、胰岛素泵入，输注白蛋白，利尿治疗。

2023年2月10日胸肺部腹部CT平扫示：双侧胸腔积液、腹腔积液。

2023年2月20日胸肺部腹部CT平扫示：双侧胸腔积液并双肺下叶膨胀不全，腹腔积液，给予补钾补钠治疗。

2023年2月25日查血常规、肝功较前改善，继续给予保肝、抗感染治疗。

三、护理

（一）护理问题/诊断

（1）体液过多：与腹腔积液、乳糜漏有关。

（2）焦虑恐惧：与担心疾病的恢复有关。

（3）有电解质紊乱风险。

（二）护理措施

1. 体液过多

首先要保证患者充足的休息，最好采取半卧位使横膈下降，增加肺活量。其次患者的生命饮食方面的护理需要注意一下，当乳糜液较多时，让患者禁饮食，同时给予静脉营养支持，并控制血糖，为机体提供能量，促进乳糜瘘的愈合；当乳糜液较少时，根据患者的饮食习惯，指导患者进食一些低糖、低脂、高维生素、高蛋白的食物，如新鲜的鱼虾瓜果蔬菜之类的食物之类的。体征，尤其是体重腹围的变化，腹部体征有无压痛、反跳痛等，定期复查生化指标。利尿剂使用时易导致电解质紊乱，所以我们要及时查血，若出现低钠、低钙等电解质紊乱的现象，要及时进行治疗。

2. 焦虑恐惧

（1）倾听：①尽量选择安静场所，与患者一起坐下来，在同一高度，面对面，鼓励患者表达内心感受，倾听心声；②倾听时，保持目光接触，适时给予回应，如点头或"嗯"等，表达对患者的理解和接纳，使其放松心情；③理解患者出现情绪反应属于正常的应激反应，做到事先有准备，不被患者的愤怒或攻击行为所影响；④对没有听懂的地方要及时沟通或复述确认，避免造成误解。在患者倾诉完毕之前，不要急于发表观点，不做价值评判。

（2）共情：①应站在患者角度换位思考，为其行为寻找合理性；②最大限度地理解并深入患者内心去体验其情感与思维；③准确地向患者表达护士对他/她的理解，让患者感到自己被关注、被理解、被接纳；④及时给予患者语言和非语言的反馈；⑤护士适度共情，并把握共情时机。

（3）信息支持：①评估患者已有信息水平及接受信息能力；②运用多种方式对患者进行新冠肺炎相关知识宣教，降低患者的疾病不确定感；③解释隔离治疗的重要性和必要性，引导患者关注正面信息；④为患者提供官方心理援助热线、网上心理疏导专线等支持性资源；⑤其他心理干预技术：放松训练疗法、正念冥想法、艺术疗法、运动疗法。

3. 有电解质紊乱风险

低钠是指钠低于120mmol/L患者出现头晕、乏力、恶心、呕吐等症状。低钙是指钙低于2.25mmol/L，患者出现口周指尖麻木，手足抽搐，面叩击征阳性，首先要治疗原发疾病，静脉补充和饮食补充。静脉补钙钠是要注意血管的选择，选择粗直弹性好的血管以免药物外渗引起皮肤坏死，可以多吃含钠和钙的食物，如虾皮、海带、大豆，吃点咸菜增加一点盐味也可以帮助患者更好地恢复。因为低钠跟低钙都会导致患者身体虚弱无力，当患者下床活动的时候，需要有人陪同，防止患者因身体无力而导致的跌倒受伤。

四、知识拓展

肝损害可分为急性和慢性两种类型。急性肝损害通常发病迅速、症状明显，如不及时治疗可能危及生命。慢性肝损害则病情进展缓慢，但长期累积可能导致肝硬化或肝癌。肝损害的症状包括乏力、食欲不振、恶心、呕吐、黄疸、肝区疼痛等。严重情况下，可能引发腹水、肝性脑病等并发症。

五、讨论分析

腹腔镜胆肠吻合术作为一项新的微创手术方式，因为其创伤小、恢复快受到广泛重视，近年来这一术式的发展十分迅速。对这一术式患者的护理需要将腹腔镜手术的护理与胆肠吻合术尤其是其并发症的护理相结合，因此，总结经验，做好围手术期的护理，对患者的早日康复有着重要意义。

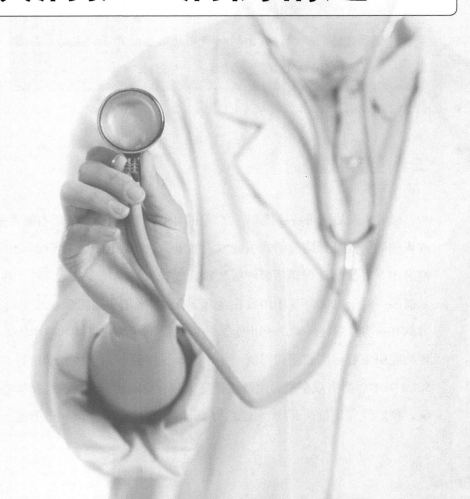

第五章

心胸外科
疾病护理病例精选

病例 ❶ 右侧自发性气胸护理

一、病例简介

患者，男，28岁，未婚，自由职业，因突发右侧胸痛半天于2009年3月4日入院。患者于2009年3月4日晨起床后无明显诱因突觉右侧胸部闷痛，以心前区为主，深呼吸及咳嗽时疼痛明显加重，自觉呼吸困难，未行特殊处理。门诊X线片提示：右侧气胸，右肺压缩约50%。为进一步诊治收治入院。

既往史：不详。

检查：患者神志清楚，口唇轻微发绀，气管居中，营养一般，体型偏瘦。右肺呼吸音低，语颤减弱，右上肺部未闻及明显呼吸音，左肺无异常。胸片右侧气胸，右肺压缩约50%。ECG窦性心律，心电图正常。

诊断 右侧自发性气胸。

二、治疗经过

患者入院后完善各项检查，立即在肋间神经阻滞麻醉下于右锁骨中线第2肋间放置胸腔引流管行胸腔闭式引流术，吸氧，取半卧位，持续引流4d，仍有明显气泡逸出，轻微活动即感明显呼吸困难，复查X线片气胸未见好转，在给予充分的术前准备后于2009年3月10日在全麻下行"肺修补+胸膜摩擦术"。术中见右上肺背侧有一明显漏气区域，予以缝合，在右锁骨中线第2肋间和腋中线第7、8肋间放置胸腔引流管行胸腔闭式引流。手术顺利，水封瓶内水柱波动良好，术中出血约50mL。术后严密观察患者生命体征变化和胸腔闭式引流情况；持续心电监护、吸氧、预防性应用抗菌药物、止血，麻醉清醒后取半卧位以利于引流，给予双氯芬酸钠塞肛止痛；鼓励患者深呼吸、咳嗽、吹气球及使用深呼吸训练器，促进肺复张；加强营养补充，给予高热量、高蛋白质、高维生素饮食；加强胸腔闭式引流的护理、导尿管护理、口腔护理、并发症预防和观察、术后康复指导等一系列治疗和护理措施；患者术后恢复良好，生命体征稳定，于术后当晚拔除导尿管并自行排尿，次日恢复饮食，术后第2天停止心电监护和吸氧；术后第4天上午拔除右腋中线第7、8肋间胸腔引流管；术后第7天经复查X线片肺完全复张，拔除右锁骨中线第2肋间胸腔引流管；术后第10天伤口拆线，愈合良好，无术后并发症。

三、护理

（一）护理问题/诊断

1. 疼痛

与组织损伤有关。

2. 气体交换受损

与胸膜腔负压破坏及肺萎陷有关。

3. 低效性呼吸形态

与通气不足、疼痛有关。

4. 恐惧

与患者突然发病、惧怕手术有关。

（二）护理措施

1. 手术前护理

（1）心理护理：患者术前有恐惧感，惧怕手术，担心术后安危及康复情况。向患者说明手术的必要性、麻醉方法、手术经过等，让患者对手术治疗有简单的了解；说明术后安置胸腔闭式引流管、留置导尿管、吸氧和输液对治疗的必要性和重要性，以取得患者的合作；向家属说明可能发生的术中意外情况及术后并发症，以取得家属的理解和支持。

（2）术前监测和常规检查：术前应监测患者的生命体征，了解一般健康状况；做血常规，出、凝血时间，血型等常规检查和重要脏器包括心、肺、肝、肾等功能检查，了解患者对麻醉和手术的耐受力。

（3）饮食护理：术前应加强营养支持，给予高热量、高蛋白质、含丰富维生素的饮食，增强机体抵抗力，以减少术中意外和术后并发症的发生。术前禁食12h，禁水4h，以减少术中、术后因呕吐物误吸导致窒息或吸入性肺炎。

（4）指导患者进行腹式深呼吸及有效咳嗽排痰：①腹式深呼吸方法：患者仰卧，腹部安置3～5kg沙袋，吸气时保持胸部不动，腹部上升鼓起，呼气时尽量将腹壁下降呈舟状腹。呼吸动作缓慢、均匀，8～12次/分。进行有效的腹式呼吸可缓解疼痛、减轻呼吸困难；②有效咳嗽排痰方法：取坐位或半卧位，进行深呼吸（收缩腹部），在吸气末屏气片刻，然后进行咳嗽，即咳嗽在深呼吸后进行，这样可使痰液从气道深部向大气道移动，而后咳出。有效咳嗽的声音应是低音调，深沉且在控制下进行。有效咳嗽排痰可保持呼吸道通畅，预防呼吸道感染，促进肺复张。

（5）口腔护理：口腔是进入下呼吸道的门户，细菌易通过口腔进入呼吸道，故应加强口腔护理，保持口腔的清洁卫生。

（6）观察和吸氧：严密观察患者呼吸频率、幅度及缺氧症状，给予吸氧2～4升/分，取半卧位，有利于呼吸。

（7）胃肠道准备：术前一天晚上行普通灌肠，排出肠道积存粪便，以防止术后发生便秘和腹胀。

（8）备皮：上起锁骨上及肩上，下平脐部，前至对侧锁骨中线，后至对侧肩胛下角，剃除腋毛。

（9）手术日晨护理：测量生命体征，留置胃管、导尿管，术前30min肌内注射阿托品0.5mg，苯巴比妥钠0.1g。

2. 手术后护理

（1）体位：术后患者麻醉未清醒时采取平卧位，头偏向一侧。当麻醉清醒且生命体征平稳后取半卧位。半卧位使膈肌下降至正常位置，增加胸腔容量，减少肺血流量，有利于肺通气，同时便于咳嗽排痰，有利于胸腔引流。当患者从平卧位改为半卧位时，上身要逐步抬起，以免引起直立性低血压。协助患者坐起时，应扶其健侧手臂及头背。

（2）病情观察持续心电监护：严密监测生命体征变化，术后1～3h内，每15～30min测一次脉搏、呼吸、血压，待平稳后改为1～2h测一次。注意观察呼吸的频率及幅度，术后渗血、渗液吸收及感染等均可导致体温升高，需每天测体温4～6次。各种护理监测应详细记录，并作动态观察分析。

（3）呼吸道的护理：术后患者气管分泌物增多，鼓励并辅助患者有效地咳嗽排痰，可采用指压胸骨切迹上方气管的方法，亦可站于患者健侧，叩击胸背后，双手扶住胸壁，轻压患者伤口，支撑肋骨，随患者咳嗽运动适度上抬胸廓；嘱患者轻咳几声，使痰液松动后，再深吸一口气，振动胸廓，将痰咳出。常规超声雾化吸入2次/日，持续1周。雾化的微细颗粒可达细支气管及肺泡，有消炎解痉、稀释痰液、活跃纤毛运动的作用，使痰容易咳出。鼓励患者吹气球、使用深呼吸训练器，以促使更多的肺泡扩张，使肺充分膨胀，增加通气容量。

（4）饮食护理：术后4～6h麻醉清醒，无恶心呕吐，即可饮水，逐渐进食流质、半流质饮食，直至普食。鼓励患者多饮水，可使气道分泌物变稀薄，易于咳出。进高热量、高蛋白质、丰富维生素、易消化食物，提高机体抵抗力，促进伤口愈合。

（5）活动：患者在麻醉清醒后，即可在帮助下行臀部、躯干和四肢的轻度活动。术后第1天，待生命体征平稳，开始行肩臂的主动运动，鼓励及协助患者下地活动，妥善保护引流管，严密观察病情变化，出现心动过速、头晕、气短、心悸或出汗等症状，应立即停止活动，运动量以不引起疲倦及疼痛为度。

（6）吸氧：开胸术后24～48h内，由于麻醉药抑制，手术创伤疼痛，使肺通气量减少，引起患者缺氧。因此，应常规吸氧2～4升/分，以维持有效的呼吸功能，待患者呼吸、脉搏平稳后停用。

（7）胸膜腔闭式引流的护理：胸膜腔闭式引流是根据胸膜腔的生理特点设计的，是依靠水封瓶中液体使胸膜腔与外界隔离。胸膜腔闭式引流术用于引流胸膜腔内的积气、积液，重建胸膜腔内负压，维持纵隔的正常位置，促进肺的膨胀。

胸膜腔引流使用一次性胸膜腔闭式引流装置（单瓶水封系统）。水封瓶瓶盖上有2个孔，分别插入长、短塑料管。瓶内盛无菌生理盐水500mL左右，长管的下端插至水平面下3~4cm，短管下口则远离水平面，使瓶内空间与大气相通。将患者胸膜腔引流管连接于水封瓶的长玻璃管上，接通后即见管内水柱上升，高出水平面8~10cm，并随呼吸上下波动。若水柱不动，提示引流管不通。将水封瓶安放在低于胸膜腔60cm的位置，无论什么情况下都不能高于胸膜腔，防止引流液逆行感染。

胸膜腔闭式引流管的护理：①保持管道的密闭：随时检查引流装置是否密闭及引流管有无脱落；水封瓶长玻璃管没入水中3~4cm，并始终保持直立；引流管周围皮肤用油纱布严密覆盖并固定；搬动患者或更换引流瓶时，需双重钳闭引流管，以防空气进入；引流管连接处脱落或引流瓶损坏，应立即用手捏闭管道并行双钳夹闭胸壁引流导管，按无菌操作更换引流装置；若引流管从胸腔滑脱，立即用手捏闭伤口处皮肤，消毒后用凡士林纱布封闭伤口，协助医生做进一步处理；②严格执行无菌操作：防止逆行感染，引流装置应保持无菌；保持胸壁引流口处敷料清洁、干燥，一旦渗湿，及时更换；引流瓶应低于胸壁引流口平面60~100cm，运送患者时双钳夹管，下床活动时，引流瓶位置应低于膝关节，保持密封。任何情况下引流瓶不应高于患者胸腔，以免引流液逆流入胸膜腔造成感染；每班严格交接引流量，并在引流瓶上做标记，每天更换一次引流瓶，引流量多时应随时更换。更换时严格遵守无菌操作规程；③保持引流管通畅：患者取半卧位，鼓励患者定时咳嗽、做深呼吸运动及变换体位，以利于胸腔内液体、气体排出，促进肺扩张；定时挤压胸膜腔引流管，每30~60min挤压1次，防止引流管阻塞，扭曲、受压。挤压方法：用卵圆钳夹住排液管下端，两手自近心端向远心端同时挤压引流管，使阻塞物得以移动而保持引流通畅，挤压完毕打开卵圆钳，使引流液流出；④观察和记录：注意观察长玻璃管中的水柱波动情况。因为水柱波动的幅度反映无效腔的大小与胸膜腔内负压的大小。一般情况下水柱上下波动4~6cm。若水柱波动过高，可能存在肺不张；若无波动，可能是引流管不通畅或肺已完全扩张；但若患者出现胸闷气促，气管向健侧偏移等肺受压症状，为引流管被血块堵塞，应设法捏挤或使用负压间断抽吸引流瓶的短玻璃管，使其通畅，并立即通知医生处理；观察引流液的量、性质、颜色，并准确记录。手术后一般情况下引流液开始时为血样，之后颜色为浅红色，不易凝血。若引流量多，颜色为鲜红色或红色，性质较黏稠，易凝血，可能为胸膜腔内有活动性出血；⑤拔管：一般置引流管48~72h后，观察无气体逸出，引流量明显减少且颜色变浅，24h引流液<50mL，X线胸片见肺膨胀良好，患者无呼吸困难，即可拔管。在拔管时嘱患者先深吸一口气，在吸气末迅速拔管，并立即用无菌凡士林纱布和无菌厚敷料封闭胸壁伤口，并包扎固定。拔管后注意观察患者有无胸闷、呼吸困难、切口漏气、渗液、出血、皮下气肿等，发现异常应及时通知医师处理。

四、知识拓展

自发性气胸指非外伤或手术引起的胸膜腔内积气，其病理改变约80%是由于肺结核病变蔓延导致组织表面及层胸膜破裂，使支气管与胸膜腔相通，胸膜腔内压增高，肺组织萎陷，呼吸功能障碍（压缩性呼吸困难），机体缺氧。其症状轻重不一，轻者可无症状，重者可危及生命，大多数起病急骤，急诊入院。自发性气胸多发生于男性青年，尤其是瘦长体型者，因其肺大疱较为常见。当肺大疱破裂时，会导致气体进入胸膜腔，引起气胸。典型症状为突发胸痛、呼吸困难以及咳嗽伴大量泡沫痰。严重病例可出现口唇发绀、血压下降等表现。

五、讨论分析

近年来，随着现代医院医疗信息化，消毒供应物品的质量控制体系基础建设，以及临床护理管理质量进一步发展与深入，自发性气胸护理工作对于现代医院医疗信息系统的应用意义也越来越大。全面护理是最有效也是最安全的治疗方法。随着国内医学实力的不断进步，护理体系的建设不断在各科室发展，各种规模的医学机构也都先后开始启动服务化护理管理，给各大医学机构提供便利。护理体系丰富，形式多元化，对各式各样的管理信息统计都会有针对性的归纳方法。医学机构已经认识到服务化护理的必要性，通过优质的护理新形式，以及多元化的护理管理模式，将护理工作变得更加生活化和全面化，改变以往古板的服务系统，利用信息化和新型护理工作管理手段相融合的新方法。如今，传统模式的护理工作不能够完全满足患者及其家人的要求。这就需要医学机构根据如今的临床情况，对护理管理方式进行改革，才能够为医学机构的发展夯实基础。目前，各科室的护理体系仍出现许多薄弱环节，例如：护理管理条例不规范，服务不细致，对患者个人临床信息登记管理软件使用不熟悉。所以，应按照规范化护理要求，加强对患者动态身体情况全面护理，指导和实行护理条例及责任心，为护理工作提供保障。必要时，可以实行护理工作的活动，让全体医护人员可以及时明确护理责任制要求。从目前护理工作发展情况来看，应注重传统护理方式的集中创新，建立管理精益化，深入整合新机制，推动护理工作发展顺应时代发展方向。虽然各科室加强了内部控制，但还没有建立起精益护理工作管理的意识和管理思路，合理调配医护人员等工作，从推动精益护理工作的实施。另外，一些科室的护理工作缺乏整体意识，追求过多传统的管理方式，只注重医院的资金管理、财务核算等功能，没有实施精益护理工作体系建设和管理，护理并不全面，主治医师也不能全面照顾到每一个患者，不利于护理工作顺利开展。综上所述，临床护理工作在医疗机构中占有重要的地位，提高临床护理管理的水平势在必行，这样能够为医疗机构提供可持续发展的动力。

病例 ❷ 食管癌护理

一、病例简介

患者，男，52岁，已婚，工人，因进行性吞咽困难半年，于2008年3月8日入院。患者自诉半年前无明显诱因进食后有哽噎滞停感，饮水后缓解，无反酸及呕吐，此后进食后哽噎感日渐加重，仅能进食半流质饮食，胃镜检查发现食管中段有新生物，活检病理学检查证实为鳞癌，为进一步治疗收治入院。患者平时喜食腌菜、热食，每天吸烟18支，有34年吸烟史。

既往史：不详。

检查：患者神志清楚，消瘦，精神好，全身皮肤，巩膜无黄染，浅表淋巴结无肿大，两肺呼吸音清，心率80次/分，律齐，腹软，无压痛，肝脾肋下未及，移动性浊音（－），肠鸣音正常。胸部CT示食管中段占位性病变。胃镜检查示食管中段癌，病理报告为鳞癌。

诊断 食管中段癌。

二、治疗经过

患者入院后完善各项检查，做好心理护理、呼吸道准备、消化道准备等术前准备后，于2008年3月15日在全麻下行食管中段癌根治术，食管–胃弓上吻合术。术后给予禁食、胃肠减压、抗生素和止血药物治疗，注意生命体征和并发症观察，加强生活护理、疼痛护理、营养支持、胃管护理、胸腔引流管护理、导尿管护理及术后康复知识的宣教等一系列治疗和护理措施。患者术后恢复良好，生命体征平稳，患者于术后第3天拔除导尿管后自行排尿，于术后第4天拔除胃管后进食，拔除胸膜腔闭式引流管，于术后第12天伤口拆线，伤口愈合好，未发生任何并发症。于术后第23天出院。

三、护理

（一）护理问题/诊断

1. 营养失调

与患者因进行性吞咽困难半年而营养不良相关。

2. 焦虑/恐惧

与担心疾病预后、疾病知识缺乏有关。

3. 低效性呼吸形态

与开胸术后切口疼痛、留置引流管、分泌物阻塞支气管、肺不张、咳痰无力、害怕切口出现问题有关。

4. 心输出量不足

与术中、术后失血及补充不足有关。

5. 潜在并发症

切口感染、乳糜胸、吻合口瘘。

（二）护理措施

1. 术前护理

（1）心理护理：患者担心手术能否切除病灶，担心麻醉和手术意外，害怕术后可能出现的并发症。各种担心使患者表现出紧张、恐惧、情绪低落、失眠、食欲下降等。护士应与患者和家属多交流，仔细了解患者及家属的思想、心理状况，实施耐心的心理疏导。讲解手术及治疗和护理的意义、方法、大致过程、配合要点与注意事项等。安慰体贴患者，讲解术后痊愈患者案例，给患者以勇敢面对疾病的信心和勇气。为患者营造安静舒适的环境，保证患者休息。争取家属的支持和配合，解除患者的后顾之忧。

（2）营养支持：患者因吞咽困难存在营养不良，水、电解质失衡。术前应保证患者的营养摄入，尽量口服高热量、高蛋白质、维生素丰富、清淡无刺激的流质、半流质饮食。

（3）保持口腔卫生：口腔内的细菌可随食物或唾液进入食管，在梗阻、狭窄部位停留、繁殖，易造成局部感染，影响术后吻合口愈合，故应指导患者勤刷牙、漱口，每餐后饮清水冲洗食管。

（4）呼吸道准备：术前劝其戒烟。指导训练患者进行有效咳痰和腹式深呼吸，以利于术后主动排痰，增强肺部通气量，预防术后肺炎、肺不张。

（5）胃肠道准备：术前1天进流质饮食，术前1天晚间可进少量无渣流质饮食，夜12：00后禁水、禁食等待手术；手术当日晨放置胃管，通过梗阻部位时不要强行插入，以免穿破食管。可置于梗阻部位上端，待手术中在直视下再置于胃中。

2. 术后护理

（1）监测：监测并记录生命体征，每30min记录1次，平稳后可改为1～2h记录1次。

（2）呼吸道护理：术后应密切观察呼吸形态，频率和节律，听诊双肺呼吸音是否清晰，有无缺氧表现。气管插管拔除前，随时吸痰，保持气道通畅。术后第1天鼓励患者深呼吸、吹气球，吸深呼吸训练器，促使肺膨胀。

（3）维持胸膜腔闭式引流通畅：观察引流液量、性质并记录。术后2～3天，引流出暗红色血性液体并逐渐变淡，量减少，24h液量＜50mL时可拔除引流管。拔管后主要观察伤口有无渗出液，有无胸闷、气促、呼吸困难等，若有异常及时报告医生。

（4）饮食护理：术后禁食期间不可下咽唾液，以免感染造成食管吻合口瘘；术后3～4天是吻合口处充血水肿期，须严格禁饮禁食。禁食期间持续胃肠减压，注意经静脉补充水分和营养；术后肛门排气，胃肠减压，引流量减少后可拔除胃管；停止胃肠减压24～36h后，若无呼吸困难、胸内剧痛，患侧呼吸音减弱、体温升高等吻合口瘘的症状时，可以尝试进食。漱口刷牙后先试饮少量清水，如无不适，可开始进流质饮食，60mL/次，每2小时1次，并逐日倍增，进食后第4天可改为全量流质饮食。全量流质饮食1周后改为半流质饮食，半流质饮食1～2周后可进普食。仍应少食多餐，细嚼慢咽，防止进食量过多、速度过快；禁食生、冷、硬食物（包括质硬的药片，带骨、刺的肉类以及花生、豆类等），以免导致后期吻合口痿；术后患者可能有胸闷、进食后呼吸困难，应告知患者是由于胃已拉入胸腔，肺受挤压暂不适应所致，建议患者少食多餐，经1~2个月后，此症状可缓解。

（5）胃肠减压的护理：术后3~4天持续胃肠减压，保持胃管通畅，固定胃管严防脱出。严密观察引流液的量、性状、气味并准确记录。术后6~12h内可从胃管内抽吸出少量血性液或咖啡色液，以后引流液颜色将逐渐变浅。若引流出大量鲜血或血性液，患者出现烦躁、血压下降、脉搏增快、尿量减少等，应考虑吻合口出血，立即通知医生并配合处理。经常挤压胃管，勿使管腔堵塞。胃管不通畅时，可用少量生理盐水冲洗并及时回抽，避免胃扩张增加吻合口张力并发吻合口痿。胃管一旦脱出应严密观察病情，不应再盲目插入，以免截破吻合口，造成吻合口痿。

（6）并发症的预防：①吻合口痿：为食管癌手术极为严重的并发症，死亡率高达50%。吻合口痿的临床表现：呼吸困难、胸腔积液、全身中毒症状、高热、血白细胞计数升高、休克甚至脓毒血症。吻合口痿多发生在术后5~10天，此期间应密切观察有无上述症状，一旦发现立即通知医生并配合处理；②乳糜胸：乳糜胸是比较严重的并发症，多因伤及胸导管所致，多发生在术后2~10天，少数病例也可在2~3周后出现。术后早期由于禁食，乳糜液含脂肪少，胸膜腔引流液可为淡红色或淡黄色液，量较多，恢复进食后，尤其是脂肪饮食，胸膜腔内的液体变为乳白色，乳糜液漏出量增多，每天的引流量可达数百毫升至一两千毫升，积聚在胸腔内，压迫肺及纵隔。患者表现为胸闷、气急、心悸甚至血压下降。乳糜液大量漏出可造成全身消耗，衰竭而死亡。发现有上述症状应立即置胸膜腔闭式引流管，及时引出乳糜液使肺膨胀。可用18.75mmHg负压持续吸引，有利于胸膜形成粘连，部分患者可自愈。如10~14d仍未愈，一般需再次开胸，行胸导管结扎术，同时给予肠外营养支持治疗。

四、知识拓展

食管癌又称食道癌，是原发于食管黏膜上皮的恶性肿瘤。食管癌一直是威胁我国居民健康的主要恶性肿瘤，其发病率及死亡率分别位于全部恶性肿瘤的第六位和第四位，主要与饮食和生活习惯、癌前疾病、感染、遗传、长期进食过烫食物等因素有关，早期症状一般较轻，也可无症状，中晚期症状主要为吞咽困难、反流、疼痛。男性食管癌的患病率与死亡率均高于女性，发病高峰年龄为45～80岁。

五、讨论分析

食管癌是中老年人群高发、多发的恶性肿瘤之一。食管癌患者中，四分之一的患者可以通过根治性手术治疗，其余四分之三的患者无法单靠手术控制，需要通过放化疗等手段治疗，以缓解临床症状。然而，放化疗治疗会造成各种不良反应，给患者心理和生理上带来负担，不利于患者生活质量的提高，因此，除放、化疗治疗外还应结合更专业的护理。随访护理模式是近年来研究的一种慢性病管理模式。护理人员对患者实行基于随访法的广泛、长期、有效的管理模式。由于对放疗和化疗知识的缺乏，接受放疗和化疗的患者容易受到相关负面信息的影响，对治疗产生过度担忧，从而产生焦虑、抑郁等负面心理状态。在跟踪护理模式的过程中，护士通过与患者交谈，了解患者的心理状态，从而对患者进行有效的心理疏导，并通过健康教育帮助患者了解放疗和化疗的过程，纠正患者对放疗和化疗的错误认识，并告知患者放疗和化疗结束后日常生活中的注意事项。使患者充分了解放化疗的相关内容，满足患者的心理需求等知识，改善患者的心理状态。患者有各种临床症状，包括吞咽困难和胸骨后疼痛，影响正常饮食。早发性食管癌，及时治疗，治愈率较高。在临床治疗中，首选手术或放射治疗。在手术治疗方面，广泛采用食管癌根治性手术，通过切除肿瘤，清扫周围淋巴结，重建消化道，达到根治性治疗效果。此外，腹腔镜常用于辅助外科手术，可减少手术创伤。但由于术中应激反应的影响，可能引起各种不良反应，不仅影响手术的顺利进行，而且影响术后恢复。所以在围手术期还需要配合护理措施，加强对各种不良反应的早期干预。高质量的护理可以通过早期预防性护理措施预防各种不良反应，减少手术应激反应对患者的影响。

护理质量是评价医院救护质量的重要组成部分，也是医院护理质量管理的核心内容。护理质量是护理管理评价的中心环节，敏感性指标的选择是护理质量评价的关键。护理敏感性指数是护理敏感性患者指标的结果，可作为个体行为与感知、社区或家庭状况等护理结果的测量线索，能有效识别卫生保健系统中患者护理结果的重要数据。科学灵敏的护理敏感性指标不仅可以评价护理质量的有效性，还可以指导临床护理质量的不断提高。目前，加拿大、美国、英国等国正在实施护理敏感指标收集的标准化程序。20世纪90年代，美国艾奥瓦大学护理学院初步建立了基于患者护理结果的敏感性指标体系。而在国内，护理敏感性指标起步较晚，尚不成熟，研究方向多集中在呼吸、重症监护、产科等领域。关于胸外科疾病指标的报道很少。

病例 **3** 胸腺瘤护理

一、病例简介

患者，女，61岁，两周前无明显诱因下出现眼睑下垂，睁眼费力，有时咀嚼费力及吞咽困难，感四肢乏力，严重时不能自行行走，近5d来出现呼吸困难，胸闷，上述症状清晨较轻，下午活动后加剧，休息时可缓解。于上午8:00入院，测体温36.4℃，脉搏81次/分，呼吸20次/分，血压110/60mmHg。

既往史：平素健康状况良好，否认传染病史，否认手术外伤史，否认食物、药物过敏史。

检查：四肢肌张力低，双上肢肌力2级，双下肢肌力3级。胸部CT示：前中纵隔占位胸腺瘤可能，右侧胸膜局部结节状，增强扫描示：两肺炎性改变，少量胸腔积液。

> 诊断　重症肌无力、胸腺瘤。

二、治疗经过

于全麻下行胸腔镜胸腺瘤切除术，术毕返回病房。测体温36.2℃，脉搏76次/分，呼吸20次/分，血压121/88mmHg，胸管接胸瓶引流液为血性，尿管保留通畅，给予一级护理，生命体征监测，氧气吸入（3L/min），抗炎、祛痰、抑酸、提高免疫力治疗。

三、护理

（一）护理问题/诊断

1. 低效性呼吸形态

与患者疾病有关。

2. 焦虑

与环境陌生、生活环境改变及对疾病知识缺乏了解、担心预后有关。

3. 知识缺乏

缺乏对胸腺瘤疾病相关知识的了解。

4. 有窒息的危险

与患者呼吸无力有关。

5. 低效性呼吸形态

与呼吸肌无力有关。

6. 清理呼吸道无效

与有痰不易咳出有关。

7. 急性疼痛

与手术有关。

8. 活动无耐力

与疾病导致肌力下降有关。

9. 潜在并发症

出血。

（二）护理措施

1. 低效性呼吸形态

（1）观察患者呼吸频率、呼吸性质。

（2）观察患者有无胸闷、口唇发绀等缺氧症状。

（3）遵医嘱吸入氧气。

2. 焦虑

（1）介绍病区环境、人员、制度，为患者创造安全舒适的环境。

（2）向患者讲解疾病的相关知识，如检查、饮食、治疗，讲解情绪与疾病的关系，以及保持乐观情绪的重要性，介绍成功病例，使患者树立战胜疾病的信心。

3. 知识缺乏

向患者讲解相关检查注意事项、饮食、治疗知识等。

4. 有窒息的危险

（1）密切观察生命体征变化，呼吸频率、深浅度的变化。

（2）吸入氧气（3L/min）。

（3）告知患者有呼吸困难、胸闷不适时及时呼叫。

（4）遵医嘱正确用药。

5. 低效性呼吸形态

（1）营造良好的病室环境，温度维持在18～22℃，湿度维持在50%～60%。

（2）鼓励患者深呼吸和有效咳痰。

（3）动态观察患者呼吸情况保持呼吸道通畅。

（4）督促并协助患者活动四肢。

6. 清理呼吸道无效

（1）指导患者有效咳嗽排痰。

（2）给予患者半卧位。

（3）遵医嘱雾化吸入。

7. 急性疼痛

（1）提供舒适、安静的环境，保证充足的睡眠。

（2）观察患者疼痛的部位、持续时间、性质，必要时遵医嘱用药，观察用药后反应，效果评价，使用疼痛评估表进行评估。

（3）胸带固定。

8. 活动无耐力

（1）术后鼓励患者坐起，在床上活动四肢。

（2）告知患者及家属早期下床的重要性，鼓励并协助患者早期下床活动。

（3）根据病情，正确指导饮食。

9. 潜在并发症

（1）观察患者引流液的颜色、性质、量，如有异常及时通知医生。

（2）术后每2h挤压胸管一次。

（3）监测患者生命体征，如心率、呼吸、血压、氧饱和度的变化。

四、知识拓展

胸腺瘤起源于前上纵隔的胸腺组织,是常见的肿瘤,一般是良性,约30%为恶性肿瘤。最常见的是起源于胸腺上皮细胞或者淋巴细胞的胸腺肿瘤,占该病的绝大多数。该病目前尚没有明确的病因。胸腺瘤的临床表现分为其对周围器官的压迫以及肿瘤本身特有的症状。较小的胸腺肿瘤没有明显的症状,几乎不会被发现。当肿瘤长大到一定的体积时,出现邻近器官组织的压迫,出现胸痛、胸闷、咳嗽、胸前部不适等症状。胸腺瘤独有的临床症状是会与其他一些综合征一起出现,比如再生障碍性贫血、类风湿关节炎、低丙种球蛋白血症、重症肌无力、红斑狼疮、肾病综合征等等。

五、讨论分析

胸腺瘤患者常因精神创伤、手术、全身各种感染、过度劳累、用药不当等各种因素使疾病复发或加重病情,甚至导致危象的发生。因此,在整个护理过程中,必须采取相应的预防措施和积极治疗,从而避免或减少重症肌无力的复发。一旦发生重症肌无力危象,立即气管插管,呼吸机辅助呼吸,彻底清除气道内的分泌物,保持呼吸道通畅,必要时气管切开。脱机不可操之过急,待自主呼吸频率>16次/分,潮气量>5mL/kg,咳嗽咳痰有力,手握力好,生命体征正常可考虑脱机。心理护理应贯穿于护理全过程。

病例 ④ 室间隔缺损护理

一、病例简介

患者，男，23岁，因阵发性心悸2年，加重2个月于上午8：00入院。测体温36.4℃，脉搏98次/分，呼吸20次/分，血压120/90mmHg。患者出生后8个月因感冒就诊于当地医院就发现心脏杂音，之后逐渐发现哭闹和安静状态下颜面口唇部青紫，但患者未进行下一步治疗，此后活动耐力逐渐下降，喜蹲踞，并逐渐开始出现手指末端指节增大变粗。

既往史：平素身体健康，无高血压、冠心病、糖尿病等病史，无肝炎、结核、菌痢等传染病史，无手术、输血、过敏史。

检查：患者神志清楚，于胸骨左缘三、四肋间可闻及一期收缩期粗糙杂音。超声检查：右室增大，左心正常，室间隔缺损膜周回声中断22mm，剑下四腔可见主动脉和肺动脉均开口于右室。

> 诊断 室间隔缺损。

二、治疗经过

给予二级护理，低盐低脂饮食，抑酸、抗炎药。于13：40在全麻体外循环下行室间隔缺损修补术，过程顺利，术毕于16：30返回病房。测体温36.2℃，脉搏96次/分，呼吸20次/分，血压160/88mmHg，患者经口气管插管，呼吸机辅助呼吸，心包、纵隔、尿管引流，颈内深静脉置管静脉治疗。

三、护理

（一）护理问题/诊断

1. 焦虑

与环境陌生、生活环境改变及对室间隔缺损疾病知识缺乏了解、担心预后有关。

2. 知识缺乏

缺乏对疾病相关知识的了解。

3. 潜在并发症

（1）出血。

（2）心律失常：与手术有关。

（3）急性左心衰：与左心室容量增大、输液量过多、输液速度过快有关。

4. 急性疼痛

与手术有关。

5. 清理呼吸道无效

与有痰不易咳出有关。

6. 低效性呼吸形态

与手术、应用呼吸机辅助呼吸有关。

7. 有感染的危险

与患者肺部感染及留置各种管路有关。

8. 自理能力缺陷

与手术有关。

（二）护理措施

1. 焦虑

（1）介绍病区环境、人员、制度，为患者创造安全舒适的环境。

（2）向患者讲解疾病的相关知识如检查、饮食、治疗，讲解情绪与疾病的关系，以及保持乐观情绪的重要性，介绍成功病例，使患者树立战胜疾病的信心。

2. 知识缺乏

（1）向患者讲解相关检查注意事项、饮食、治疗知识等。

（2）做好凝血机制、交叉配血试验和术前常规的检查。

3. 潜在并发症

（1）疼痛：①观察患者引流液的颜色、性质、量，如有异常及时通知医生；②监测患者生命体征，如心率、吸吸、血压、氧饱和度的变化。

（2）心律失常：①持续心电监护，密切观察心率、心律的变化，如有异常，及时通知医生；②在用药期间，观察药物的疗效及不良反应。

（3）急性左心衰：①观察患者有无呼吸困难、咳嗽咳痰、咳血等肺水肿症状；②持续监测心功能；③记录24h出入量，控制输液速度，注意观察并保持左房压不高于中心静脉压。

4. 急性疼痛

（1）观察患者疼痛的部位、持续时间、性质，必要时遵医嘱用药，观察用药后反应，效果评价。

（2）分散患者注意力，减少外界刺激，保持病室环境安静。

（3）指导患者咳嗽时保护伤口，适当做深呼吸，缓解疼痛。

5. 清理呼吸道无效

（1）指导患者有效咳嗽排痰。

（2）给予患者半卧位。

（3）遵医嘱雾化吸入。

（4）拍背排痰。

6. 低效性呼吸形态

（1）营造良好的病室环境，温度维持在18~22℃，湿度维持在50%~60%。

（2）鼓励患者深呼吸和有效咳痰。

（3）动态观察患者呼吸情况，保持呼吸道通畅。

（4）呼吸机辅助呼吸，正确设置呼吸机参数。

7. 有感染的危险

（1）严格无菌操作，保持敷料清洁干燥，维持有效引流，观察引流液颜色、性质、量。

（2）头偏向一侧，以防发生吸入性肺炎。

（3）遵医嘱使用抗生素药物。

（4）消毒尿道口，2次/日，保持会阴清洁。

（5）呼吸机管路严格按消毒原则消毒。

8. 自理能力缺陷

（1）家人伴守。

（2）协助患者翻身、坐起、喂饭、饮水等。

（3）教会患者使用呼叫器。

（4）将日常生活用品放在伸手可取之处。

四、知识拓展

室间隔缺损指室间隔在胚胎时期发育不全，形成异常交通，在心室水平产生左向右分流。室间隔缺损是最常见的先天性心脏病，约占先心病的20%，可单独存在，也可与其他畸形并存。缺损常在0.1～3cm，位于膜部者则较大，肌部者则较小，后者又称Roger病。缺损若＜0.5cm则分流量较小，多无临床症状。缺损小者心脏大小可正常，缺损大者左心室较右心室增大明显。

五、讨论分析

室间隔缺损修补术的实施可影响患者肺动脉血流循环，加之受术后使用镇静及肌松药物、实施呼吸机辅助通气等因素影响，导致将加剧患者呼吸道阻塞情况，容易引起不良呼吸道并发症。临床发现，做好室间隔缺损患者修补术后气道护理工作对于防范呼吸道相关并发症、保持呼吸畅通有重要意义。既往室间隔缺损修补术后气道护理工作中常规护理模式忽视患者个体差异性，而量化评估策略将依据患者实际气道及病情特点来制定量化表，通过进行量化评价，可分为轻、中、重、极重等级采取针对性护理措施，使之提高气道护理科学性及针对性，增强护理效果。室间隔缺损患儿修补术后气道护理中采取量化评估策略可有效缩短呼吸机使用时间及监护时间，该护理模式下等级分工护理措施，将提高护理针对性及护理警示等级，进而优化护理资源利用度，提高护理效率，减少呼吸机使用及监护时间，加快康复进程。综上所述，室间隔缺损患者修补术后气道护理中采取量化评估策略可加快血气指标改善，有效减少呼吸机使用时间及监护时间，防范不良并发症，护理效果更理想。

病例 ❺ 法洛四联症护理

一、病例简介

患者，男，1岁，不满一月时查体发现心脏杂音，进一步超声提示：先天性心脏病、法洛四联症。于上午8:00入院。体温36.4℃，脉搏130次/分，呼吸28次/分，血压117/53mmHg。

既往史：不详。

检查：患者神志清楚，营养良好，发育正常，精神反应良好，口唇及四肢末端可见轻度发绀，双肺呼吸音清，未闻及干湿性啰音，心音有力，律齐，胸骨左缘3、4肋间可闻及3/6级收缩期杂音，不伴震颤。白细胞总数9.14×10^9/L，粒细胞百分比56.1%，淋巴细胞百分比34.8%。心电图示：电轴右偏，右心房扩大，右心室肥厚。

诊断 | 法洛四联症。

二、治疗经过

于9:00在全麻体外循环下行法洛四联症根治术，术毕转入重症监护室，病情平稳后，于10:00转入心胸外科。体温36.2℃，脉搏134次/分，呼吸25次/分，血压110/68mmHg，给予一级护理，监测生命体征，吸入氧气（3L/min），给予强心、利尿、抗感染、适当补液、维持内环境稳定等治疗。

三、护理

（一）护理问题/诊断

1. 活动无耐力

与氧的供需失调有关。

2. 有感染的危险

与疾病引起机体免疫力下降有关。

3. 知识缺乏

与家长缺乏对先天性心脏病及法洛四联症疾病认知与疾病相关检查、饮食、治疗知识有关。

4. 急性疼痛

与手术创伤有关。

5. 有感染的危险

与先天性心脏病术后易发感染有关。

6. 有受伤的危险

与患儿年龄小有关。

7. 清理呼吸道无效

与患儿年龄小、有痰不会咳出有关。

8. 恐惧

与患儿害怕输液、打针有关。

9. 潜在并发症

低心排综合征。

（二）护理措施

1. 活动无耐力

（1）使患儿安静，合理安排患儿活动。

（2）使患儿处于膝胸卧位，使静脉血留在下肢，因而暂时减少体静脉血回流，有助于使患儿安静。

（3）遵医嘱给予吸氧。

2. 有感染的危险

（1）遵医嘱用药、观察药效。

（2）观察患儿体温变化。

3. 知识缺乏

（1）向家长讲解相关检查注意事项、疾病相关知识等。

（2）指导家长给患儿多饮水，尤其在睡前或早晨时更应该注意。

4. 急性疼痛

（1）观察患儿疼痛的部位、持续时间、性质，必要时遵医嘱用药，观察用药后反应，效果评价。

（2）分散患儿注意力，减少外界刺激，保持病室环境安静。

（3）安抚患儿，使用安抚奶嘴。

（4）集中操作，减少刺激，做到"四轻"。

5. 有感染的危险

（1）遵医嘱给予患者抗生素药物治疗。

（2）遵守无菌操作原则，观察伤口及敷料情况，保持清洁干燥。

（3）减少人员探视，防止发生交叉感染。

6. 有受伤的危险

（1）家人伴守，使用床档。

（2）及时巡视病房，防止发生坠床。

（3）清除地面障碍物，防止下床活动时跌倒。

（4）加强患儿家属的宣教，增强防范意识。

7. 清理呼吸道无效

（1）给予患儿翻身拍背。

（2）遵医嘱雾化吸入。

（3）拥抱患儿，协助咳嗽排痰。

8. 恐惧

（1）动作轻柔，集中操作，减少不良刺激。

（2）与患儿多说话，增进感情。

（3）母亲陪伴，增加安全感。

9. 潜在并发症

（1）严密监测患儿意识，血压、脉搏、中心静脉压、末梢循环情况，如有异常，及时通知医生。

（2）保持心包、纵隔、胸腔引流管通畅，妥善固定，防止扭曲、受压、脱出，保持尿管通畅，记录每小时尿量。

（3）根据病情，及时调整补液速度及种类，及时有效地使用正性肌力药物和血管活性药物，补充血容量。

四、知识拓展

法洛四联症（tetralogy of Fallot，Fallot tetrad，TOF）是婴儿期后最常见的青紫型先天性心脏病，约占所有先天性心脏病的10%。其特征性心血管畸形包括右心室流出道（RVOT）梗阻、室间隔缺损、主动脉起始部右移及右心室向心性肥厚。以青紫、劳累后蹲踞、指（趾）端膨大、阵发性呼吸困难等为主要临床表现。未经治疗者，平均存活年龄为15岁，施行根治手术治疗后预后较好，远期生存率达80%左右。

五、讨论分析

胎儿在发育过程中，一旦出现心血管发育异常，就很容易出现先天性心脏病。其中，法洛四联症是较为常见的一种，该病对患儿的危害性较大，在患儿发病后，如果未能采取有效治疗措施，将引发心力衰竭、肺部感染、脑脓肿等多种并发症，3岁内的病死率高达40%。这就需要在对患儿确诊后，及时采取有效的治疗措施。手术是该病的常用治疗手段，属于侵入性治疗，在麻醉、开胸以及施术等多个环节，都会对患儿的机体造成较大的伤害，致使其循环系统、内分泌系统以及免疫系统受到影响，极易出现术后并发症。

基于风险因素分析的规范化护理干预，可以对患儿进行全面分析，确定患儿存在的危险性因素，这样根据风险因素对患儿采取针对性的预防护理措施，可以更好地满足患儿的护理需求，充分发挥护理干预的作用。一是能够帮助患儿家长更好地了解和认识有关疾病的知识，促使其能够更好地掌握护理方法，切实提高护理质量，更好地完成对患儿的监护工作，保障患儿健康。二是能够更好地完成对患儿的安抚工作，以减轻术后疼痛等不适对患儿造成的影响，促使患儿保持在稳定状态。三是能够加强对患儿呼吸道的关注，保障其呼吸道通畅，做好呼吸道清洁，防止其出现肺部感染及肺炎等问题。四是能够对患儿进行有效按摩与被动锻炼，改善其机体状态，提高其免疫力，防止其出现相关并发症。五是可以引导患儿进行良好的呼吸训练，进一步改善患儿的呼吸状态。

综上所述，对低龄法洛四联症患儿实施基于风险因素分析的规范化护理干预，能够有效保障患儿的术后恢复不受影响，切实消除患儿存在的风险因素，避免其出现术后并发症，调节其机体状态，以保证患儿如期恢复。同时，能够使患儿家长对护理工作更为认可，防止发生不必要的纠纷，避免影响医院的形象。

病例 **6** 心脏移植护理

一、病例简介

患者，女，13岁，以"1月余内突发晕厥，呼吸心跳骤停，冠脉起源异常矫治术后13天"为代主诉于2022年1月20日办理入院。2022年1月24日行"心脏移植术"，2月15日由CSICU转入办理结算，现术后第46天。目前神志清，精神一般、饮食可，间断入睡，小便偶失禁，大便正常，卧床，四肢肌张力高，肌力约Ⅱ级，双足下垂，皮肤有压力性损伤，全身散在瘀斑，发声极弱。

既往史：3次行ECMO辅助治疗，2022年1月7日在外院行"冠脉成形术"。

检查：患者自理能力：10分，压力性损伤：19分，DVT：19分，跌倒：4分。昨日体温36.3～36.9℃、心率84～99次/分、收缩压112～140mmHg、舒张压67～86mmHg、血氧饱和度80%～100%。晨测体温36.7℃、心率86次/分、血压117/81mmHg、血氧饱和度：99%，体重：32.9kg。24h入量：1742mL（静脉：0mL；口服：1742mL）；24h出量：1611mL（小便：1411mL；大便：200g，共1次）。外院冠脉CTA：左右冠脉均起源于右冠窦，左冠脉主干走形于肺动脉主干前缘。外院双侧颈内静脉彩超：右侧颈内静脉漂浮血栓形成。外院MRI：提示缺血缺氧性脑病，弥漫性脑损伤。心脏彩超：EF15%，二尖瓣中度反流，三尖瓣及主动脉瓣少量反流。胸腔彩超：双侧胸腔积液。术后检查：心脏彩超（2022年3月7日）：EF 60%，三尖瓣中度反流，二尖瓣少量反流。双侧颈内静脉彩超（2022年2月16日）：右侧颈内静脉漂浮血栓形成（13mm×4mm）。左下肢血管（2022年2月16日）：左侧大隐静脉近心端管腔内血栓形成。64排颅脑胸部腹部CT（2022年2月24日）：①双侧基底节区、枕叶低密度，脑沟、脑裂增宽；②双侧上颌窦及蝶窦右侧腔炎症；③上纵隔少量积液；④双肺多发炎症；⑤左侧胸腔少量积液；⑥脾大；⑦双侧髋臼周围及右侧股骨头旁高密度灶，软组织机化。

| 诊断 | 心力衰竭（人工心脏植入术）。 |

二、治疗经过

口服抗排异类、降压类、消炎类药，用碳酸氢钠及口泰漱口，给予关节松动训练、有氧康复训练、运动疗法、红外线治疗。

三、护理

（一）护理问题/诊断

1. 感染

与病情重复杂、住院时间长、手术大创伤、肺部炎症、皮肤破损有压力性损伤、消瘦营养不良加上药物不良反应免疫力低、长期卧床有关。

2. 睡眠形态紊乱

与偶发尿失禁、长期卧床且自己无法翻身有关。

3. 压力性损伤

与长期卧床局部持续受压肌肉萎缩，患者无法自己活动翻身，以及机体营养不良、前期皮肤水肿、体液刺激（尿液、汗液）、用抗凝药有关。

4. 躯体移动障碍

与缺血缺氧性脑病、长期卧床有关。

5. 自理缺陷

与体力或耐力下降、长期卧床有关。

6. 清理呼吸道无效

与肺部感染、痰液黏稠、身体营养不良、身体虚弱、咳嗽无力有关。

7. 静脉血栓形成

与心脏功能障碍引起的血管壁病变、血液成分变化及血流动力学改变、长期有创辅助治疗、长期卧床无法活动有关。

8. 营养不足

与营养摄入不足有关。

9. 活动无耐力

与缺血缺氧性脑病长期卧床、营养不良、身体虚弱有关。

10. 语言沟通障碍

与缺血缺氧脑病所致失音有关。

11. 焦虑、恐惧

与疾病复杂、手术创伤大、不适应环境、缺乏安全感有关。

12. 有跌倒受伤的危险

与躯体移动障碍有关。

13. 有误吸的风险

与患者咳嗽反射减弱，患者身体各器官机能减退，呼吸道分泌物增多有关。

14. 有废用综合征的危险

与重度营养不良，无力活动，长期卧床有关。

15. 有口腔黏膜改变的危险

与患者术后口服抗排斥药导致的机体抵抗力降低有关。

16. 有坠积性肺炎的危险

与患者长期卧床有关。

（二）护理措施

1. 感染

（1）严格执行无菌技术操作。进行保护性单间隔离，房间每天空气消毒，房间物品地板用含氯消毒剂擦拭2次/日，患者自己的物品用紫外线消毒或者消毒湿巾擦拭，固定陪护。

（2）严密观察手术切口及皮肤压力性损伤的愈合情况，及时换药。

（3）鼓励患者进食营养丰富的饮食，加强营养。

（4）遵医嘱使用抗生素及雾化吸入，加强叩背体疗，鼓励患者咳痰，关注感染相关的检查及化验指标，体温每4h测1次。

　2. 睡眠形态紊乱

（1）保持睡眠环境安静，避免大声喧哗。在患者睡眠时关闭门窗，拉上窗帘。夜间睡眠时使用壁灯。

（2）满足患者以前的入睡习惯和入睡方式，睡前听音乐。

（3）有计划地安排护理活动，尽量减少对患者睡眠的干扰。

（4）给予舒适的体位，不适的体位应及时翻身。

（5）限制晚饭后的饮水量。

　3. 压力性损伤

（1）每班查看皮肤并拍照记录，严格交接班，动态评估压力性损伤，悬挂预防压力性损伤的警示标识。

（2）建立翻身卡，定时按顺序正确协助患者翻身及更换体位，按摩促进局部血液循环。

（3）衣裤、褥垫保持柔软、平整、干燥、清洁无渣，做到五勤，使用气垫床，局部使用压力性损伤敷料，根据情况清创换药。

（4）向患者及家属讲解皮肤自护方法及皮肤受损的危险因素，加强饮食营养。

　4. 躯体移动障碍

（1）指导和鼓励患者最大限度地完成自理活动。

（2）协助患者洗漱、进食、大小便及个人卫生等活动。

（3）保持肢体功能位，协助患者经常翻身，更换体位。

（4）严密观察患侧肢体血运和受压情况，并做好肢体按摩。

　5. 自理缺陷

（1）评估患者的自理能力。

（2）协助洗漱、更衣、床上擦浴。

（3）提供患者适合就餐的体位。

（4）保证食物的温度、软硬度适合患者的咀嚼和吞咽能力。

（5）协助做好便后清洁卫生。

6. 清理呼吸道无效

（1）每天观察患者痰液的性质、量、是否易咳出，以及干、湿啰音和痰鸣音的变化情况。

（2）注意患者是否有呼吸困难、紫绀加重、烦躁不安、意识障碍等呼吸道阻塞的情况。

（3）嘱患者每2～4h做几次深呼吸，同时协助患者翻身或行胸、背部叩击。

（4）教给患者有效的咳嗽方法，协助患者尽量取坐位或半坐位，先进行几次深呼吸，然后再深吸气后保持张口，用力进行两次短促的咳嗽，将痰从深部咳出。

（5）遵医嘱进行雾化吸入。

7. 静脉血栓形成

（1）抬高患肢，促进血液回流，减轻静脉压力。

（2）按医嘱准确执行溶栓、抗凝疗法，监测凝血指标。观察患肢皮肤温度、色泽、弹性及肢端动脉搏动情况。测量双下肢同一部位的周径，观察、对比肿胀消退情况。

（3）动态评估DVT风险检测表，悬挂DVT风险警示标志。保持大便通畅，避免下肢静脉穿刺。

8. 营养不足

（1）根据患者所需，设计合理的膳食结构，增加不足部分的营养摄入量。

（2）注意监测患者体重、血红蛋白、白蛋白等指标的变化情况。

（3）向患者及家属推荐食物营养成分表。

（4）增加食欲：增加饮食的品种，采用患者喜欢的烹调方法。患者进食时应心情愉快，细嚼慢咽，促进食物的消化、吸收。

9. 活动无耐力

（1）指导患者进行关节训练、氧运动、阻抗运动，促进机体血液循环，预防肌肉进一步萎缩和关节僵硬。

（2）协助患者适当变换体位、提高肌张力、长期卧床患者每2h协助患者翻身、预防压力性损伤、翻身时注意动作轻柔。

（3）指导患者进行呼吸功能锻炼，改善肺通气。

10. 语言沟通障碍

（1）评估语言沟通障碍的程度。

（2）可以用纸笔书写、体语等方式进行交流。

（3）应多了解患者的心理状况，给患者以安慰并鼓励其表达内心感受，逐步建立一种能相互理解的交流方式。

11. 焦虑、恐惧

（1）当患者表现愤怒时，除过激行为外，不应加以限制。

（2）帮助并指导家属应鼓励患者，多陪伴患者，对患者的合作与进步及时给予肯定和鼓励。

12. 有跌倒受伤的危险

（1）家属严密陪护保证患者安全，床旁加床档，防止坠床。

（2）鼓励患者主动进行肢体的关节活动锻炼，从主动的全关节活动锻炼到功能性的活动要求逐渐进行。

（3）遵循三个30s原则。

（4）加强防范意识教育，对患者及陪护加强跌倒坠床相关知识的宣教，床头悬挂防跌倒标识。

13. 有出现排斥反应的危险

（1）严密观察患者的病情变化，了解排斥反应。超急性排斥反应：临床表现为植入的心脏呈现花斑和发绀，收缩无力，很快丧失功能，患者脱离不了体外循环；急性排斥反应：患者的一般临床表现包括体温升高、倦怠、乏力、呼吸困难和劳累后心悸、不能平卧，食欲缺乏及体力下降，畏食，心律不齐等；慢性排斥反应：多发生在一年后，集中表现为移植心脏血管病变。

（2）对患者家属进行全面的健康教育，指导患者严格按照医生的医嘱用药，特别是抗排的药物，不能少服、漏服。

（3）指导患者及家属注意防寒保暖，不到人多的公共场所，避免感染等。

（4）若出现发热、乏力、嗜睡及心律不齐等情况，需警惕排斥反应的早期反应，及时通知医生。

16. 有误吸的风险

（1）严密观察患者的病情，及时发现窒息先兆，增强安全意识。

（2）遵从医嘱，选择合适的食物，避免食用容易导致呛咳的汤水和容易引起吞咽困难的干食及难消化的食物。

（3）患者进食饮水或呕吐后出现呛咳时，应停止进食，严密监测患者，预防误吸发生。

（4）鼓励患者做一些咳嗽、排痰和呼吸功能的训练，以促进保护生理性反射的恢复，患者痰多、咳嗽无力，应勤翻身拍背帮助排痰。

（5）对患者及患者家属做好饮食宣教，进食时注意半卧位，适当抬高床头，喂食速度不应太快，少量多餐避免过饱。

15. 有废用综合征的危险

（1）评估患者引起骨骼、肌肉、运动系统功能退化的危险程度。

（2）鼓励并实施主动的或被动的患肢功能锻炼、按摩疗法。

（3）经常给患者翻身或改变体位，翻身时注意观察皮肤状况。

（4）保证给予良好的清洁卫生护理：皮肤、头发、口腔、会阴护理。

16. 有口腔黏膜改变的危险

（1）注意每班严格交接班，严密观察患者的口腔黏膜情况。

（2）忌食辛辣、过冷、过热等刺激性食物，饭后进行常规的口腔护理。

（3）保持良好的口腔卫生，如口腔有破溃不能刷牙时，可用生理盐水、碳酸氢钠等含漱。

（4）患者出现口唇或舌有裂口时可涂润唇膏。

（5）口腔疼痛影响进食时，可在进餐前用利多卡因含漱止疼。

（6）向患者介绍口腔卫生保健知识。

17. 有坠积性肺炎的危险

（1）注意保暖，保持病室的清洁、舒适。

（2）备吸痰器，密切观察呼吸频率、深浅度、指脉氧及痰鸣音情况，病情允许的情况下定时翻身叩背，每2h1次，必要时及时吸痰，吸痰时加大氧流量。

（3）注意保持呼吸道通畅，给予氧气吸入。鼓励并指导患者深呼吸及有效咳嗽、排痰。

（4）深部痰液不易咳出时，及时报告医生。

（5）痰液黏稠不易咳出时，遵医嘱配合雾化吸入，以减少呼吸道炎症的发生，减轻黏膜水肿及稀释痰液，有利于痰液咳出。

四、知识拓展

心脏移植主要是针对晚期充血性心力衰竭和严重冠状动脉疾病进行的外科移植手术。是将已判定为脑死亡并配型成功的人类心脏完整取出，植入所需受体胸腔内的同种异体移植手术。受体的自体心脏被移除（称为原位心脏移植）或保留用以支持供体心脏（称为异位心脏移植）。手术后平均生存期为13年。

心脏移植并不是心脏病的常规治疗方法，而是作为挽救终末期心脏病患者生命和改善其生活质量的一个治疗手段。

五、讨论分析

规范护理配合是成功完成心脏移植手术的基本要求，手术成功的重要因素包括加强手术过程中的人文关怀、详细制定取供心的流程、规范整体护理配合流程和严格的感染控制。

供体短缺一直都是器官移植术发展的瓶颈问题。随着我国公民对器官捐献观念的改变，近年来脑死亡捐献器官的运用越来越广泛。由于脑死亡患者不同于传统观念的死亡，其心肺功能可用呼吸机维持在存活状态，器官捐献对自愿捐献者的家属是极大的心理考验。因此，必须完善临终护理。由始至终都应保持脑死亡患者的仪容、仪表，保持最后的尊严。取供心时，紧张、高强度的工作及面对脑死亡患者，都会给在场的护理人员带来极大的心理压力，通过精神分析法帮助大家分析精神压力的来源及有害情绪对身体的影响，帮助访视术后恢复的心脏移植患者重拾自信，坚定今后成功完成心脏移植工作的信心。

一般认为，缺血时间延长与移植物衰竭密切相关，增加近期病死率，降低远期存活率。因此，在每个环节上都必须争分夺秒，力求使供心缺血时间更短。参加取供心的人员应分工明确、准确切取、迅速冷灌注、低温保存、快速运转。固定专人负责供心的联系工作，随时向受体手术组反馈供心的情况。精确计算取心流程的时间，统筹安排，尽可能缩短供心缺血时间。

根据每次心脏移植的需要制定物品准备清单，一旦接到取供心任务时，备班者立刻按照清单要求准备物品并双人核对，杜绝差错；保证所有取供心物品长期处于无菌状态，并有专人定期检查。将用药时间和剂量制成流程表，提前5min配制好所需药物，贴上标签，待使用时再与使用者双人核对。制定规范的手术护理配合流程，定期安排护士培训，使护理团队掌握心脏疾病相关知识，具备其他心脏手术配合基础和丰富的操作经验，有较高的专业技能和高度的责任感。术前护士再进行临时强化培训准备，熟悉相应的分工内容，熟悉手术流程及配合要领，熟悉各种手术器械和常用药物的使用。每次术后请手术医师反馈手术配合效果及需要注意的特殊要求，及时修改并完善相应的护理规范。

感染是心脏移植术后早期最常见的并发症之一，是常见的致死原因。另外，心脏移植术后需用大量的免疫抑制药物，同时也增加了发生各种感染的概率，所以参与手术的所有医护人员必须将严格的无菌观念贯穿于整个手术过程。所有灭菌物品至少通过2种方法来确定灭菌效果。一旦怀疑污染，应当立刻更换。心脏移植术安排在百级层流净化手术间进行，术前120min手术间彻底清洁并密闭消毒，保证室内空气质量。严格根据抗生素使用规范和医嘱给予抗生素。根据心脏移植术特点制定相应的器械物品摆放规范，使之便于手术操作并避免可能的污染行为。巡回护士加强手术区域的管理，密切注意无菌操作，避免通过空气、手术器械、手术人员的手增加患者感染的可能。器械护士严格无菌操作，保持术野整洁干燥，如有潮湿及时加盖无菌巾。

总之，为了心脏移植术的顺利完成，我们需要不断总结探索如何进行紧迫、高效的护理配合以及如何在技术高速发展的时代更加规范地实施护理配合。

病例 ❼ 预激综合征护理

一、病例简介

患者，女，63岁。患者2d前无明显诱因出现胸闷、胸痛，休息2h未缓解，于上午8:00入院。测体温36.4℃，脉搏172次/分，呼吸20次/分，血压170/90mmHg。

既往史：既往"发作性心悸"病史30年，每次持续数秒钟，突发突止，高血压病史5年。

检查：患者神志清楚，两肺呼吸音清，未闻及干湿啰音，腹平软，无压痛及反跳痛，脉搏172次/分。心电图检查示：房颤伴心室预激。

> 诊断 心律失常，预激综合征，阵发性心房颤动。

二、治疗经过

一级护理，持续心电监测，氧气吸入，同步直流电复律，抗心律失常及补液药物治疗。于9:00在局麻下行预激综合征射频消融术，术毕于10:30返回病房。测体温36.2℃，脉搏96次/分，呼吸20次/分，血压119/88mmHg，给予一级护理，生命体征监测，氧气吸入3升/分，常规补液，右侧股动脉穿刺处加压包扎，沙袋压迫，右下肢制动8h。

三、护理

（一）护理问题/诊断

1. 心律失常

与患者疾病有关。

2. 焦虑

与环境陌生、生活环境改变及对疾病知识缺乏了解，担心预后有关。

3. 知识缺乏

缺乏对应激综合征及房颤疾病认知与疾病相关检查、饮食、治疗知识。

4. 潜在并发症

（1）猝死。

（2）出血：与右侧股动脉穿刺有关。

（3）下肢静脉血栓形成：与患者手术及卧床有关。

（4）血气胸、血栓栓塞：与射频消融术有关。

（二）护理措施

1. 心律失常

（1）遵医嘱严密观察患者心率及心律的变化，如有异常及时通知医生。

（2）遵医嘱药物复律，同步直流电复律，观察用药疗效及不良反应。

2. 焦虑

（1）介绍病区环境、人员、制度，为患者创造安全、舒适的环境。

（2）向患者讲解疾病的相关知识，如检查、饮食、治疗，讲解情绪与疾病的关系，以及保持乐观情绪的重要性，介绍成功病例，使患者树立战胜疾病的信心。

3. 知识缺乏

向患者讲解相关检查的注意事项、饮食、治疗知识等。

4. 潜在并发症

（1）猝死：①遵医嘱严密观察患者心率及心律的变化，如有异常及时通知医生；②家人伴守，讲解安全注意事项；③备好抢救物品、药品、除颤仪，做好抢救准备。

（2）出血：①观察患者穿刺点有无渗血、渗液，如有异常及时通知医生；②术后绝对卧床，右下肢制动8h；③监测患者生命体征，如心率、呼吸、血压、氧饱和度的变化。

（3）下肢静脉血栓形成：①养成良好的排便习惯，保持大便通畅；②指导患者主动运动（踝泵运动）；③指导家属给予患者被动运动（环抱挤压运动）；④观察右侧肢体有无红肿，足背动脉搏动情况，肢体远端皮肤颜色、温度和感觉。

（4）血气胸、血栓栓塞：①术后立即心电图检查，持续心电监护，加强巡视；②观察有无胸闷、胸痛、呼吸困难等不适症状，及时通知医生。

四、知识拓展

预激综合征（preexcitation syndrome）是指心房部分激动由正常房室传导系统以外的先天性附加通道（旁道）下传，使心室某一部分心肌预先激动（预激），导致以异常心电生理和（或）伴发多种快速型心律失常为特征的一种综合征。心室预激本身不引起症状。具有心室预激表现者，主要为以房室折返性心动过速为主的快速型心律失常。预激综合征患者在心动过速发作时，大多数只有心悸症状。严重者可导致充血性心力衰竭、低血压，并有恶化为心室颤动、心源性猝死的风险。

五、讨论分析

预激综合征是指在心房、心室之间除正常传导路径房室结之外还存在另一条或多条前传旁道，由于旁路不应期较短，心房快速的冲动很容易通过旁道下传心室，引起快速性的心室激动。心房颤动合并预激综合征是非常危急的心律失常，350~550次/分的心房不规则冲动势必引起快速性的心室激动，带来两大危害：心室舒张期极短，心室充盈不足，致使心排血量明显下降而出现血流动力学障碍，如头晕、胸闷、出冷汗、血压下降，严重者出现晕厥；心室复极不完全，造成心室各部分心肌电兴奋不一致，易产生室颤而危及生命。因此应能及时识别阵发性房颤伴预激综合征，以便及时正确地处理和护理。阵发性心房颤动伴预激综合征的心电图特点是宽QRS的心动过速，RR间期长短不一，RR越短，QRS越宽，表明预激越明显，部分导联可见预激波。一旦明确诊断，及时予以生命体征等方面的监测，特别是心室率、血压、意识的监测，警惕心室颤动的发作。出现明显血流动力学障碍者应立即实施同步直流电复律，使其恢复正常窦性心律，恢复血流动力学，防止心室颤动发作。为防止电复律后心搏、呼吸骤停，应于患者背部垫木板以备实施心肺复苏术，并准备好气管插管、辅助呼吸气囊及抢救药品。对于心室率相对慢、血流动力学相对稳定者不能放松警惕，因为患者随时会心室加快而出现血流动力学障碍，并存在蜕变为心室颤动的风险，应立即行心脏电生理检查及导管消融术。如无心脏电生理检查及导管消融条件的医院，应静脉使用对房室旁道有抑制作用的盐酸普罗帕酮或胺碘酮，禁忌使用洋地黄、维拉帕米等其他心律失常药物。据文献报道，房室旁路或房室结双径消融后可消除或减少房颤发作，7例导管消融成功消除显性道路后随访期间仅1例复发阵发性心房颤动复发。即使阵发性房颤发作，由于旁路的消除，室上性的冲动只能从房室结下传，而房室结的不应期较长，使心室率得到明显控制，或者使用药物后很容易控制心室率，不至于出现明显的血流动力学障碍和心室颤动危险。总之，阵发性心房搏动伴预激综合征为危急的心律失常，及时识别、尽早正确处理可以缓解症状，纠正血流动力学障碍及预防心脏意外发生。导管消融可以消除房室旁道，是安全、有效的根治方法。

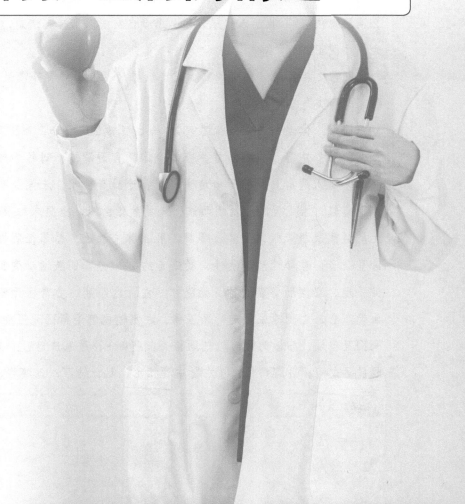

第六章

泌尿外科
疾病护理病例精选

病例 ❶ 肾结石护理

一、病例简介

患者，女，49岁。因"左侧腰腹部疼痛3d"，于2022年9月8日20:39步行入院，3d前患者无明显诱因出现左侧腰腹部疼痛，呈阵发性胀痛，放射至同侧下腹部，无恶心、呕吐，无尿频、尿急、尿痛，无肉眼血尿，无畏寒、发热，无胸闷、气促，无咳嗽、咳痰等症状；发病后到医院就诊，急诊科予行腹部＋泌尿系B超示：左肾中度积水，双肾结石。急诊科对症予止痛治疗，腰痛缓解后返回家中，但仍有反复左腰腰痛，故再次就诊，急诊拟"左侧腰痛原因：①输尿管结石；②输尿管狭窄?"收治入泌尿外科。患者自发病以来神志清楚，精神稍差，睡眠可，大、小便正常。

既往史：否认"肾病、高血压、糖尿病、冠心病"等慢性病史，否认"结核、伤寒、肝炎"等传染病史。

检查：体温36.7℃，脉搏90次/分，呼吸20次/分，血压138/92mmHg。发育正常，营养中等，神志清楚，查体合作，言语清楚，对答切题，自动体位，安静病容，步入病房。双肺叩诊清音，双肺呼吸音稍粗，未闻及明显干湿性啰音；腹部稍隆起，未见胃肠型及蠕动波，未见静脉曲张，全腹未触及包块，全腹无压痛，无反跳痛及肌紧张，无液波震颤，肝、脾未触及，墨菲征阴性。肝区无叩痛，叩诊呈鼓音，移动性浊音阴性，肠鸣音约4次/分。四肢活动度正常。专科情况：腰部平坦，双侧肋脊点对称，无隆起，左肾区叩痛，右肾区无叩痛，未闻及收缩期血管杂音，左侧输尿管走行区压痛，右侧输尿管走行区无压痛，膀胱区未见充盈，未扪及包块，叩诊为鼓音。辅助检查：腹部＋泌尿系B超示：①脂肪肝；②餐后胆囊显示欠清；③脾钙化；④左肾中度积水，双肾结石；⑤胰腺、膀胱未见异常。

诊断 肾结石。

二、治疗经过

保守治疗：①结石小于0.6cm并光滑，无尿路梗阻，无尿路感染；②指导患者大量饮水，如情况允许可进行跳跃运动辅助排石。

手术治疗：当疼痛不能被药物缓解或结石大于0.6cm时，可进行输尿管镜碎石或体外冲击波碎石术。

三、护理

（一）护理问题/诊断

1. 舒适的改变

与左侧腰腹部疼痛有关。

2. 知识缺乏

缺乏对疾病的认知。

3. 有感染的危险

与有创操作有关。

4. 有皮肤完整性受损的危险

与术后体位限制有关。

5. 潜在并发症

尿液反流、肺部感染、深静脉血栓。

（二）护理措施

1. 一般护理措施

（1）心理护理：向患者及家属讲解结石手术的方法、碎石效果及配合要求，解除其顾虑；指导患者术中配合体位固定，不随意变换体位。

（2）做好腕带辨识，指导家属准备护理垫、尿壶、便盆。

（3）术前禁饮、禁食8h，清洁灌肠，测生命体征，测血糖，完成术前补液。

2. 舒适的改变

（1）观察疼痛的性质、部位、持续时间，嘱患者卧床休息，进行深呼吸减轻疼痛。

（2）遵医嘱应用止痛药。

3. 知识缺乏

（1）向患者及家属宣教疾病相关知识。

（2）发放健康教育单。

4. 有感染的危险

遵医嘱应用抗生素，得到有效治疗。

5. 有皮肤完整性受损的危险

（1）保持床单元的整洁、干燥，指导患者穿柔软、宽松的衣物。

（2）观察皮肤情况，定时协助患者变换体位。

（3）保持局部皮肤清洁、干燥，避免持续受压。

（4）加强营养，增强机体的抵抗力。

6. 潜在并发症

（1）术后密切观察患者的生命体征。

（2）遵医嘱使用抗生素、止血药等。

（3）保持皮肤清洁，每天温水擦身，及时更换尿垫，做好引流管护理，指导患者多予半坐卧位，避免尿液反流。

（4）保持呼吸道通畅，预防肺部感染，清醒后鼓励咳嗽、咳痰，遵医嘱予雾化吸入2次/日。

（5）每2h翻身一次。

（6）术后24h可根据病情进行肢体被动功能锻炼，双下肢气压治疗预防术后深静脉血栓。

四、知识拓展

肾结石是指在肾脏内形成的固体结晶物，有时会堵塞输尿管，造成尿液排出受阻，引起剧烈腰痛和血尿，常并发腹痛、恶心、尿频等。肾结石的形成机制较为复杂，涉及尿液中溶质的超饱和度、尿液流速、尿液pH值、结石抑制因子等多种因素。

（一）多重耐药菌的种类

耐甲氧西林金黄色葡萄球菌、耐万古霉素肠球菌、产超广谱β-内酰胺酶的大肠杆菌和肺炎克雷白杆菌、耐碳青霉烯类抗菌药物肠杆菌科细菌、耐碳青霉烯类抗菌药物鲍曼不动杆菌、泛耐药铜绿假单胞菌。

管理措施：①单间或床旁接触隔离；②告知其他医务人员、实习生、保洁、患者、家属，挂隔离标识；③物品专用，复用物品每次使用后用1 000mg/L含氯消毒液擦拭；④手卫生；⑤患者产生的废物均按医疗废物处理；⑥尿培养阴性则解除隔离。

（二）放置双J管后发生尿液反流的原因

泌尿系结石术后的患者经常要留置双J管，是泌尿系统结石、狭窄等疾病，经过治疗后需要置入的特殊材料。双J管一端在肾脏，另一端在膀胱，中间的部分在输尿管里面，相当于直接连通肾脏与膀胱，一定程度上改变了局部情况。

对于普通人来说，肾脏产生的尿可以顺着输尿管进入膀胱，由于输尿管口有抗返流的作用，通常膀胱的尿液是不能回到肾脏的。当我们放置了双J管后，膀胱收缩时，压力增大，尿液就会反流到肾脏，从而导致肾脏压力增大，产生腰痛或者感染，指导患者多予半坐卧位，有尿意及时排尿。

五、讨论分析

肾结石是一种常见的泌尿系统疾病，通过手术治疗可以有效地解决困扰患者的疼痛和排尿问题。围绕手术的整个过程，患者的术前护理、术后护理以及健康教育都是至关重要的。术前护理包括对患者身体状况的评估，针对个体差异进行个性化的准备，并针对患者的疾病背景、术前情况和治疗方式等做出妥善的准备。

在术前几天，应采取积极措施保持患者的营养均衡和水分摄入，尤其是需要避免高嘌呤饮食和摄入过多的钙质。在手术后的护理过程中，需要考虑到患者的疼痛管理、感染预防、尿液引流等问题。手术后的患者应定期检查伤口，及时更换并处理引流管。在这个过程中，合理的药物使用和合理的教育方案可以有效提高患者的术后康复效果。

（一）肾结石患者术前护理

1. 肾结石患者心理护理

患者心理状态对手术顺利实施、术后恢复效率与效果等均产生重要影响，针对患者情绪状态，护理人员应及时表现充分理解，拉近与患者间距离。针对其内心忧虑，护理人员以现代医学技术、病症发展特点及在临床的医护效果、引导既往患者以多种方式现身说法等多种方式消除其内心忧虑；引导患者进行兴趣爱好范围内相关事宜并引导家属加强陪伴、增加呵护力度等，引导其保持身心愉悦。

2. 准备措施

护理人员告知患者术前12h禁食、术前4h禁饮，为避免其术中产生应激反应、术后营养不良等，术前10h引导患者服用浓度为10%葡萄糖溶液800mL、术前2h服用同样浓度的葡萄糖溶液400mL，尽可能避免其术中、术后产生不良反应。护理人员告知患者术中通常需保持俯卧位及对应体位的持续时间，提高其适应性并降低并发症发生率，护理人员引导患者进行俯卧位训练并以循序渐进的方式不断延长训练时长，并在此过程中对其进行心理疏导，讲述注意事项，同时不断给予鼓励等，使其坚持时间不断延长。

与此同时护理人员根据手术需求对患者进行呼吸引导，使其保持浅、慢呼吸状态并积极配合屏气，提高患者适应性与配合度；护理人员及时引导患者进行术前各项检查并告知检查注意事项，保障手术顺利进行，促使患者加大重视程度与配合力度；当手术结果公示后护理人员告知患者结果，促使其医护信心明显提升；护理人员告知患者需及时进行身体清洁且需穿棉质、宽松舒适衣物，减少术后恢复的不良影响。

（二）肾结石患者术后护理

1. 术后初期护理

术后护理人员需及时告知患者手术结果，并加强对身体状态及各项指标的监测力度，及时记录、分析等，护理人员需及时询问患者感受，譬如是否有腹胀、头晕、恶心等症状；护理人员对患者及时鼓励并告知术后疼痛感的常规性，因疼痛感产生的负面情绪、过激行为等对自身、周围人员及环境产生不良影响等，利用疼痛评分量表对患者进行具体疼痛评估并以此实施相应护理措施，包括药物止痛、物理止痛、注意力转移止痛法等，在此过程中需避免长时间采取同一种疼痛护理措施，加大对患者的关怀力度。

2. 引流护理

术后患者通常需接受一段时间引流，护理人员及时对患者进行相应的引流管道检查并确保管道固定性、通畅性等；护理人员及时进行导管冲洗并在此过程中合理设定冲洗速度，当发现有血块产生时需及时清除；详细记录患者的引流量、引流性质、引流颜色等，根据患者引流状况及病症改善状况进行引流管拔除评估，在对患者进行引流管拔除过程中需及时引导患者保持身心放松并保障自身手法轻柔，减少不良影响。护理人员在进行引流护理过程中需充分保障护理措施的无菌性，减少不良影响。

3. 环境护理

术后病房环境对患者的恢复至关重要，安静、整洁的环境有利于患者的康复。护理人员及时对病房全面消杀并进行环境调整，保障灯光柔和，避免对患者视力、心理产生影响，引导患者多休息。

4. 并发症预防护理

感染、出血等均为既往患者较常见并发症，对患者身体恢复效率、治疗费用均产生一定影响；护理人员结合患者身体状态、症状、手术并发症发生率评估，针对出血预防，护理人员告知患者术后需保障充分卧床休息并尽可能减少身体活动，告知患者负面情绪对出血的影响并针对其性格特点进行情绪引导，促使患者保持身心愉悦并在此过程中避免有大幅度肢体行为、过激行为等；护理人员加强对患者的保暖护理，避免其身体受凉；密切观察其出血状况并加强血压水平监测，通过药物、饮食、作息等护理使患者血压水平保持在稳定的标准范围内，避免血压水平偏高，从而降低并发症发生率；当患者出血时，护理人员需及时反馈并遵医嘱对患者实施相应的药物、止血护理措施。针对感染预防，术后护理人员及时遵医嘱对患者使用消炎、抗感染药物并加大对患者症状的观察力度；引导患者多喝水并告知多喝水有助于促进其新陈代谢、降低感染发生率；在实施护理过程中也需充分保障护理措施无菌化，减少不良影响；告知患者需勤清洁身体、勤换内裤等。

5. 运动护理

护理人员及时询问患者身体感受、了解其耐受性等，告知早期有效运动可改善肠道功能恢复效率、身体康复效率及降低并发症发生率等，以既往正反案例进行对比佐证、分析，使患者对运动产生正确认知。

术后6h护理人员引导患者进行蹬腿、下肢伸屈等活动，在此过程中密切观察其反应并询问患者感受、对其不断给予鼓励，术后24h，护理人员引导患者下床活动并围绕床边走动，在此过程中需对患者搀扶并保障地面平坦、防滑等，避免产生意外，患者运动后及时询问其感受并对其进行身体按摩，高效促进身体血液循环并提高身体舒适性。

6. 饮食护理

患者术后身体高效恢复还需良好的营养补充做基础保障，对此需及时对患者采取相应饮食护理措施。首先，对患者进行身体营养水平检测，了解其饮食禁忌、对健康饮食认知水平等；其后，告知患者健康饮食对促进身体恢复、提高身体健康水平的作用并引导患者共同参与饮食方案制定，充分调动其积极性，对保障后续健康饮食具有明显促进作用；最后，护理人员引导患者保持饮食清淡、少食多餐、细嚼慢咽的良好习惯，密切观察患者饮食状况并不断给予鼓励与疏导，促使患者饮食状态不断改善。

7. 药物护理

患者术后需通过相关药物预防或降低相关并发症的风险，促进身体恢复；针对不同的给药方式、药物的相关不良反应，护理人员应提前对患者进行告知和宣教，减少不良影响；护理人员密切观察并询问患者用药后的感受并以此采取相应改善措施，同时对患者进行用药效率分析等，确保药物价值可最大化发挥。

针对肾结石患者应做好相应身心准备，充分保障手术顺利实施、降低并发症发生率；通过对患者实施术后全面护理，可高效促进其身体康复并减少身体不适感、降低并发症发生率，促使护理效果明显提升。通过将术前、术后护理措施综合运用至肾结石围术期护理中并始终以患者为中心，可高效促进其身体恢复、减少不良影响。

病例 ❷ 前列腺增生护理

一、病例简介

患者，男，67岁。源于1年前无诱因出现排尿困难、尿等待、尿频、尿急，夜尿次数增多（7～8次/夜），后逐渐出现排尿不净、尿后滴沥，尿线变细。无发热，无腰痛、腹痛、腹泻，无血尿、脓尿。病后至当地医院诊断为前列腺增生，给予口服药物进行治疗，效果不佳。2月前上述症状加重，外院行彩超提示：前列腺增生，大小66.1cm×50.4cm×67.3cm。现为进一步诊治到医院就诊，门诊查体后以"前列腺不典型增生"为诊断收入泌尿外科。此次发病以来，精神尚可，体力正常，食欲正常，睡眠正常，大便正常，排尿如上所述，体重无明显变化。

既往史：有糖尿病史。

检查：观察患者精神好，留置尿管固定通畅，尿液颜色正常，体温36.5℃，脉搏87次/分，呼吸18次/分，血压120/74mmHg。

> 诊断　前列腺增生。

二、治疗经过

全麻下行经尿道前列腺激光切除术，术后观察患者神志清，留置尿管固定通畅，以氯化钠持续膀胱冲洗，术程顺利，术后恢复良好，冲洗颜色正常，现每天补液、抗炎，测血糖4次/日，口服盐酸二甲双胍片0.5g+阿卡波糖片50mg 3次/日、甘精胰岛素注射液14IU，皮下注射1次/晚，现患者病情平稳无特殊。

三、护理

（一）护理问题/诊断

1. 疼痛

与术中损伤和留置尿管、膀胱痉挛有关。

2. 焦虑/恐惧和知识缺乏

与担心术后的恢复及有无并发症有关。

3. 舒适的改变

与留置尿管、膀胱冲洗等管道有关。

4. 有皮肤完整性受损的危险

与术后恢复留置管道有关。

（二）护理措施

1. 术前护理

（1）了解患者出现的临床症状，根据症状给予对症处理，尿潴留者给予诱导排尿、留置导尿，尿频者给予药物治疗。

（2）鼓励患者多饮水。

（3）避免辛辣刺激食物，预防感冒和便秘。

（4）完善术前相关准备：各项化验、辅助检查、备皮、皮试、注意事项等。

2. 术后护理

（1）保持引流通畅，注意保持尿管（膀胱造瘘管）的固定通畅，持续膀胱冲洗1～3d，做好膀胱冲洗的护理：①冲洗液的选择；②冲洗的速度：冲洗液根据引流液颜色调节速度，冲洗原则为色深则快、色浅则慢。

（2）术后出血的观察：术后要密切观察患者膀胱冲洗的颜色、评估出血量、监测生命体征、观察面色、复查血色素、必要时遵医嘱输血，注意气囊压迫止血的重要性。如为耻骨上经膀胱前列腺切除还应观察切口敷料及耻骨后引流管的引流量。如大量的血块积聚在膀胱内会导致膀胱填塞。

（3）疼痛护理：①膀胱痉挛；②切口痛：床抬高不超过30°；③尿管引起的不适。

（4）并发症的预防及护理：①经尿道前列腺电切（TUR）综合征：患者因术中大量的冲洗液被吸收可致血容量急剧增加，出现稀释性低钠血症，患者可在几小时内出现烦躁、恶心、呕吐、抽搐、昏迷，严重者出现肺水肿、脑水肿、心衰等，应遵医嘱给予利尿剂、脱水剂，减慢输液速度，对症处理；②尿频、尿失禁：术后2～3d嘱患者进行提肛运动；③出血：保持大便通畅，禁止灌肠或肛管排气，以免造成前列腺窝出血；④术后下肢静脉血钊的预防。

（5）饮食的护理：术后通气以后无恶心、呕吐者可进流食，1～2d后无腹胀即可过渡为正常饮食，鼓励患者多饮水、进食富含纤维素的食物，以免便秘。

（6）术后的健康教育：①生活指导：采用非手术治疗的患者，应避免因受凉、劳累、饮酒、便秘而引起的急性尿潴留。预防出血：术后1～2个月避免剧烈活动，如跑步、骑自行车、性生活等，防止继发性出血。②康复指导：若有溢尿现象，患者应有意识地经常锻炼肛提肌，以尽快恢复尿道括约肌的功能。自我观察：术后如尿线逐渐变细，甚至出现排尿困难，应及时到医院检查和处理，有狭窄的，定期行尿道扩张。附睾炎常在术后1～4周发生，故出院后若出现阴囊肿大、疼痛、发热等症状时应及时去医院就诊。术后前列腺窝的修复要3～6个月，因此，术后可能仍会有排尿异常现象，应多饮水。

四、知识拓展

前列腺增生是临床常见老年男性泌尿系统疾病，是由于增生的腺体压迫尿道导致患者膀胱和尿道出口产生压迫作用的一种疾病。前列腺增生最常见的临床症状则为尿频、尿急、尿不尽和夜尿次数增加，其中出现的最早期症状为尿频，若不能及时治疗，则会引起泌尿系统感染、膀胱结石、血尿等并发症，而选择合适的方式进行有效的治疗则可以减轻对患者身体和生活的影响。

五、讨论分析

对于前列腺增生实施经尿道前列腺等离子电切术的患者实施围术期护理，可以显著提高其护理效果和护理满意度，也有利于患者手术的顺利进行和术后的恢复，值得临床推广。

病例 ❸ 膀胱肿瘤护理

一、病例简介

患者，男，70岁。2年前因"排尿费力、尿频、尿痛1年"入院，2021年11月25日在全麻下行经尿道前列腺等离子切除术、经尿道膀胱病损电切术，手术顺利，术后病理提示膀胱高级别浸润性尿路上皮癌；前列腺增生。术后定期行膀胱灌注治疗，伴尿频、尿痛。患者不愿行膀胱全切，于2022年1月13日行经尿道膀胱病损电切术，病理提示膀胱高级别浸润性尿路上皮癌。2022年2月17日行经尿道膀胱病损电切术，术后病理诊断：（膀胱黏膜）慢性肉芽肿性炎伴多核巨细胞反应。2022年4月28日行经尿道膀胱病损电灼术，2023年1月11日行膀胱镜检查术。现为进一步诊治到医院就诊，门诊以"膀胱肿瘤"收住泌尿外科。此次发病以来，精神尚可，体力正常，食欲正常，睡眠正常，大便正常，排尿如上所述，体重无明显变化。

既往史：无。

检查：体温36.3℃，脉搏80次/分，呼吸18次/分，血压124/80mmHg。观察患者精神好，切口敷料干燥、固定，无渗血，留置深静脉置管、左侧耻骨后引流管、盆腔引流管、双侧输尿管皮肤造口袋固定、通畅。

> 诊断　膀胱肿瘤。

二、治疗经过

于2023年2月23日在全麻下行腹腔镜下根治性膀胱全切除＋双侧输尿管皮肤造口术，术程顺利，术后观察患者神志清，切口辅料干燥、固定、无渗血，留置深静脉置管、左侧耻骨后引流管、盆腔引流管、双侧输尿管皮肤造口管固定、通畅，持续胃肠减压，遵医嘱于2023年2月24日停止胃肠减压。术后恢复良好。

三、护理

（一）护理问题/诊断

1. 疼痛

与术后伤口有关。

2. 焦虑/恐惧和知识缺乏

与担心术后的恢复及有无并发症有关。

3. 舒适的改变

与术后留置管道及排尿形态改变有关。

4. 有皮肤完整性受损的危险

与手术有关。

5. 潜在并发症

感染、出血、尿潴留、血栓。

（二）护理措施

1. 术前护理

（1）心理护理：①与患者及家属沟通交流，耐心仔细。解释其手术的必要性及手术方法、注意事项，鼓励患者表达自身的感受；②疏导患者，减轻其内在压力。教会患者自我放松的方法；③建立和增强其战胜疾病的信心，积极配合手术。鼓励患者的家属及朋友给予患者更多的关心。

（2）营养：①根据情况给予高蛋白、高维生素、低脂、易消化、少渣食物；②不能进食者遵医嘱静脉补充热量及其他营养。

（3）病情观察：①注意观察生命体征、尿量和使用止血药物的效果；②消瘦患者注意观察皮肤状况并加强护理。

（4）术前常规准备：①饮食：戒烟、酒及刺激性食物，多饮水，多吃蔬菜及粗纤维食物；②防止受凉和呼吸道感染；③查看患者的各项术前检查结果；④术前12h禁食，术前4h禁水，术前晚上灌肠；⑤术晨备皮，更换清洁病号服；⑥术晨与手术室人员核对患者相关信息，并进行交接。

2. 术后护理

（1）麻醉术后护理常规：了解麻醉和手术方式、术中情况和引流情况；持续低流量吸氧，持续心电监护，严密监测生命体征；床档保护防坠床。

（2）体位：根据麻醉方式选择合适的体位，如恶心、呕吐，头偏向一侧，保持呼吸道通畅，术后1天可让患者适当半卧位，半卧位可以减轻腹壁紧张度，利于伤口愈合，术后患者留置的盆腔管、耻骨后引流管和双侧输尿管皮肤造口袋等管道，使躯体移动受限，可协助翻身，并保证各种管道有足够的长度，防止翻身时脱出，在允许情况下，尽量鼓励患者早期下床活动，防止下肢血栓形成。

（3）饮食：术后当天至肛门排气前禁食水，肛门排气后或术后2～3d易进流食、清淡、易消化的食物，如无不适可逐步过渡至正常饮食，给予高能量饮食，适当增加纤维素的摄入，保持排便通畅，忌生冷、产气、刺激性食物。

（4）皮肤护理：由于患者术后因疼痛活动受限，易出现压疮，故应保持皮肤清洁、干燥，定时皮肤护理及翻身，做好口腔护理、温水擦浴、预防感染。

（5）疼痛护理：①使用疼痛评分量表评估患者疼痛程度；②做好心理疏导，使患者精神放松，转移和分散患者的注意力；③根据医嘱合理使用止痛药物并评估效果；④使用自控镇痛泵时做好相应护理：自控镇痛泵可有效抑制膀胱痉挛、减少出血、促进伤口愈合。用药期间应注意观察患者有无恶心、呕吐的情况，并及时进行相应处理；⑤膀胱痉挛疼痛护理：由于膀胱内手术创面以及留置导尿管（盆腔引流管）气囊牵引压迫的刺激，可引起膀胱痉挛。患者精神紧张、烦躁恐惧也是诱发膀胱痉挛的因素。应密切观察膀胱痉挛的出现，若患者自诉下腹坠胀，有便意，给予心理疏导。合理调整留置导尿管的气囊，保持导管引流通畅，遵医嘱应用一般解痉止痛药等，并注意观察用药后的疗效。

（6）管道护理：①留置膀胱引流管和耻骨后管的护理：定时挤捏尿管，妥善固定，避免折叠、受压，保持有效的引流。引流袋的位置不能高于耻骨联合，做好管道的护理，按时更换引流袋1次/日。观察引流的颜色、量、性质并进行记录。恢复饮食后指导患者多饮水，每天尿量达2000mL以上；②双侧输尿管皮肤造口管的护理：保持造口袋干燥，妥善固定，引流通畅，避免折叠、受压。引流袋不能高于尿液引流部位，防止尿液倒流，并倾倒尿液。观察尿液的颜色、量、性质并进行记录。保持造瘘口周围皮肤的清洁、干燥，观察敷料有无渗液，若有则要及时进行更换。

（7）健康宣教：①饮食：进食清淡、易消化饮食，忌烟酒，多食用增强机体抗癌功能的食物如黄豆、香菇、蘑菇、萝卜、洋葱、橙子、猕猴桃等。保持尿量≥2000mL/d；②活动：适当的活动，循序渐进，避免重体力劳动，生活有规律，保持心情愉快；③并发症观察：观察排尿有无出血、是否排尿通畅，告知患者若有不适及时就诊；④遵医嘱定期进行复查，如有不适，及时就诊。

四、知识拓展

膀胱肿瘤较常见，约占所有恶性肿瘤的20%，在我国发病率居泌尿系肿瘤首位。本病男多于女，约为4∶1，发病年龄多在40岁以上，且随年龄增大而发病率增加。但近年来30岁以下发病者有所增加，20岁左右的患者也时有所见，总的发病率有增高趋势。本病在首次诊断时大多病变局限，但约有6%患者已有远处转移。膀胱肿瘤治疗后复发率极高，一旦复发，其生物学行为也随之改变，往往向更高的病理级别及临床分期发展。

五、讨论分析

膀胱肿瘤虽居泌尿系肿瘤首位，但只要患者能够坚持综合治疗，定期复查，及早发现，选择合适的术式及精心的护理工作，预防各种并发症的发生，是可以很快康复的。

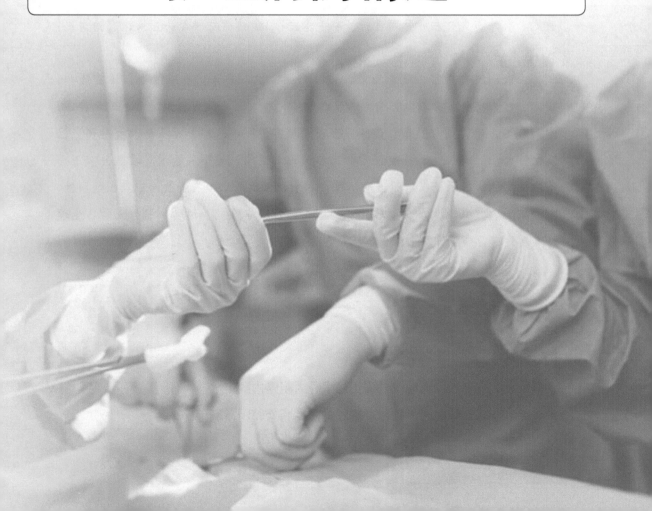

第七章

骨科疾病
护理病例精选

病例 **1** 右股骨颈骨折护理

一、病例简介

患者，女，85岁，因"外伤后右髋部肿胀疼痛活动受限1d"入院。该患于2024年2月3日下午5点左右在家里走路摔倒，当即右髋部肿胀疼痛，活动受限，无感觉，麻木，为求诊治来医院就诊，在门诊行相关检查后以"右股骨颈骨折"收入骨科，病程中患者无发热，无头晕、头痛，无视物模糊，无心悸、心前区不适，无腹痛、腹泻，精神状态可，未进饮食，体重无明显变化。

既往史：平素身体健康，无传染病史，预防接种史不详，无食物或药物等过敏史。有外伤史：左股骨颈骨折；有手术史：3年前行左股骨头置换；有输血史：3年前输血。

检查：发育正常，营养良好，面容平静，推入病室，神志清晰，语言流利，查体合作。皮肤、黏膜无黄染，浅表淋巴结无肿大。头颅五官无畸形。颈无异常。胸无畸形，未闻及心脏杂音，肺部查体无异常，腹部平坦，无压痛及反跳痛。正常女性外阴。脊柱呈正常生理弯曲，各区段无叩痛，无下肢放散。右髋关节压痛叩击痛阳性，右下肢纵向叩击痛阳性，右下肢外旋畸形，右腹股沟中点压痛阳性，右下肢无感觉减退，足背动脉搏动良好，其余肢体感觉、运动、肌力正常。生理性反射存在，病理性反射未引出。X线显示右股骨颈骨折。

> **诊断** 右股骨颈骨折。

二、治疗经过

手术名称：人工双动股骨头置换术、大粗隆内固定术。
麻醉方式：蛛网膜下腔阻滞麻醉、硬脊膜外腔阻滞麻醉。

手术经过：麻醉生效后，患者左侧卧位右下肢常规碘附消毒，然后碘酒、酒精各三遍消毒，铺无菌巾、单，皮肤保护膜，安置吸引器及电刀，开始手术。屈曲左髋关节，以大粗隆为标志，纵行切口长约15cm，远近端比例为1∶2，近端切口指向后上棘。依次切开皮肤、皮下、深筋膜、外收肌群，仔细止血。内收、内旋左下肢，用电刀切断部分股方肌，显露关节囊并纵向切开，见股骨粗隆间，断端错位，小粗隆完整，明确诊断后，用摆锯距小粗隆上方约1.5cm处截断股骨颈，取头器取出股骨头，清理髋臼内残余圆韧带并仔细止血，测量股骨头之间45mm。行股骨开髓，用股骨髓腔卷依次打入股骨，4#股骨侧假体试模牢固后，安置44mm股骨头试模，复位右髋关节，右下肢伸直位、屈曲、后伸、内旋位无脱位，髋关节脱位取出假体试模，大量生理盐水冲洗股骨髓腔及髋臼。安放远端塞，及中控体以及3#骨水泥股骨柄骨水泥固定及安置44mm双动股骨头假体稳定、牢固，右下肢伸直位、屈曲、后伸、内旋位无脱位，大量盐水冲洗。复位大粗隆，张力带钢丝固定骨折端，检查固定牢固，清点器械、纱布无误后，用1号可吸收线缝合关节囊及外旋肌群，依次缝合髓胫束、深筋膜、皮下，缝合皮肤15针，无菌纱布包扎。手术过程顺利，麻醉平稳，术中患者出血约400mL，术后送患者安返病房。

三、护理

（一）护理问题/诊断

1. 知识缺乏

与缺乏疾病相关知识有关。

2. 疼痛

与疾病、损伤、手术创伤有关。

3. 焦虑、恐惧

与对住院环境不熟悉和担心疾病预后有关。

4. 有发生皮肤完整性受损的危险

与长期卧床受压和营养不良有关。

5. 有肺部感染的危险

与术前肺部基础疾病、气管插管、机体抵抗力低下、活动受限有关。

6. 有下肢深静脉血栓的危险

与下静脉回流受阻、输入高渗液体、多数肿瘤组织脱落、体液不足致血液高凝状态等有关。

7. 躯体移动障碍

与关节疼痛、关节僵硬、关节畸形、关节功能障碍有关。

8. 皮肤完整性受损

与血管炎性反应、免疫功能缺陷引起皮肤损害有关。

9. 便秘

与液体和纤维素摄入不足、活动量减少、胃肠功能减退或排便习惯、肠道不全梗阻有关。

10. 有泌尿系感染的危险

与术后卧床时间过长或留置尿管时间过长有关。

11. 有感染的危险

与机体抵抗力低及侵入性操作有关。

12. 活动无耐力

与疾病、手术创伤有关。

13. 清理呼吸道无效

与咳嗽无力或疲乏有关。

14. 体温过高

低热37.3～38℃。

（二）护理措施

1. 知识缺乏

（1）评估患者知识掌握情况，给予解释。

（2）做好入院宣教及疾病相关知识指导。

2. 疼痛

（1）评估疼痛程度、时间、部位、性质、规律和伴随症状。

（2）根据病情需要取舒适体位。

（3）指导患者采用疏导、暗示、分散注意力等非药物镇痛法。

（4）遵医嘱给予镇痛药物。

（5）严格遵守操作规范。

3. 焦虑、恐惧

（1）给予入科宣教。

（2）多沟通，给予解释和安慰。

（3）讲解疾病相关知识。

（4）列举预后良好的相同病例。

（5）保护遮挡，减少视觉刺激。

（6）教会患者用恰当的方式表达需求。

4. 有发生皮肤完整性受损的危险

（1）评估发生皮肤受损的危险因素。

（2）给予预防皮肤受损的有效措施。

（3）定时翻身，并保护受压部位。翻身时避免拖、拉、推等动作。

（4）保持床铺平整、干燥、无渣屑。

（5）遵医嘱给予营养丰富的饮食。

5. 有肺部感染的危险

（1）术前做好深呼吸有效咳嗽训练。

（2）保持呼吸道通畅。

（3）加强营养，增强机体抵抗力。

（4）病情允许尽早下床活动。

（5）卧床患者翻身叩背协助排痰。

（6）遵医嘱合理应用有效抗生素。

（7）感染者严密观察痰液颜色、性质和量。

（8）正确留取痰标本。

（9）限制陪护，注意休息，预防感冒，避免进入公共场所。

6. 有下肢深静脉血栓的危险

（1）观察下肢皮肤颜色、温度及有无水肿等情况。

（2）早期下床活动。

（3）卧床期间下肢进行主动及被动锻炼。

（4）深呼吸运动。

（5）多饮水。

（6）穿梯度压力弹力袜。

（7）应用血循环治疗仪。

（8）遵医嘱应用扩容药物。

（9）遵医嘱使用抗凝剂。

（10）遵医嘱溶栓护理。

（11）发生后，严禁按摩。

（12）发生后，抬高患肢、制动。

7. 躯体移动障碍

（1）观察关节和疼痛的部位、关节肿胀和受限的程度。

（2）急性期卧床休息，保持功能位。提供日常生活护理。

（3）睡硬板床、低枕，避免过度负重和剧烈运动。

（4）向患者讲解功能锻炼的重要性并鼓励患者及早进行锻炼，注意劳逸结合。

（5）晨僵的护理。

（6）压疮的预防及护理

（7）遵医嘱正确用药。

（8）安全风险评估及相应的护理。

8. 皮肤完整性受损

（1）评估皮肤红斑、破损、结节、感染的程度。

（2）局部皮肤保持清洁、干燥，避免抓挠。避免阳光照射及接触刺激性物品。

（3）有破溃、水疱、渗出时，给予局部换药处理，预防感染。

（4）遵医嘱用药。

（5）给予清淡、易消化饮食，视病情增加营养摄入，促进皮肤愈合。

9. 便秘

（1）多食富含膳食纤维的食物。

（2）根据病情保证足够饮水量。

（3）指导患者改变排便习惯。

（4）遵医嘱口服胃肠动力药物或缓泻剂。

（5）必要时遵医嘱灌肠。

（6）排便期间提供安全、隐蔽的环境。

（7）观察患者排便形态恢复的情况。

10. 尿失禁

（1）指导患者进行盆底肌肉训练。

（2）避免增加腹压的因素。

（3）保持外阴清洁干燥。

11. 有泌尿系感染的危险

（1）病情允许尽早下床活动。

（2）留置尿管护理严格遵守无菌操作。

（3）评估病情尽早拔除尿管。

（4）擦洗会阴，保持会阴清洁。

（5）防止尿液反流逆行感染。

（6）正确留取尿标本。

（7）遵医嘱应用抗生素。

（8）限制陪护，注意休息，预防感冒，避免进入公共场所。

12. 有感染的危险

（1）病房环境清洁，定时开窗通风、换气，保持室内适宜的温度及湿度；定期进行空气消毒。

（2）尽量减少病区的探访人次，限制上呼吸道感染者探访。

（3）做好基础护理，指导其加强营养和休息，增强机体抵抗力。

（4）监测生命体征，注意体温有无升高，有无咳嗽、咳痰等感染现象。

13. 活动无耐力

（1）根据病情，循序渐进地增加活动量。

（2）活动时有陪护人员保护。

（3）做好安全宣教，落实安全措施。

（4）增加营养。

14. 清理呼吸道无效

（1）协助患者翻身叩背，必要时吸痰。

（2）加强气道湿化，指导有效咳痰。

（3）遵医嘱应用祛痰药物。

15. 体温过高

（1）观察生命体征，定时测量体温，测量4次/日。

（2）物理降温。

（3）补充营养和水分。

（4）加强皮肤护理。

（5）注意保暖。

（6）心理护理。

四、知识拓展

股骨颈骨折是指股骨头至股骨颈基底部之间的骨折。它主要是松质骨，易发于老年人，常出现骨折不愈合和股骨头缺血性坏死。

股骨颈骨折多见于中、老年人，尤其以老年女性多见，主要与老年人多有骨质疏松、骨质变脆有关。大多数患者只是轻微的外伤，如走路滑倒、大腿突然扭转等就引起骨折。青壮年很少出现股骨颈骨折，出现骨折大多是由于强大的暴力所伤，如车辆撞击、从高处坠落等。

五、讨论分析

　　股骨颈骨折发生后极易引发各种并发症，治疗难度加大的同时，还会影响骨折康复效果。对于许多发生骨折的患者来说，在康复期间会出现骨折部位愈合速度缓慢，舒适性较差，进而产生抵触情绪。有研究将舒适护理用于临床，这种护理模式将"以人为本"的护理理念贯穿于整个护理过程中，更加注重患者个人感受，尽可能采取不同护理措施来减轻患者痛苦，提升患者身体和心理的双重舒适度。护理人员可以依据健康教育的方式，帮助患者了解更多骨折相关知识和康复内容，进而主动积极配合医护人员。早期康复护理的实施还能够帮助患者关节功能尽快改善，为患者创造舒适休养环境的同时，减少了患者的心理负担，在很大程度上满足了患者各方面的需求，与其他护理模式相比更具有全面性和针对性。

病例 ❷ 腰椎间盘突出症护理

一、病例简介

患者，女，57岁，患者于2024年2月16日因"腰痛伴左下肢放射痛2个月，加重3h"来院治疗，诊断以"腰椎间盘突出症，腰椎管狭窄症，腰椎滑脱症"入院。

既往史：既往"高血压"10余年，最高收缩压200mmHg，现口服硝苯地平缓释片、阿司匹林肠溶片，平时血压控制在140/90mmHg左右。

检查：体温36.5℃，脉搏72次/分，呼吸17次/分，疼痛3分，血压147/97mmHg。脊柱外形无畸形，脊柱生理弯曲变直，下腰椎棘突间隙及椎旁压痛、叩击痛，腰部活动度受限，双下肢无畸形，肌肉无萎缩，左小腿外侧皮肤感觉减退，左足踇趾背伸肌力4级，踝背伸肌力4级+，其余肢体肌力、肌张力正常，双侧直腿抬高试验阴性，双侧4字征阴性，双侧膝反射正常，跟腱反射正常，病理反射未引出。腰椎、髋关节MRI：①腰4/5、腰5/骶1椎间盘变性并突出；②腰4椎体Ⅰ度滑脱病双侧峡部裂；③腰1~5椎体骨质增生；④双侧髋关节轻度滑膜炎。X线：①腰椎骨质增生；②腰4椎体Ⅰ度滑脱。腰4椎弓峡部裂。CT：①双肺上叶及右肺中叶多发实性/微小结节；②右肺中叶内侧段、左肺上叶舌段条索慢性炎性改变；③右肺上叶小含气囊腔；④左肺下叶钙化灶；⑤冠状动脉粥样硬化；⑥腰4/5椎间盘变性，腰4/5及腰5/骶1椎间盘突出，腰4/5为著并相应水平椎管及椎间孔狭窄；⑦腰4双侧椎弓峡部裂并Ⅰ度向前滑脱；⑧腰椎骨质增生。3月5日双下肢血管彩超示：左侧腘静脉血栓及小腿肌间静脉血栓（部分再通）右侧小腿肌间静脉内径增宽，血流缓慢。检验结果（3月5日）：总蛋白60.5g/L，D-二聚体4000μg/L，红细胞3.62×10^{12}/L，C反应蛋白11.29mg/L，谷氨酰基转移酶91U/L，碱性磷酸酶141U/L。

> 诊断 腰椎间盘突出症，腰椎管狭窄症，腰椎滑脱症。

二、治疗经过

入科后给予二级护理，低盐、低脂饮食，完善相关术前检查，于2月22日在全麻下行"后路腰椎间盘切除+椎管扩大减压+滑脱椎体复位+椎间植骨融合钉棒内固定术"。术后给予2L/min鼻导管吸氧通畅，呼吸平稳，心电监护示波窦性心律，腰部切口敷料包扎好，无渗出，术后给予抗生素、止疼、护胃、减轻神经水肿及补液等药物应用，给予床尾抬高，呈头低足高位休息。

三、护理

（一）护理问题/诊断

1. 疼痛

与手术切口有关。

2. 营养失调——低于机体需要量

与低蛋白有关。

3. 自理能力缺陷

与术后卧床状态有关。

4. 下肢静脉血栓形成

与术后长期卧床，缺乏锻炼有关。

5. 潜在并发症

（1）坠积性肺炎：与长期卧床有关。

（2）有皮肤受损的可能：与长期卧床有关。

（3）有跌倒坠床的风险：与术后活动耐力下降有关。

（4）血栓脱落的风险：与下肢静脉血栓有关。

（5）肺栓塞的风险：与下肢静脉血栓有关。

（二）护理措施

1. 疼痛

（1）鼓励患者报告疼痛情况。

（2）遵医嘱使用镇痛药物静脉应用。

（3）转移注意力。

（4）给予患儿心理护理。

2. 营养失调——低于机体需要量

（1）向患者讲述合理饮食的重要性，鼓励患者进食，多食蛋白、瘦肉、牛奶等含蛋白的食物。

（2）关注检验结果，定期复查。

3. 自理能力缺陷

（1）协助患者日常生活，鼓励积极配合治疗。

（2）指导患者及家属自我护理的方法。

（3）每天查看患者基本生活情况，包括卫生清洁和饮食方式等，保留患儿的主观能动性。

4. 下肢静脉血栓形成

（1）双下肢抬高。

（2）禁止揉捏、冷敷、热敷。

（3）观察患者腿围，下肢皮温及末梢循环，下肢有无肿胀加重、疼痛。

（4）遵医嘱正确使用抗凝药。

5. 潜在并发症

（1）坠积性肺炎：①保持呼吸道通畅，清除痰液；②鼓励患者行肺部功能锻炼，如吹气球锻炼、咳嗽锻炼；③遵医嘱用药，间断协助患者下床活动；④保持口腔清洁，高营养饮食，多饮水。

（2）有皮肤受损的可能：①定时翻身，避免长期受压，保证床单位平整、干净、整洁，定时检查皮肤情况；②翻身时操作正确，做好家属宣教；③改善机体营养。

（3）有跌倒坠床的风险：①体位变换时动作缓慢，正确使用床档；②病床的高度设置合理，脚轮的刹车固定；③加强巡视，床尾悬挂防跌倒标识；④教会患者及家属跌倒三部曲，更换体位时动作不宜过大，下床活动时注意防跌倒。

（4）血栓脱落的风险：①规范使用抗凝药物，严格卧床休息，床上活动避免幅度过大；②多饮水，保证补液量或饮水量2000mL/d以上；③加强相关知识宣教，禁止热敷、按摩患肢。

（5）肺栓塞的风险：①遵医嘱应用抗凝药物；②保持大便通畅，情绪稳定；③向患者及家属进行相关知识健康宣教；④加强巡视，如有异常及时告知医师。

四、知识拓展

腰椎间盘突出症（LDH）亦称髓核突出（脱出）或腰椎间盘纤维环破裂症，主要是由于腰椎间盘各部分（髓核、纤维环及软骨），尤其是髓核有不同程度的退行性改变后，在外界因素的作用下，椎间盘的纤维环破裂，髓核组织从破裂之处突出（脱出）导致脊神经根、脊髓等遭受刺激或压迫，从而产生腰部疼痛。

腰椎间盘突出症是临床常见病和多发病，好发于成年人。至少95%的腰椎间盘突出症发生于L4~L5和L5~S1。国外相关研究显示腰椎间盘突出症发病率为2%~3%，而35岁以上的男性发病率约4.8%，女性约2.5%。

五、讨论分析

腰椎间盘突出症的临床特点是剧烈腰腿痛的比率低，但间歇性跛行的比率高，原因是随着年龄增长痛阈会增高，椎旁肌肉和腘绳肌张力松弛，收缩减弱。而椎间盘退变严重，椎管狭窄，因而多跛行。另外多间隙椎间盘突出及高位椎间盘突出比率高，主要因素是老年人椎间盘生理结构明显变化，退行性改变，骨质疏松，腰椎稳定性不足，椎间盘纤维环强度减弱，椎体中央应力减弱，周边骨质应力相对较高，骨赘形成，腰椎活动中心上移。老年人在腰椎间盘突出症的认识和治疗上常存在一些误区，认为老年人腰腿痛不算大病，有轻视的心理，在治疗上只注重药物治疗，不注重康复训练，惧怕手术治疗，乐于按摩，外敷中草药，甚至认为应用手法就可以将突出椎间盘复位，到处求医，急性期不卧床休息，反而坚持行走，增加了椎间盘的压力，反复刺激神经根，越走越痛。有的患者坚持不吃止痛药，认为它治标不治本，长时间忍受痛苦，严重影响生活质量，康复训练不重视、不坚持，有的患者虽然也做了训练，但方法不正确，达不到治疗目的，门诊早期护理干预的意义在于把护理时间提前，将护理的范围相应延伸，是改变患者行为，促进功能恢复，减少疾病复发行之有效的护理措施，有利于患者走出认识和治疗上的误区，早治疗、早预防、早康复。

病例 ③　多发性骨折护理

一、病例简介

患者，女，53岁，患者外伤后多处疼痛6h。患者外伤后多处疼痛6h伤后无晕厥，无头晕，无恶心、呕吐，无心慌、胸闷，无面色苍白，无意识丧失，无大小便失禁，后就诊于某医院给予检查显示：右胫腓骨骨折、右桡骨骨折（未见报告），为求进一步治疗，来医院就诊，急诊以"右胫腓骨骨折、右桡骨骨折"入住骨科。受伤以来神志清醒，精神差，既往有慢性胆囊炎病史，高血压病史3年余，平素未规律口服药物，收缩压最高160mmHg，舒张压最高110mmHg，自诉血压控制可，对阿莫西林药物过敏。入院后CT示：①颅内未见明显外伤性改变，额部头皮血肿；②右侧眼眶内侧壁骨折；③鼻骨未见明显骨折；④多发肋骨骨折；⑤肺内模糊影，局部考虑少许挫伤；⑥右肺上叶结节；⑦奇静脉走行区脂肪间隙浑浊并疑似略高密度灶；⑧右侧乳腺改变，建议结合超声检查；⑨中腹部脂肪间隙密度增高伴周围略大淋巴结；⑩L2椎体骨折，建议完善腰椎相关检查。B超示：①二尖瓣轻度反流；②三尖瓣轻度反流；③左室舒张功能减退；④胆囊息肉并胆囊炎；⑤子宫瘤；⑥左下肢小腿段浅静脉曲张并局部管腔血栓形成；⑦右下肢小腿段软组织水肿；⑧右下肢小腿肌间静脉血栓。医嘱定于12月15日在全麻下行左掌骨骨折+左髌骨骨折+右桡骨骨折+右胫骨骨折内固定术，患者于15：05术毕返回病房，留置尿管，给予管理二次固定，镇痛泵持续泵入，疼痛评分2分，可耐受，给予抗炎、消肿、护胃、止咳、化痰、补液等对症治疗。神志清，精神可，刀口敷料整洁干燥。现患者住院第14天，术后第10天，神志清，精神可，夜间可间断入眠，大小便正常，右下肢轻度肿胀伴淤血青紫，刀口敷料整洁，自诉伤处疼痛可耐受，活动后疼痛加重。

既往史：不详。

检查：体温36.2℃，脉搏82次/分，呼吸19次/分，血压131/86mmHg。神志清，精神差。右额部肿胀，触及疼痛，上唇部可见不规则皮肤裂伤，颈部无畸形，颈前区压痛，颈部活动正常。右胸部压痛，胸骨压痛，胸廓挤压征阴性。右前臂畸形肿胀，触及疼痛，活动受限，各手指活动可，末端血运良好，感觉正常。左手背侧肿胀，局部皮肤青紫，触及疼痛，各手指活动可，末端血运良好，感觉正常。腰部压痛，活动受限，右髋部无畸形，压痛，骨盆挤压征阴性。左膝畸形肿胀，反常活动，压痛，可扪及骨擦感，膝部浮髌试验（+），膝关节自主活动受限。右小腿上端畸形肿胀，触及疼痛。CT示：①颅内未见明显外伤性改变，额部头皮血肿；②右侧眼眶内侧壁骨折；③鼻骨未见明显骨折；④多发肋骨骨折；⑤肺内模糊影，局部考虑少许挫伤；⑥右肺上叶结节；⑦奇静脉走行区脂肪间隙浑浊并疑似略高密度灶；⑧右侧乳腺改变，建议结合超声检查；⑨中腹部脂肪间隙密度增高伴周围略大淋巴结。B超示：①二尖瓣轻度反流；②三尖瓣轻度反流；③左室舒张功能减退；④胆囊息肉并胆囊炎；⑤子宫瘤；⑥左下肢小腿段浅静脉曲张并局部管腔血栓形成；⑦右下肢小腿段软组织水肿。

> **诊断** 多发性骨折。

二、治疗经过

于12月15日在全麻下行左掌骨骨折+左髌骨骨折+右桡骨骨折+右胫骨骨折内固定术。

三、护理

（一）护理问题/诊断

1. 血栓

与长期卧床血液回流减慢有关。

2. 疼痛

与骨折、术后康复活动有关。

3. 躯体移动障碍

与患肢疼痛、肢体功能障碍有关。

4. 自理能力缺陷

与患者骨折有关。

5. 焦虑

与意外受伤、担心愈后及陌生环境有关。

6. 知识缺乏

缺乏有关疾病方面的知识。

7. 睡眠形态紊乱

与骨折引起的体位不适及疼痛有关。

8. 潜在并发症

伤口感染、关节僵硬、高血压危象、失用性肌肉萎缩、钢板断裂、坠积性肺炎、皮肤完整性受损、肺栓塞。

（二）护理措施

1. 血栓

（1）利伐沙班10mg，2次/日，口服。

（2）指导患者主动行下肢踝泵功能锻炼。

（3）指导家属加强患者下肢被动功能锻炼。

（4）进行饮食指导，鼓励多饮水，防止血液高凝状态。

（5）配合医生进行血液化验，动态评估血栓风险。

2. 疼痛

（1）评估患者疼痛的部位、性质、程度及持续时间，鼓励患者主动表达疼痛的感受，及时给予心理安慰。

（2）协助患者取舒适卧位，抬高患肢，促进肿胀消退，减轻疼痛。

（3）患者疼痛时，播放音乐、看小视频等转移注意力。

（4）根据疼痛评分结果，给予止痛药，注意观察其疗效和不良反应。

3. 躯体移动障碍

（1）指导患者进行主动活动，如四肢关节、肌肉及踝泵运动等功能锻炼，促进肢体功能恢复。

（2）患者有生活需求时，家属及护士提供帮助。

4. 自理能力缺陷

（1）做好患者的基础护理，增加患者舒适感。

（2）日常用品放在患者易取的地方，鼓励患者独立完成力所能及的自理活动，必要时给予帮助。

（3）患者有需求，及时提供帮助。

5. 焦虑

（1）用和蔼可亲的态度与患者沟通，缓解焦虑情绪。

（2）积极配合医生，操作技术娴熟，以精湛的技术取得患者的信任。

（3）稳定患者情绪，做好患者的心理护理，介绍疾病的相关知识，解除思想顾虑，使患者保持良好的心情，促进疾病的恢复。

6. 知识缺乏

（1）介绍疾病有关的知识及注意事项，说明治疗或手术方案取得患者的信任。

（2）做好术后有关知识的宣教。

（3）教会患者做好患肢的功能锻炼。

7. 睡眠形态紊乱

（1）保持病室安静，床单元整洁，改变体位舒适性，尽可能合理地安排检查、治疗的时间，避免干扰睡眠。

（2）教患者促进睡眠的方法，如睡前喝牛奶。

（3）疼痛时遵医嘱使用止痛片。

8. 潜在并发症

（1）术前可进食高蛋白、高维素的食物，以利于组织修复，增强抵抗力。

（2）术中和术后给予有效的抗生素，术后及时更换敷料并保持干净，防止血源性感染，注意观察伤口敷料渗血情况，观察患者体温的变化。

（3）鼓励患者多饮水以稀释痰液有利于自行咳出并协助翻身拍背、嘱患者做深呼吸和自主咳嗽、咳痰，预防肺部感染。

（4）教患者床上活动、功能锻炼及踝泵运动的方法。尽量伸直膝关节，背伸踝关节，用力绷紧大脚部肌肉，持续10s后放松，如此反复进行。

（5）注意患肢动脉搏动及末梢血运、感觉、活动情况。

四、知识拓展

多发性骨折是指发生两处以上的骨折。多发性骨折的发生常伴有重要脏器的损伤或休克的发生，其损伤暴力重，发生时不仅有骨折的局部症状，全身反应也很明显。休克主要是失血性休克和创伤性休克，严重威胁着患者的生命以及肢体的康复。因此，迅速采取正确的急救护理措施是挽救患者生命的关键。

五、讨论分析

多发性骨折患者的病情一般较重，且情况危急，需要护理人员通过观察和查体对病情做出快速的评估，对危及患者生命的病症及时进行处理，有效地控制病情的发展。多发性骨折易发生并发症，护理人员需要对患者进行固定和止血，同时，抢救时需要密切留意患者各项生命体征，及时发现并发症的早期症状。这就要求护理人员有较好的心理素质，处事不惊，熟练掌握各项操作技能和理论知识。大多数多发性骨折会给患者带来身体上的疼痛，还会带来一些负面的情绪。对此护理人员应根据患者的实际情况，针对性地给予患者心理疏导，鼓励患者讲述内心真实想法，帮助患者了解与疾病相关的知识，鼓励患者积极面对疾病，消除患者的心理负担。护理人员须与患者家属进行沟通，获取他们的理解和支持，保证救治过程能顺利进行，这对争取最佳抢救时机有重要影响，直接影响患者之后的治疗效果和生存质量。所以，对多发性骨折患者的救治需要护理人员拥有扎实的理论知识和熟练的操作技能，还要有细心和临危不乱的心理状态以及良好的沟通能力。在救治多发性骨折患者的时候采取一系列有效的护理干预，有利于促进患者的康复和提高急诊救治率。

病例④ 左手外伤术后护理

一、病例简介

患者，男，29岁。于3月余前因外伤伤及左手，患者急至当地医院就诊，住院行手术治疗（具体不详），术后恢复一般，现患者因左手中指尺侧见一伤口持续不愈合，来医院就诊，经骨科医师详询病史并仔细查体后以"左手外伤术后"收入院。患者自受伤以来，神志清，精神可，二便正常，体重无明显变化。

既往史：不详。

检查：体温36.6℃，脉搏102次/分，呼吸24次/分，血压124/94mmHg，左手敷料包扎，打开敷料见患者左手诸指均有不同程度畸形，中指留置一枚克氏针，可见多处陈旧性手术瘢痕，中指可见一裂伤口，指端血运可。

诊断 左手外伤术后。

二、治疗经过

2024年1月16日，患者术前诊断为左手外伤术后，于当天在局部麻醉下行手部肌肉清创缝合术手术，探查见：左手中指尺侧近掌指关节处可见一长约2cm裂伤口，伴有结痂及脓性液体，创口深达骨质，可见肉芽组织，地毯式清创后再次以3%双氧水及冲洗盐水冲洗伤口3遍，皮肤血运可。再次冲洗创面，仔细止血、清点纱布器械无误，无张力缝合创口，油纱覆盖创面，无菌敷料包扎。术中诊断为左手外伤术后。术中出血5mL。

2024年1月17日，患者诉创口疼痛，患者生命体征平稳，一般情况可，饮食稍差，睡眠可。伤口处无明显渗出。嘱患者抬高患肢，系统治疗，按时换药，注意伤口换药，预防伤口感染，加强营养及支持治疗，多饮水。

2024年1月18日，患者伤口换药见创面愈合可，未见明显发红等不适，同意出院，嘱患者出院后1周、2周、4周、8周、12周、半年、一年门诊预约复查。按时换药，预防感染。术后14d根据伤口愈合情况拆除缝线，合理功能锻炼，禁烟、酒。加强营养支持及患肢护理。根据复查情况制定下一步诊疗计划。

三、护理

（一）护理问题/诊断

1. 疼痛

与手术创伤有关。

2. 焦虑

与不了解疾病、担心预后有关。

3. 知识缺乏

与缺少术后指导有关。

4. 出血

与手术创面有关。

5. 自理缺陷

与手术部位有关。

6. 有感染的危险

与手术创伤有关。

（二）护理措施

1. 疼痛

（1）安排有助于睡眠和休息的环境，保持睡眠环境安静，避免大声喧哗。

（2）给予止痛措施和舒适的体位。

2. 焦虑

做好心理护理，告知疾病相关知识、预后，取得患者的配合，使患者对手术有一定了解，对疾病有一定的认识，消除紧张不安的心理，保持情绪稳定。

3. 知识缺乏

（1）与患者交谈，了解患者顾虑，为患者解释或指导。

（2）采取多种形式向患者及家属进行疾病相关知识的宣教。

（3）向患者讲解相同疾病且恢复好的患者，帮助患者树立战胜疾病的信心。

4. 出血

（1）协助洗漱、更衣。

（2）鼓励患者逐步完成各项自理活动。

5. 自理缺陷

（1）落实各项基础护理，将患者常用的物品放置在患者伸手可及的位置。

（2）教会患者使用床头呼叫器以便及时呼叫护士，得到帮助。

6. 有感染的危险

（1）严格观察与感染相关的早期征象。

（2）鼓励患者进食营养丰富的饮食。

（3）向患者讲解导致感染发生的危险因素，指导患者掌握预防感染的措施。

四、知识拓展

手外伤是指手部组织因外力作用而造成的各种损伤，包括皮肤、肌腱、神经、血管、骨骼和关节等结构的破坏。

手外伤在日常生活和工业生产中极为常见，其发生率高，且多发生于青壮年人群。手部解剖结构复杂，功能重要，因此手外伤对患者的生活和工作能力影响较大。

五、讨论分析

对于手外伤手术患者而言，术后护理的重要性不容忽视。手外伤术后护理的重要性在于促进伤口愈合、减轻疼痛和不适、预防并发症、促进功能恢复以及提供心理支持。通过合理的护理手段和方法，可以提高患者的治疗效果，帮助他们早日恢复健康。在促进伤口愈合方面，术后有效护理可以帮助患者保持手部伤口的清洁和干燥，预防感染的发生。合理的伤口护理措施包括伤口包扎、更换敷料、维持伤口干燥，这些措施有助于提高伤口愈合的速度和质量。在减轻疼痛和不适方面，因手外伤手术后常常会伴随着一定的疼痛和不适感，通过合理的伤口护理，如伤口清洗、局部敷药、耳穴压豆等措施，可以减轻疼痛和不适感，提高患者的生活质量。在预防并发症方面，术后有效护理可以帮助监测和及早处理可能的并发症和问题。例如，通过定期观察和记录伤口的情况，及时发现伤口感染、出血等问题并及早处理，从而降低患者的并发症风险。在促进功能恢复方面，手外伤患者术后有效护理可以促进手部的功能恢复，包括指导患者进行适当的被动锻炼，以增加手部关节的活动范围，增强手部肌肉的力量和协调性，促进手指灵活性的恢复。在提供心理支持方面，术后有效护理还包括提供心理支持，帮助患者应对手术后的身体和心理变化。护理人员可以倾听患者的需求和困扰，提供情绪上的安慰和支持，促进患者身心健康。

针对患者术后护理中的具体情况，与患者沟通后在常规护理的基础上实施心理干预联合叙事护理。对于该患者而言，术后护理中心理干预的关键是建立患者的信任感和提供情感上的支持，帮助该患者积极面对康复进程和调整心理状态。同时，需要护理人员具备良好的沟通技巧和心理健康知识，以应对该患者出现的不安、焦虑、恐惧等心理问题以及情绪需求。叙事疗法则可以帮助该患者更好地理解和处理手术经历和术后困难，促进该患者的心理状态改善和适应。在实施叙事护理的过程中，护理人员需要具备良好的沟通技巧和倾听能力，能够在叙事的过程中积极引导和支持该患者。同时，也需要尊重该患者的个体差异和隐私，确保叙事护理过程的机密性。该患者术后护理中实施心理干预联合叙事护理后的结果表明，该方面对于改善该患者的焦虑、抑郁情绪具有一定作用；同时对于改善该患者的生活质量也具有一定作用。通过运用心理干预联合叙事疗法最终帮助患者走出心中阴霾，重拾康复信心，改善其临床预后。

综上所述，在手外伤术后护理中实施心理干预联合叙事护理是一种可行的方案，对于改善此类患者的负性情绪、生活质量具有一定作用，同时有利于促进患者术后恢复，适宜在今后此类患者的护理实践中进一步深入研究和推广应用。

病例 ❺ 股骨干骨折护理

一、病例简介

患者，男，7岁，主因"外伤后左下肢疼痛伴畸形肿胀4h"入院。急性起病。患者家属述于2014年1月30日下午5时许，在驾车过程中因雪天路滑，车辆发生交通事故，患儿伤后左下肢剧烈疼痛、肿胀，不敢自主活动，来医院急诊科完善头颅CT及下肢X线检查示左股骨远端骨折，现为进一步治疗来医院就诊，以"左股骨干骨折"收入骨科，患儿伤后意识清楚，对答流畅，无头晕头痛，无胸闷气短，无恶心呕吐，伤后未排二便。

既往史：平素身体健康，无曾患疾病史，无传染病史，预防接种史不详，无食物或药物等过敏史，无外伤史，无手术史，无输血史。

检查：体温36.4℃，脉搏84次/分，呼吸20次/分，血压110/60mmHg；一般状态良好，神志清醒，平车推入病房，查体合作。头型如常，双瞳孔等大等圆，光反射灵敏。颈对称，甲状腺不大。腹平坦，无压痛，肝脾不大，移动性浊音阴性；脊柱生理弯曲存在，各区段无压痛及叩击痛，左额面部肿胀明显，视物清晰，左大腿远端畸形肿胀明显，局部无破溃，无搏动性出血，左大腿远端局部压痛明显，可触及骨擦感，左下肢感觉功能正常，左足背动脉搏动有力。X线：左股骨干远端骨折，断端移位明显。

诊断 | 股骨干骨折。

二、治疗经过

手术名称：股骨骨折闭合复位钢针内固定术，石膏外固定术。
麻醉方式：全身麻醉。

手术经过：患者入手术室，麻醉成功后，左下肢常规消毒铺巾。左股骨干骨折闭合手法复位，C型臂透视，位置满意，从股骨远端外侧入路，经皮打入一枚克氏针，经过骨折端进入股骨骨折近端，固定骨折，从股骨远端内侧入路，经皮打入一枚克氏针，经过骨折端进入股骨骨折近端，固定骨折，C型臂透视，骨折对位好，内固定物位置满意。再次从股骨远端内、外侧各打入一枚克氏针固定骨折，C型臂透视，骨折对位好，内固定物位置满意，剪断外露的克氏针，包扎，髋人字石膏外固定。器械、纱布清点无误，患者安返病房。

三、护理

（一）护理问题/诊断

1. 有皮肤完整性受损的危险

与手术后卧床有关。

2. 疼痛

与疾病、损伤、手术创伤有关。

3. 焦虑、恐惧

与疼痛不适有关。

（二）护理措施

1. 有皮肤完整性受损的危险

（1）保持皮肤清洁干燥。

（2）定时翻身，按摩骶尾部、足跟等骨隆突处。

（2）加强营养。

2. 疼痛

（1）评估疼痛程度、时间、部位、性质、规律和伴随症状。

（2）根据病情需要取舒适体位。

（3）指导患者采用疏导、暗示、分散注意力等非药物镇痛法。

（4）遵医嘱给予镇痛药物。

（5）严格遵守操作规范。

3. 焦虑、恐惧

（1）评估疼痛程度、性质。

（2）协助患者采取舒适体位。

（3）遵医嘱应用镇痛药物。

四、知识拓展

股骨干周围的外展肌群，与其他肌群相比其肌力稍弱，外展肌群位于臀部附着在大粗隆上，由于内收肌的作用，骨折远端常有向内收移位的倾向，已对位的骨折，常有向外弓的倾向，这种移位和成角倾向，在骨折治疗中应注意纠正和预防。股骨下1/3骨折时，由于血管位于股骨折的后方，而且骨折远断端常向后成角，故易刺伤该处的腘动、静脉。

股骨干骨折系指小转子下2～5cm至股骨髁以上2～4cm的股骨骨折。此类骨折占全身骨折的4%～6%，患者以10岁以下儿童多见，约为总数的1/2。近年来，随着交通事故的增多，成人发病比例有增多趋势。男多于女，约2.8∶1。

五、讨论分析

股骨干骨折也就是股骨髁上段、转子下段骨干出现的一种骨折，属于儿童群体高发的下肢创伤类型。资料统计显示，儿童骨折、骨骺损伤中股骨干骨折占比达到2%，在下肢骨折中占比达到10%，特别是＜10岁以下儿童是该疾病的高危群体，男女发生比例为2.8∶1，一旦发生骨折，患儿股连续性、完整性遭到破坏，如果不及时采取治疗措施，将可能导致患儿下肢畸形，严重影响患儿日常活动及生活质量。预见性护理目前已经广泛应用各种疾病护理，在股骨干骨折患儿预见性护理心理护理中，虽然护理内容对治疗效果不会产生直接影响，但是患儿治疗依从性会大大提升，因此，也需要引起重视，但是在干预过程中需要重视个体化差异。另外，在便秘预防中，日常饮食非常重要，但需要结合患儿饮食喜好进行调整，以免大幅度调整会影响患儿食欲和依从性，出现抵触的情况。长时间卧床不仅会导致坠积性肺炎，也不利于患儿功能康复，为了保证康复效果，需要做好坠积性肺炎，同时，在医护人员指导下尽早参与康复锻炼，通过活动脚踝、脚趾、四头肌等锻炼，避免关节过度僵硬、肌肉发生萎缩。

综上所述，预见性护理应用于股骨干骨折患儿干预，可加快骨折部位恢复，减轻患儿的疼痛程度、负向情绪，改善患儿生活质量，家属满意度更高，值得临床广泛推广及应用。

病例 ❻ 股骨转子间骨折护理

一、病例简介

患者，女，75岁，摔伤后右髋部疼痛3h余。患者因摔伤后右髋部疼痛3h余，门诊X片显示：右股骨转子间骨折收入骨科治疗，既往高血压10年，冠心病4年余，脑梗死病史8年，神志清，精神可，痛苦貌，入院测血压154/68mmHg。根据患者病情医嘱通知，在椎管内麻醉行股骨骨折闭合复位髓内针内固定术，于10:40术毕返回病房，患者神志清，精神可，生命体征平稳，刀口敷料整洁干燥。现患者住院第11天，术后第9天，神志清，精神可，夜间可间断入眠，大小便正常，右下肢轻度肿胀，刀口敷料整洁，自诉伤处疼痛可耐受，活动后疼痛加重。

既往史：不详。

检查：体温36.2℃，脉搏82次/分，呼吸19次/分，血压131/86mmHg。神志清，精神可，右转子区肿胀，触及疼痛，下肢不能活动，呈外旋畸形，可达90°，右下肢轴向叩击痛，右缩短不明显，末端血运可，感觉正常，其余肢体未见异常。

诊断 股骨转子间骨折。

二、治疗经过

于10月1日8:00在椎管内麻醉行股骨骨折闭合复位髓内针内固定术。

三、护理

（一）护理问题/诊断

1. 疼痛

与骨折、术后康复活动有关。

2. 躯体移动障碍

与患肢疼痛、肢体功能障碍有关。

3. 自理能力缺陷

与患者骨折有关。

4. 焦虑

与意外受伤、担心愈后及陌生环境有关。

5. 知识缺乏

缺乏有关疾病方面的知识。

6. 睡眠形态紊乱

与骨折引起的体位不适及疼痛有关。

7. 潜在并发症

伤口感染、关节僵硬、高血压危象、失用性肌肉萎缩、钢板断裂、坠积性肺炎、下肢血栓。

（二）护理措施

1. 疼痛

（1）评估患者疼痛的部位、性质、程度及持续时间，鼓励患者主动表达疼痛的感受，及时给予心理安慰。

（2）协助患者取舒适卧位，抬高患肢，促进肿胀消退，减轻疼痛。

（3）患者疼痛时，可以通过播放音乐、看小视频等转移注意力。

（4）根据疼痛评分结果，给予止痛药，注意观察其疗效和不良反应。

2. 躯体移动障碍

（1）指导患者进行主动活动，包括四肢关节、肌肉及踝泵运动等功能锻炼，促进肢体功能恢复。

（2）患者有生活需求时，家属及护士提供帮助。

3. 自理能力缺陷

（1）做好患者的基础护理，增加患者舒适感。

（2）日常用品放于患者易取的地方，鼓励患者独立完成力所能及的自理活动，必要时给予帮助。

（3）患者有需求，及时提供帮助。

4. 焦虑

（1）用和蔼可亲的态度与患者沟通，缓解焦虑情绪。

（2）积极配合医生，操作技术娴熟，精湛的技术取得患者的信任。

（3）稳定患者情绪，做好患者的心理护理，介绍疾病的相关知识，解除思想顾虑，告诉患者骨折对位好，保持良好的心情，促进疾病的恢复。

5. 知识缺乏

（1）介绍疾病有关的知识及注意事项，说明治疗或手术方案，取得患者的信任。

（2）做好术后有关知识的宣教。

（3）教会患者做好患肢的功能锻炼。

6. 睡眠形态紊乱

（1）保持病室安静，床单位整洁，改变体位舒适性，尽可能合理地安排检查、治疗的时间，避免干扰睡眠。

（2）指导患者促进睡眠的方法，如睡前喝牛奶。

（3）疼痛时遵医嘱使用止痛片。

7. 潜在并发症

（1）术前可进食高蛋白、高维素的食物，利于组织修复，增强抵抗力。

（2）术中和术后给予有效的抗生素，术后及时更换敷料并保持干净，防止血源性感染，注意观察伤口敷料渗血情况，观察患者体温的变化。

（3）鼓励患者多饮水以稀释痰液，有利于自行咳出，并协助翻身拍背、嘱患者做深呼吸和自主咳嗽、咳痰预防肺部感染。

（4）指导患者床上活动、功能锻炼及踝泵运动的方法：尽量伸直膝关节，背伸踝关节，用力绷紧大脚部肌肉，持续10s后放松，如此反复进行。

（5）注意患肢动脉搏动及末梢血运、感觉、活动情况。

四、知识拓展

股骨转子间骨折，指股骨颈基底到小粗隆下平面区域内的骨折，为关节囊外骨折。最常见于65岁以上的老年人，女性多于男性。

五、讨论分析

股骨转子间骨折大多数发生于老年人，老年人大都有不同程度的骨质疏松，听力、视力、肌力及身体平衡能力有不同程度下降，相对容易摔倒而致转子间骨折，多数属于行走时不慎滑倒、床上或凳子上摔倒等低能量损伤。有研究发现，随着年龄增加，骨质量将持续下降，而且骨质量与骨折严重程度相关。动力髋钢板具有动力性和静力性双重加压作用的优点，允许早期下床活动。滑动螺钉通过钢板孔插入股骨头颈部以固定骨折近端，侧方钢板固定骨折远端，手术中拧紧加压尾钉时可以对骨折端进行静力性加压，骨折愈合前下床负重时滑动拉力螺钉可以在侧方钢板的套筒内滑动，即"打气筒样"作用，使骨折断端更紧密接触，从而产生动力性加压，能促进骨折愈合，而且动力髋螺钉固定于外侧，还有张力带作用，更有利于骨折愈合。总之，对于没有手术禁忌证的患者，应尽早行手术治疗，减少卧床并发症，尽早恢复患肢功能，使患者尽可能恢复到伤前的生活及工作状态。

病例 ❼ 脊髓损伤护理

一、病例简介

患者，男，39岁。右下肢无力伴小便控制不能2月余。患者因腰痛伴双臀部疼痛持续加重于2020年9月23日在全麻下行"腰椎突出间盘摘除术"后腰痛症状明显缓解，二便出现障碍，大便无便意，需要药物（乳果糖、开塞露）助力，小便控制不能，为求进一步治疗，门诊以"马尾神经损伤"为诊断收入骨科。

既往史：有"高血压"病史5年，"糖尿病"史10年。

检查：体温36.5℃，脉搏72次/分，呼吸18次/分，血压135/75mmHg。患者ADL评分为50分，为中度依赖；跌倒评分为1分。感觉平面：左：正常（L_3及以上），减退（$L_4 \sim S_5$），右：正常（L_3及以上），减退（$L_4/S_2 \sim S_5$），缺失（$L_5 \sim S_1$）。肢体运动功能评定，平衡功能评定，坐位平衡：3级，立位平衡：0级。目前存在的问题：小便、修饰、用厕、穿着、上楼梯、洗澡等。综上，患者目前主要存在的障碍：运动障碍、生活自理能力障碍。腰椎正侧位DR：腰椎退行性病变，术后改变。泌尿系彩超：前列腺体积增大。

> 诊断 脊髓损伤。

二、治疗经过

低盐、低脂、低糖饮食，完善康复科常规评估，前列癃闭通片：益气温阳，活血利水。

三、护理

（一）护理问题/诊断

1. 排尿模式的改变

与神经源性膀胱有关。

2. 自理能力下降

与运动功能障碍有关。

3. 有跌倒风险

与双下肢活动不利有关。

4. 潜在并发症

深静脉血栓、皮肤完整性受损。

（二）护理措施

1. 排尿模式的改变

（1）制定饮水计划：指导患者严格执行饮水计划。

（2）行为训练：定时排尿和提示性排尿，坚持每次导尿前自行排尿。

（3）自我清洁、间歇导尿：4次/日，认真记录自排量和导出尿量。

（4）盆底肌生物反馈训练。

2. 排便模式的改变

（1）多饮水，多食蔬菜、水果等粗纤维食物，促进肠蠕动；摄入足够含钙食物，多晒太阳，防止骨质疏松。

（2）肛门直肠反射建立：手指环形刺激运动：30~60秒/圈，10~15分/次。

（3）早餐或晚餐后30min定时排大便。

（4）腹部按摩3次/日。

3. 皮肤完整性受损

加强营养，床上勤翻身，保持床单元干燥、整洁，电动气垫床应用；变换体位或移动时，避免托、拉、拽；使用轮椅时，转移时注意保护皮肤，边缘放软垫，防止擦破皮肤。

4. 自理能力下降

（1）日常生活活动能力训练：进食、梳洗、如厕、更衣、沐浴、交流、家务和外出等训练。

（2）双下肢关节被动训练：PT、全身肌力训练和针灸。

5. 深静脉血栓的风险

抬高双下肢，促进血液回流；教会患者及家属踝泵练习；定期测量患者双下肢周径，观察有无水肿；使用弹力袜预防血栓形成；定时检测D-二聚体、下肢静脉彩超。

6. 有跌倒风险的患者

（1）做好预防跌倒的安全宣教，对患者进行评估，并进行护理安全告知。

（2）保持地面干燥，地滑时要有警示牌，床尾挂跌倒警示牌。

（3）卧床时加床档加以保护。

四、知识拓展

脊髓损伤（spinal cord injury，SCI）是由各种原因引起的脊髓结构和功能的损害，患者常出现截瘫或四肢瘫，后期还会带来多种并发症。近年来脊髓损伤患者总例数不断增加，脊髓损伤护理受到了广泛的关注。应用可视化工具对某一领域的文献进行计量学分析已成为一种研究趋势。

五、讨论分析

我国脊髓损伤患者发病率呈逐年上升的趋势，且患者例数已突破百万例，并以每年12万例的速度剧增。脊髓损伤往往会造成损伤平面以下的肢体感觉、运动、排尿、排便功能障碍，甚至截瘫或四肢瘫及应激性溃疡、深静脉血栓、压疮等并发症。疾病给个体的生理、心理和社会健康带来巨大的挑战，加重患者的经济负担，降低其生活质量。随着发病率和患者总例数的不断增加，越来越多的研究者开始关注脊髓损伤的护理，以求采取更科学、有效的护理措施促进患者的预后。

病例 ⑧　双侧跟骨粉碎性骨折护理

一、病例简介

患者，男，44岁，因摔伤双侧足跟部而肿痛、活动受限1h余入院。

既往史：不详。

检查：双侧足跟肿胀、畸形、淤血，左侧较严重，局部压痛，触及骨擦感。双侧踝关节、右足活动受限，足背动脉搏动可触及，末梢血运、感觉正常。其余肢体未见明显异常。（2021年3月8日）双侧踝关节DR示：双侧跟骨骨折，左侧较重。双侧跟骨CT示：双侧跟骨粉碎性骨折。

诊断　双侧跟骨粉碎性骨折。

二、治疗经过

入院后予消肿、止痛、对症治疗。

手术治疗：2021年3月19日在腰硬联合麻醉下，行双侧跟骨粉碎性骨折切开复位内固定+骨移植术。

术后经抗感染、消肿、对症治疗。

三、护理

（一）护理问题/诊断

（1）急性疼痛。

（2）知识缺乏。

（3）有感染的危险。

（4）有下肢静脉血栓形成的危险。

（二）护理措施

1. 术前护理

（1）急性疼痛：①舒适位摆放，于下肢腘窝和足跟处放置一软枕，根据患者的身高/体型合理放置软枕位置；②抬高下肢，高于心脏水平30°，利于下肢血液回流，消除肿胀；③冰敷患肢4次/日，消肿止痛；④非甾体抗感染药物帕瑞昔布20mg静脉推注，每12h 1次，维持有效的血药浓度，达到止痛的效果；⑤疼痛部位予止痛药及效果观察。

（2）知识缺乏：①介绍医师、护士，手术团队；②倾听和耐心答疑；③家人安慰陪伴；④与管床医师沟通，告知消除肿胀对于手术切口愈合的重要性，取得患者的理解；⑤介绍病区内的同等类型患者的成功案例，消除患者的顾虑。

（3）有感染的危险：3月9日患者左足根部出现张力性水疱。①抬高患肢；②冷疗4次/日；③宣教患者双下肢直腿抬高、髋膝关节屈伸运动；④迈之灵2片，2次/日（消除肿胀）；⑤针对张力性水疱进行抽吸，避免破坏水疱表面膜；⑥宣教患者及家属保护张力性水疱的表皮清洁干燥，避免污染导致感染；⑦络合碘消毒抽吸后的张力性水疱膜表面2次/日。

（4）有下肢静脉血栓形成的危险：①基本预防：宣教患者多饮水，>3000mL/d，指导抬臀，直腿抬高、髋膝关节屈伸，股四头肌练习；②物理预防：3月8日肢体气压治疗2次/日；③药物预防：3月12日服用利伐沙班10mg 1次/日口服；④术前3月10日双下肢深动静脉彩超示：双侧下肢各级动脉血管结构及血流未见异常。

2. 术后护理

（1）有下肢静脉血栓形成的危险：①基本预防：宣教患者多饮水，>3000mL/d，指导抬臀，直腿抬高、髋膝关节屈伸，股四头肌练习；②物理预防：肢体气压治疗2次/日；③药物预防：3月20日利伐沙班10mg 1次/日，口服；④术后3月26日双下肢深动静脉彩超示：双侧下肢各级动脉血管结构及血流未见异常。

（2）有便秘的危险：①饮水>3000mL/d，多吃蔬果及粗纤维、易消化食物；②提肛，腹部按摩；③关注患者大便情况，超过3d未解大便，予以干预。

（3）其他护理：①观察生命体征、患肢末梢血运感觉情况、用药疗效；②出院指导功能锻炼，饮食，复诊时间，轮椅的使用与注意事项。

四、知识拓展

跟骨骨折以足跟部剧烈疼痛、肿胀和瘀斑明显、足跟不能着地行走、跟骨压痛为主要表现。本病成年人较多发生，常由高处坠下或挤压致伤。经常伴有脊椎骨折，骨盆骨折，头、胸、腹伤。跟骨为松质骨，血供应比较丰富，骨不连者少见。但如骨折线进入关节面或复位不良，后遗创伤性关节炎及跟骨负重时疼痛者常见。

五、讨论分析

跟骨用以维持人体自身重量，是足部足弓的重要结构部分，对于人体负重及行走有着无可替代的作用。跟骨骨折后，跟部疼痛剧烈，患者无法正常着地行走。目前，手术治疗是最为有效的方法。但手术后，易出现创口感染、关节炎等并发症。同时，术后患者需要卧床休息，正常生活需要家人协助完成，这一转变会令患者产生不适感和抵触感。临床实施护理工作需要护理人员细心观察患者状态，避免因为滋生焦虑、不安等不良情绪，影响术后治疗效果和康复速度。常规护理往往只重视骨折部位的护理，忽视了患者在住院期间的心理变化，护理过程中缺乏强有力的心理支持，导致患者存在较大的负性情绪。护理人员对患者的健康宣教不够重视，往往使患者在接受治疗期间处于迷惘状态，不利于拉近医患关系，也不利于开展治疗和护理措施。针对上述问题，应改进护理路径，修正常规护理的不足之处，根据每位患者的临床特点制定针对性的护理方案。骨科护理是基于围手术期的针对性护理模式，也是可促进患者康复的一种护理模式。该护理模式加强了对患者的心理支持与健康宣教，为患者设计科学的饮食计划，帮助患者尽早开展康复训练，可有效提高护理质量。

骨科护理模式为患者提供良好的恢复环境，引导患者积极参与运动，利用功能锻炼加速血液循环，防止肌肉萎缩和关节僵硬等。患者出院时，给予健康指导，嘱患者定期检查。骨科护理在临床已得到多数患者的认可，因其可缓解不良情绪，提升患者依从性，进而增进康复速度。

病例 ❾ 右髋关节发育不良护理

一、病例简介

患者，女，1岁。代主诉：发现双下肢不等长，走路不稳2周。2周前发现患儿双下肢不等长，走路跛行，在当地医院检查提示"髋关节发育不良"。为求进一步治疗到医院就诊，门诊以"髋关节发育不良"收入骨科。患病来，神志清，精神尚可，饮食尚可，睡眠可，大便正常，小便正常，体重未见明显减轻。

既往史：平素体健，无肝炎、结核类传染病史，无外伤史，无输血史，无食物过敏史，无药物过敏史。预防接种随社会进行。

检查：患儿双下肢不等长，右侧肢体偏短，右髋关节外展受限，右侧臀部及大腿内侧的皮肤褶皱与左侧不对称，较左侧偏多，单足站立试验阳性，髋关节屈曲外展试验阳性，弹进弹出试验阳性。

诊断 右髋关节发育不良。

二、治疗经过

2023年10月22日：在全麻下行"右髋关节内收肌松解术+右髋关节手法复位石膏固定术"，于10：30术毕返回病房，神志清、切口敷料整洁，髋人字形石膏固定良好，持续心电监护、氧气吸入。术后体温36.6℃，脉搏113次/分，呼吸24次/分，疼痛评分：2分，并给予患儿营养类等药物。

16：00停止心电监护及氧气吸入。

三、护理

（一）护理问题/诊断

（1）恐惧。

（2）有皮肤完整性受损的危险：与术后卧床、石膏固定有关。

（3）躯体移动障碍。

（4）潜在并发症：下肢静脉血栓、坠积性肺炎、肌肉萎缩、关节僵硬，骨筋膜室综合征、股骨头缺血性坏死。

（5）营养失调——低于机体需要量。

（6）感染。

（7）舒适度的改变：与疾病导致的身体移动受限有关。

（8）疼痛：与疾病及手术有关。

（9）知识缺乏。

（二）护理措施

1. 恐惧

（1）入院时介绍病区情况，减轻其陌生感，使患儿适应新环境。

（2）向患儿的父母询问其生活习惯和爱好，将其喜欢的玩具及物品放于床旁，及时满足患儿的需求。

（3）了解患儿惯用的词汇及表达需要的特殊方式，以轻柔的动作、和蔼的态度关心患儿，可用哄、逗、微笑等方式使患儿产生安全感。

（4）鼓励家长陪伴患儿参与护理。

（5）护理时采用积极、鼓励的语言，并教会患儿家属转移其注意力的方法，如讲故事、听儿歌等。

2. 有皮肤完整性受损的危险

（1）悬挂预防压疮标识，班班交接。

（2）告知患儿家属可能导致压疮的原因，并采取相应的防范措施。

（3）每天检查皮肤情况，尤其是石膏固定处的皮肤，保持皮肤清洁、干燥，保持床单位清洁、平整，干燥、无渣屑，定时翻身，并按摩局部，防止局部潮湿刺激，预防患儿抓伤及擦伤，鼓励患儿适当活动。

（4）在骨隆突处和身体空隙处使用软枕或支垫等。加强营养，增强机体抵抗力。

3. 潜在并发症

（1）指导患儿进行主动踝泵运动及股四头肌等长收缩锻炼；观察患儿双下肢的感觉运动情况。

（2）鼓励患儿多饮温开水，鼓励患儿进行有效咳嗽，定时给予翻身叩背，必要时遵医嘱应用药物。

（3）督促患儿进行早期功能锻炼，可进行踝泵运动及四肢肌肉群的等长、等张锻炼，同时鼓励患儿做力所能及的事。

（4）给予抬高患肢，密切观察患儿双下肢血运、皮温、色泽、肿胀程度，感觉及运动情况，如有异常及时告知医师处理。

4. 感染

（1）给患儿进行各项操作时，严格执行无菌技术。

（2）保持切口处敷料整洁，石膏固定处的皮肤清洁干燥，如有异常及时告知医师处理。

（3）密切监测患儿体温变化，给予患儿高热量、高蛋白、高维生素清淡、易消化饮食。

（4）应指导患儿家属及时为其增减衣物，防寒保暖，预防呼吸道感染。

（5）注意饮食卫生，加强口腔护理。

5. 营养失调——低于机体需要量

（1）合理喂养，保证饮食规律，饮食均衡。

（2）调整饮食，给予患儿高热量、高蛋白、高维生素、易消化饮食，并少量多餐。

（3）补充维生素及微量元素。

（4）遵医嘱给予助消化类药物。

（5）室内保持适宜的温湿度，避免感冒。

6. 舒适度的改变

（1）为患儿取舒适卧位，给患儿下肢垫软枕或下肢功能垫，保持患肢功能位。

（2）做好患儿的心理护理和生活护理，保持床单位的整洁。

（3）减少声光刺激，治疗与护理集中进行，提供安静休息环境。

7. 疼痛

（1）根据患儿不同时期的疼痛给予相应的护理。

（2）及时评估疼痛的部位、性质、原因，安慰患儿，消除其紧张情绪，安排有助于睡眠和休息的环境。

（3）给予患儿舒适卧位，可通过讲故事、听音乐等分散注意力，巡视病房做到"四轻"。

（4）必要时遵医嘱使用止疼药物，观察用药后反应。

（5）解释疼痛原因，给予心理护理，转移其注意力，使之心情放松。

8. 知识缺乏

（1）告知患儿家属疾病的相关知识，增加患儿家属对治疗及护理过程的了解，及时解答患儿家属的疑惑。

（2）向患儿家属介绍术后功能锻炼的重要性，术后康复训练应由少到多，循序渐进，指导患儿进行患肢肌肉的等长和等张收缩。

（3）告知患儿家属常用药物的作用及注意事项。

（4）教会患儿家属石膏护理方法及注意事项，搬动患儿时，动作要缓慢，避免误伤。

四、知识拓展

髋关节发育不良是一种病症。先天性髋关节脱位和髋关节发育不良也统称弹响髋。髋关节发育不良髋关节是一个"球窝"关节，各种各样的原因都能影响宝宝的髋关节发育。

五、讨论分析

髋关节发育不良是一种较为常见的先天性畸形。其中，女性发病率高于男性，左侧比右侧多一倍，双侧相对偏少。目前，髋关节发育不良的诊疗对当代医学仍然存在一定的挑战，故加强对此类疾病的研究显得尤为重要。临床认为，针对髋关节发育不良的治疗主要以早期诊断与治疗为宜，其中，取得稳定的同心圆复位及避免股骨头缺血性坏死是治疗髋关节发育不良的重点及目的。一般情况下，一岁半内关节松弛的患儿可以试行闭合复位，亦存在部分患儿需要接受截骨术或切开复位等，上述方法在一定程度上帮助部分患儿改善了临床症状，并有助于提高患儿的预后。但髋关节发育不良手术治疗后易产生各种并发症，尤以坐骨神经损伤的发生率明显，稍有不慎即会导致不良的后果。

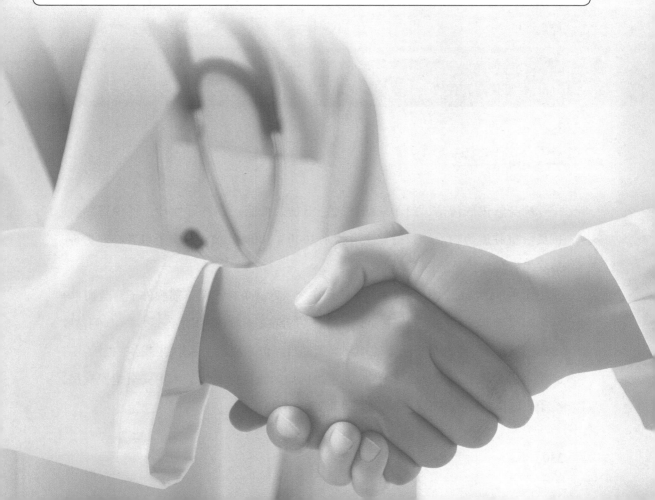

第八章

妇产科
疾病护理病例精选

病例 ❶ 子宫内膜癌护理

一、病例简介

患者，女，54岁。因"不规则阴道流血2个多月"入院。入院时呈焦虑状。

既往史：糖尿病。

检查：体温37℃，脉搏90次/分，呼吸25次/分，血压120/60mmHg。疼痛评分0分；EWS评分为2分；非计划脱管为2分（年龄和尿管）；VTE评分为5分；防坠跌4分，包括年龄、药物、身体虚弱、无法稳定行走；防压疮17分（活动：局限床上2分。活动能力：严重限制2分。营养：适当3分。摩擦力剪切力：有潜在危险2分）。

> 诊断　经检查后，行诊断性刮宫术，术后病理提示：（宫腔）子宫内膜单纯性增生伴非典型增生，部分区域癌变。

二、治疗经过

翻身，皮肤清洁，给予一级护理，低盐、低脂、高纤维饮食，保护胃黏膜、抗炎、抗肿瘤药物治疗，指导患者饮水2000~3000mL/d，并给予患者心理护理，消除患者焦虑状况。

无手术禁忌证，于2024年2月17日在全身麻醉下行腔镜下筋膜外子宫全切术+双侧卵巢输卵管切除术+腹主动脉旁淋巴结切除术+骶前淋巴结切除术+双侧盆腔淋巴结清扫术+腹腔镜下阴道残端双侧骶韧带高位悬吊术。术中快速冰冻提示：宫腔子宫内膜腺癌，侵及肌层1/5处，宫颈内口未查见癌组织。术后安全返回病房，给予心电监护，血氧饱和度监测，吸氧2升/分。

三、护理

(一)护理问题/诊断

1. 疼痛

与患者术后有中度至重度疼痛有关。

2. 潜在问题

(1)有脱管的可能:与患者术后留置导尿管有关。

(2)有感染的可能:与手术有创有关。

(3)有血栓形成的可能:与被动牵拉趾引起剧痛处理不及时有关。

(二)护理措施

1. 疼痛

(1)术后用患者自控性止痛治疗、静脉或硬膜外止痛治疗可以控制疼痛。

(2)疼痛将逐渐减轻,到术后第3天,口服止痛药就可以充分缓解疼痛。口服止痛药在运动或体位改变前1.5h服用为宜。

(3)做好心理护理,安慰患者。

2. 潜在并发症

(1)有脱管的可能:①各种管路均应妥善固定,根据管路特点和患者实际情况,选择合适的管路固定敷料,保证连接处连接紧密;②做好管路标识:患者置管后,在标识贴上填写管道名称、置管日期、置管长度等信息,如标识出现污染或破损,应及时更换;③做好管路护理的健康教育:告知患者及家属留置导管的目的和重要性,保护导管、防止意外脱出的方法及注意事项,达到患者及家属知晓相关内容并配合的目的;④护理人员为患者翻身、移动时,做好管路的保护,避免过度牵拉;⑤做好管路观察和护理,并做好记录。合理用药、有效约束:对于意识障碍、烦躁不安、术后麻醉未清醒、语言表达不清的高龄患者或对导管极不耐受患者,必要时给予有效约束,注意观察约束部位得皮肤情况。遵医嘱正确合理应用镇静剂。

（2）有感染的可能：①术前准备严格按外科手术准备，局部皮肤有破损、感染灶时不能手术，待治愈一段时间后进行，术前应用抗生素预防性治疗；②敷料及时更换，保持切口干燥，换药时严格无菌操作，防止交叉感染；③注意观察局部有无红、肿、热、痛，体温变化，3d后疼痛未减轻反而加重提示有感染的可能，应查明原因及时处理；④术后继续应用抗生素；⑤防止和治愈其他部位的感染，如扁桃体炎、皮肤化脓性感染、肺部感染，防止机体抵抗力进一步下降和炎症扩散而导致手术失败；⑥防止呼吸道感染：叩背排痰，指导深呼吸、有效咳嗽，术后第1天给予患者抬高床头取半卧位，防止坠积性肺炎；⑦防止泌尿系感染：术中插导尿管以监测肾功能和尿量。术后第1天或第2天可以拔除导尿管，留置尿管期间，做好会阴护理。

3. 血栓形成

（1）患者术后要穿抗血栓长袜或充气压力长袜，这样可以降低发生血栓形成的危险，血栓形成在下肢手术后是很常见的。

（2）做患肢按摩、股四头肌收缩等锻炼。

（3）鼓励患者术后早期运动和行走。术后第1天鼓励患者下床取坐位。卧床时多加运动踝关节也有助于预防血栓形成。

4. 健康教育

（1）饮食指导：低盐、低脂饮食。①保持食盐量在5g/d（大约一啤酒瓶盖）；②保持油量（最好是植物油，例如花生油、豆油等）在25g/d（大约2汤匙）；③避免腌制食品，例如咸菜、咸鸭蛋等；④尽量避免吃动物的内脏、外皮、脑、海产品的贝类、软体动物，多吃蔬菜，少吃坚果类食物，可以适量吃各种瘦肉、禽类、鱼类、虾、蛋清，牛奶可以选择脱脂牛奶，约250mL/d。

（2）管道护理导尿管的注意事项：①为保持尿液通畅，防止尿管及引流管扭曲、挤压；②尿袋低于膀胱处（即腹部），防止尿液逆流引起感染；③多喝水，在2000mL/d以上；④护士给予插尿管处消毒2次/日；⑤护士定时更换尿袋。

（3）健康宣教的注意事项：①穿适当长度的裤子及合脚防滑的鞋；②保持地面干燥，走道畅通；③步伐不宜太大，逐渐增加行走的活动量；④应有医护人员在旁协助。

四、知识拓展

子宫内膜癌是发生于子宫内膜的一组上皮性恶性肿瘤，以来源于子宫内膜腺体的腺癌最常见。为女性生殖道三大恶性肿瘤之一，占女性全身恶性肿瘤7%，占女性生殖道恶性肿瘤20%～30%。近年来发病率在世界范围内呈上升趋势。

五、讨论分析

子宫内膜癌是妇科病症中发生率极高的恶性肿瘤，将要接近宫颈癌，欧美国家发病率占据首位，患者在出现阴道异常流血情况的同时还可能伴有不同程度异常排液情况，严重影响身体健康。子宫内膜癌不仅会影响患者的生育能力，还会使患者身体细胞恶化的概率增加，影响其身体重要器官的功能，导致全身器官衰竭，甚至导致死亡。

我们生活在一个快节奏的时代，社会经济发展较快，人们面临极大的生活、工作压力，尤其是女性的生活改变尤为明显，进而导致很多女性出现子宫内膜癌。子宫内膜癌属于严重疾病，致死率极高，当前对于此类疾病的治疗，腹腔镜下子宫内膜癌根治术是首选，能够有效杜绝病情的转移，保证患者的生存质量。但需要注意的是，治疗过程中所采用的雌激素药物会扰乱患者的激素分泌情况，进而对女性的生育问题造成持续的伤害。为了能够提升临床治疗效果，保证预后，在给患者治疗期间，实行手术配合与护理方案意义重大。护理工作人员需要在围术期加强护理服务，全面掌握患者的病情状况，给患者提供优质的护理，这样能够提升患者治疗依从性，杜绝患者术后发生一系列的并发症。另外，给患者实行针对性的心理护理，能够让患者保持良好的心态，患者能够对医务工作人员产生信赖感，建立良好的医患关系，更能助力临床治疗工作的有序开展。总体而言，针对子宫内膜癌患者实行手术治疗干预，应该开展优质的护理服务，此次主要为手术配合和护理干预，从患者心理、生理等方面进行了综合性的照护，促使患者能够早期恢复健康，这类护理方案值得大力推广。

病例 ② 前置胎盘护理

一、病例简介

患者，女，23岁。因"停经36周，阴道见红1d"入院。末次月经时间2020年3月10日，预产期2020年12月17日，停经30多天，自测尿妊娠试验阳性，停经40d出现早孕反应，停经45d进行第一次产检，B超提示宫内早孕，发育符合孕周。4个月自觉胎动至今。唐氏筛查低风险，OGTT未做，胎儿心脏B超未做。孕期顺利，否认有害物质接触史。入院36周，阴道见红1d，量少，无血块，无明显腹痛，无阴道流液，患者自发病以来，进食及休息可，二便正常，遂入院。

既往史：不详。

检查：2020年11月18日胎儿及附属彩超检查：双顶径8.4cm，股骨长6.6cm，胎心率159次/分，最大羊水暗区6.7cm，胎盘1+级，下缘部分位于宫颈内口处，彩超提示单胎头位，胎盘1+级，前置胎盘（部分型）。现孕37+1周，无腹痛，无阴道流血，自感胎动无明显异常。产科检查：宫高33cm，腹围119cm，胎方位，LOA，胎心率152次/分，规律，宫缩未触及，胎膜未破。胎心监护反应好。复查彩超提示：晚期单胎头位妊娠，胎盘功能Ⅱ级，提示前置胎盘（完全型）已足月，并且完全性前置胎盘，出现大出血、胎儿窘迫等危及母儿生命安全可能性大，建议剖宫产终止妊娠，但患者及家属要求继续妊娠。

> 诊断 前置胎盘。

二、治疗经过

二级护理，普通饮食，完善必要的辅助检查，监测胎心、胎动情况，择期行

OGTT试验，给予止咳、抑制子宫收缩等对症治疗，必要时加用促胎肺成熟治疗及保护胎儿脑神经等治疗，观察阴道流血情况。如出血量明显多于月经量，必要时急行剖宫产终止妊娠。

三、护理

（一）护理问题/诊断

1. 自理能力缺陷

与前置胎盘需要相对卧床休息有关。

2. 有大出血的风险

与妊娠早期或临产后子宫下段逐步伸展，宫颈管消失或宫颈扩张时，附着于子宫下段或宫颈内口的胎盘不能相应地伸展，导致前置局部的胎盘自附着处剥离，血窦决裂而出血有关。

3. 有胎儿受伤的风险

与前置胎盘出血严重时，胎儿可发生宫内缺氧、困顿，致使死亡有关。

4. 恐惧

与重复阴道流血、大出血，前置胎盘对母婴的风险性有关。

5. 有感染的风险

与胎盘剥离面接近宫颈外口，细菌易从阴道侵入，胎膜早破细菌下行感染，血白细胞增多，出血，贫血形成血红细胞增加有关。

6. 有发生下肢静脉血栓的风险

与出血需要卧床休息有关。

（二）护理措施

1. 卧床护理

嘱患者相对卧床休息，加强巡视及时发现患者的需求，将呼叫器放置患者伸手可及处，左侧卧位，做好基础护理，避免压疮等并发症。

2. 出血的观察

留24h会阴垫以便观察出血情况，并查看血压、脉搏、呼吸、面色与阴道出血情况，及早发现大出血征兆。严禁做肛门及阴道检查。

3. 自我检测及治疗

教会患者自测胎动，遵医嘱给予左侧卧位，低流量吸氧2次/日，遵医嘱给予促胎儿肺成熟药物，查看宫缩情况，必要时遵医嘱运用宫缩抑制剂。

4. 饮食

进食高蛋白、高维生素、富含铁的食物，以纠正贫血，多食含纤维素的食物，保证大便通畅。

5. 心理护理

了解、同情患者的感受，耐心倾听患者的诉说，加强医务人员对其病情的理解和关怀，保证充足的睡眠，必要时遵医嘱给予镇静剂。

6. 并发症及预防

（1）感染：增强会阴部护理，会阴擦洗2次/日，垫消毒卫生巾，勤换内衣裤，观察阴道分泌物的颜色、性状及气味，必要时送检，测量体温，检验白细胞计数是否正常。

（2）贫血：反复出血或有贫血时，应多食含铁丰富的食物，如动物肝脏、动物血、全谷类、坚果种子类、绿色蔬菜、葡萄、柿子、桃子、大枣等，以促进血红蛋白的合成。必要时药物治疗或输注血制品。

（3）下肢静脉血栓：患者多食新鲜蔬菜、水果及粗纤维食物，饮水不低于1500mL/d，指导患者正确的踝泵运动方法，或者使用抗挨泵。

四、知识拓展

（一）护理

1. 做好急救与术前准备

充分做好急救和术前的各项准备工作，备好急救物品，必要时备好血液制品，同时组织相关科室协助治疗，以防出现意外。

2. 心理护理

反复阴道出血常使孕妇感到紧张、恐惧，担心自身和胎儿的安危，迫切需要护士能给予及时的治疗和护理。护理人员要多与孕妇接触、交谈，用通俗易懂的语言解释前置胎盘的症状、处理、结局。用触摸等方式使孕妇情绪稳定，消除孕妇因出血而引起的紧张、恐惧，以良好的心态对待治疗。

3. 饮食护理

给予高蛋白、高热量、高维生素、含铁丰富、易消化的食物。避免高脂、高糖、刺激性食物。做到粗细饮食合理搭配，如动物肝脏、绿叶蔬菜、豆类等。以纠正反复阴道出血所导致的贫血，促进胎儿的生长发育，增强孕妇抵抗力，并保持大便通畅，避免诱发宫缩，以防早产。

4. 氧疗

定期间断吸氧，2次/日，每次30min，吸氧浓度21%～29%。改善胎儿血氧供应，预防胎儿缺氧、宫内窘迫的发生。

5. 严密观察病情的变化

定时测量体温、脉搏、血压，每4h测量1次，巡视时要询问孕妇有无头晕及胎动有无异常。观察阴道出血的量、颜色，保留会阴垫，以估计出血量。如有活动性阴道出血，立即报告医生，争取早处理。夜间要加强巡视，避免孕妇在熟睡中出血。如有大量出血者，应观察其尿量，警惕失血过多造成急性肾衰竭。同时严密观察胎心变化，计算胎动次数，并通过B超监测胎盘成熟度及胎儿发育情况。

6. 阴道出血的护理

确保休息，测定血型、备血，以防急诊手术。要绝对卧床休息，给予便盆床上大小便，避免下床活动引起阴道出血，宜取左侧卧位，其目的是解除妊娠子宫对下腔静脉的压迫，改善胎儿的血液循环，改善胎儿供氧。避免各种刺激，禁做肛查，目前不主张阴道检查，仅适用于终止妊娠时为明确诊断并决定分娩分式，但必须在输液、输血、手术的条件下进行。

7. 抑制宫缩的治疗

随着妊娠月份的增加，子宫下段逐渐伸展，位于子宫下段的胎盘不能相应伸展，而与其附着处剥离血窦破裂出血，宫缩会加重子宫下段与胎盘移位导致阴道流血。因此，抑制宫缩是治疗前置胎盘阴道流血的重要措施。多用硫酸镁抑制宫缩保胎治疗，要预防镁中毒发生，定期测定血镁浓度。一般采用25%硫酸镁40mL+5%葡萄糖注射液500mL缓慢静滴，以每小时1.5~2.0g的速度静脉滴注，建议应用留置针并用微量注射泵控制剂量速度，使药量准确。应用过程中要注意监测孕妇的呼吸，每分钟不少于16次；尿量每24h不少于600mL或每小时不少于25mL；膝反射必须存在。每4h听胎心1次。观察有无宫缩，并记录。适当给予镇静剂，同时口服舒喘灵4.8mg直至阴道流血停止。

8. 促进胎儿肺成熟的治疗

用地塞米松6mg肌肉注射每12小时1次，连续2d。

9. 预防感染

反复阴道出血，胎盘附着处开放的血窦和创面有利于细菌的生长繁殖，因而易发生感染。护理时要注意孕妇的脉搏、体温、血象和C-反应蛋白。必要时使用抗生素预防感染，同时要为孕妇及时更换无菌会阴垫，每天用0.5%碘附棉球消毒外阴2次，保持外阴的清洁干燥。

10. 用药护理

尽量选用大血管，用静脉留置针输液，留置针材料软，不会刺破血管壁。可避免长期多次静脉输液对血管壁的损伤；更为前置胎盘阴道大量出血、休克抢救提供有效快捷的静脉通道。

（二）病情观察

（1）监测胎儿宫内状况，指导孕妇自数胎动，是判断胎儿宫内安危最简便的方法。早、中、晚各数1次，每次1h，正常每小时胎动3~5次，12h胎动不少于30次。定期做胎心监护无应激试验（NST），预测胎儿宫内储备能力。

（2）观察孕妇的生命体征，神志，面色，阴道出血的量、时间、颜色。若孕妇阴道大出血出现休克，立即取中凹卧位，开放两条静脉通道，抗休克的同时，遵医嘱做术前准备，急诊行剖宫产术。

（三）预防出血

（1）剖宫产术中：做好抢救出血的准备工作、配血，做到有备无患。通知儿科医生到手术室做好新生儿的抢救工作。胎儿娩出后迅速徒手剥离胎盘，予缩宫素20U或欣母沛250μg子宫肌壁内注射；然后予缩宫素20U加入葡萄糖液中滴注。也可米索前列醇400μg舌下含服。若胎盘附着面血窦活动性出血，用可吸收肠线局部"8"字缝扎，宫腔纱布填塞等措施。若出血、休克无法纠正，必要时行子宫切除术，挽救产妇生命。抢救工作必须争分夺秒、统一指挥、有条不紊地进行，并加强与家属的沟通，避免不必要的医疗纠纷。严格无菌操作，防止感染。

（2）剖宫产术后：测体温、脉搏、呼吸、血压，每15～30分钟1次，予心电监护。用缩宫素20U加入葡萄糖液中静脉维持，使子宫处于良好的收缩状态或加用米索前列醇400μg塞肛，预防产后出血口。保证产妇输液、输血及导管的通畅。

五、讨论分析

胎盘的正常附着处在子宫体部的后壁、前壁或侧壁。如果胎盘附着于子宫下段或覆盖在子宫颈内口处，位置低于胎儿的先露部，称为前置胎盘。前置胎盘是妊娠晚期出血的主要原因之一，为妊娠期的严重并发症。多见于经产妇，尤其是多产妇。

总之，前置胎盘及时、准确地诊断，孕妇积极配合治疗护理，能延长胎儿孕周，提高围产儿的生存率，减少孕产妇的并发症。

病例❸ 妊娠糖尿病护理

一、病例简介

患者，女，43岁。因"停经31周，血糖高"于2020年12月22日11:40收入院。平素月经规律。末次月经2020年5月18日，预产期2021年2月25日。2020年6月6日在外院进行试管移植，14d后查血HCG提示早孕无创DNA低风险，OGTT未见异常。双下肢水肿2个多月。现孕31周。患者孕期规律应用胰岛素，无腹痛，无心慌胸闷，无恶心呕吐，无视物模糊，无阴道流血、流液。

既往史：不详。

检查：2020年12月22日胎儿及附属物彩超检查提示：晚期双胎妊娠，胎儿一：胎头位于左上腹，双顶径8.0cm，股骨长5.7cm，胎心率139次/分。胎儿二：胎头位于右上腹部，双顶径8.1cm，股骨长5.9cm，胎心率142次/分。最大羊水暗区9.0cm。提示两胎儿脐带均绕一周，两胎儿唇裂。

> 诊断 妊娠糖尿病。

二、治疗经过

入院后遵医嘱给予糖尿病饮食，七点法监测血糖，降糖等对症治疗。测餐前血糖4.1~15.1mmol/L，餐后2小时血糖4.7~11.2mmol/L。请内分泌科医生会诊。给予胰岛素泵治疗。控制饮食。根据血糖情况调整胰岛素剂量，避免低血糖的发生。目前患者饮食可，血糖控制相对平稳。

三、护理

（一）护理问题/诊断

1. 营养失调——低于机体需要量

与血糖代谢异常有关。

2. 体液过多

与妊娠压迫下腔静脉影响血液回流有关。

3. 疾病知识缺乏

与信息来源不足有关。

4. 焦虑

与担心胎儿健康、妊娠并发症及环境不熟悉有关。

5. 潜在并发症

酮症酸中毒、低血糖。

（二）护理措施

1. 健康教育

通过多媒体授课、健康教育短片、床边一对一等多种方式，进行妊娠糖尿病的相关知识宣教。指导孕妇正确控制血糖，提高自我监护和自我护理能力，使孕妇掌握注射胰岛素的正确方法，配合饮食及合理的运动和休息，并能自行监测血糖和尿糖。

2. 母儿监护

指导患者自数胎动，每天胎心监测2次，分时段胎心听诊，定期B超检查。

3. 饮食指导

根据患者的身高、体重、血糖水平，为妊娠期糖尿病患者计算日需能量，并列出一日建议食谱。

4. 控制血糖

（1）每天监测空腹及三餐后2h血糖，监测血糖变化为更好地控制孕妇血糖提供依据。

（2）严格无菌技术原则，每次注射胰岛素前应更换注射针头，并有计划地更换注射部位。

（3）每天监测孕妇生命体征，注意体温变化、有无发热。

（4）保持病室清洁、干燥、舒适，嘱孕妇注意个人卫生。

5. 心理护理

加强心理护理，避免患者出现紧张的精神和焦躁、恐惧的心理，告知患者饮食活动的重要性，配合治疗，按时监测血糖，还要按时应用药物，不能随意对药物减量或者停药。

6. 并发症及预防

（1）酮症酸中毒：向患者解释发生酮症酸中毒的危险因素、临床表现及预防措施。严格按糖尿病饮食要求进食，严格胰岛素应用剂量，密切观察酮症酸中毒的先兆症状，若出现食欲减退、恶心、呕吐、口渴伴有头痛、嗜睡、呼吸深快、呼吸有烂苹果味，应立即通知医生及时处理。

（2）低血糖：向患者解释发生低血糖的危险因素、临床表现及预防措施。严格按医嘱应用胰岛素，监测血糖浓度，调整胰岛素的用量。指导患者应用胰岛素半小时后进食，定时监测血糖和尿糖，观察有无低血糖的症状，若出现心慌、头晕、冷汗、肌无力、肌震颤等症状，及时通知医生处理。

7. 健康教育

（1）饮食量要控制。饮食主要是限制米、面、薯类高淀粉食物。不要进食含糖高的食物，含糖高的食物进食过多可导致血糖过高。

（2）蛋白质的供给要充足。特别要多吃一些豆制品，增加植物蛋白质。

（3）脂肪供应适量。

（4）补充维生素和矿物质。多吃一些蔬菜补充维生素，经常吃一些含铁和含钙高的食物，如牛奶、鱼、虾皮、动物肝脏等。少食煎、炒、炸刺激性及较硬的食物，戒烟限酒、规律作息、劳逸结合，保持良好心态积极应对。

四、知识拓展

妊娠期间糖尿病包括糖尿病合并妊娠和妊娠糖尿病。妊娠前已有糖尿病的患者，称糖尿病合并妊娠；妊娠前糖代谢正常或有潜在糖耐量减退，妊娠期才出现或发现糖尿病，称为妊娠期糖尿病（GDM）。

糖尿病孕妇中80%以上为GDM，糖尿病合并妊娠者不足20%。我国报道GDM发生率为1%～5%，近年有明显增高趋势。GDM患者糖代谢多数于产后能恢复正常，但将来患非胰岛素依赖型糖尿病机会增加。糖尿病对母儿均有较大危害，必须引起重视。

五、讨论分析

妊娠期糖尿病的诱因有多种，其中最常见的是胰岛素抵抗和胰岛素分泌不足。随着妊娠周数的增加，孕妇体内的激素水平发生变化，导致胰岛素抵抗加重，进而引发孕期糖尿病。此外，不良的生活习惯、遗传因素和肥胖也是妊娠期糖尿病的常见诱因。

作为妊娠期常见的并发症之一，妊娠期糖尿病对母婴均有不良影响，可增加胎儿流产、感染、畸形等异常情况的发生，新生儿出生后易出现低血糖、低钙血症、黄疸和呼吸困难。孕中晚期胎儿的生长过快，需要的能量多，加重孕妇胰岛的分泌负担，会使原有糖尿病症状加重，同时也加重妊娠不良结局的发生。因此，对妊娠期糖尿病的护理显得尤为重要。下面从7个方面对妊娠期糖尿病的护理进行详细介绍，以帮助孕妇和医护人员更好地了解和应对这一疾病。

（一）饮食控制

饮食控制是妊娠糖尿病护理的关键环节。孕妇应遵循低糖、低脂、高纤维的饮食原则，控制碳水化合物的摄入量。具体来说，孕妇应少食多餐，多吃蔬菜、水果、全谷类食物和蛋白质食物，避免高糖、高脂、高盐、高刺激性的食品摄入。同时，孕妇应保持足够的水分摄入，以利于血糖的控制和体内代谢废物的排出。

（二）运动锻炼

适当运动锻炼对妊娠期糖尿病的护理有益。孕妇可在医生的指导下进行适当的运动，如散步、孕妇瑜伽、游泳等。运动可促进胰岛素的敏感性，有助于控制血糖水平。要注意的是，孕妇在运动时应避免剧烈和冲击性的运动，防止受伤。另外还要注意运动的时机和强度，避免在空腹或餐后立即进行运动。

（三）监测血糖

血糖监测是妊娠糖尿病护理的重要环节。孕妇应定期监测血糖水平，了解血糖变化情况，以便及时调整饮食和运动方案。孕妇可采用便携式血糖仪进行自我监测，并记录血糖值，以便医护人员评估病情和治疗效果。医护人员也应定期对孕妇进行血糖检查，以确保母婴健康。

（四）心理支持

妊娠期糖尿病会给孕妇带来一定的心理压力，如焦虑、抑郁等。孕妇应学会调节情绪，保持乐观的心态，积极面对疾病。孕妇可与家人、朋友交流，分享感受和经验，获得情感支持。同时，医护人员也应关注孕妇的心理状况，提供必要的心理疏导和支持。

（五）健康教育

健康教育是妊娠糖尿病护理的重要方面。医护人员应对孕妇进行妊娠期糖尿病的相关知识教育，包括疾病的发生原因、治疗方法、日常护理等。通过健康教育，孕妇可以更好地了解自己的病情，掌握正确的护理方法，提高自我管理能力。

（六）预防感染

预防感染是妊娠糖尿病护理的必要措施。孕妇应注意个人卫生，保持口腔、皮肤清洁，避免感染的发生。同时，孕妇应注意环境卫生，避免接触传染病患者。如发生感染，应及时就医治疗，防止感染扩散。

（七）定期产检

定期产检是妊娠糖尿病护理的重要环节。孕妇应定期到医院进行检查，以便医生及时了解病情变化，调整治疗方案。在产检过程中，医护人员应对孕妇的血糖、尿糖、尿酮体等进行检测，评估母婴状况。同时，孕妇应关注自身身体状况，如出现异常情况应及时就医。

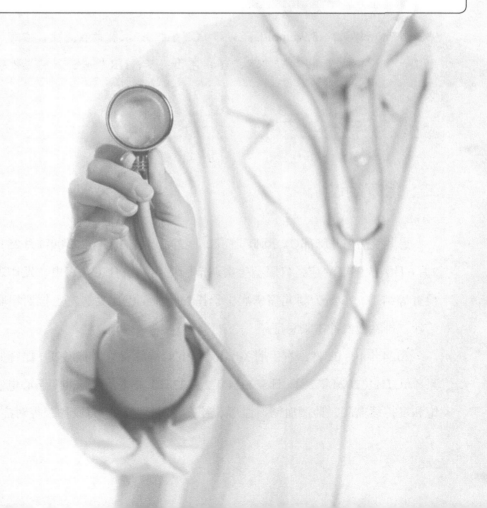

第九章

儿科
疾病护理病例精选

病例 ❶ 婴儿痉挛症护理

一、病例简介

患者，女，6个月19天。因"反复抽搐发作2月余"。患儿1月龄会抬头、可逗笑、可追视，3月龄后抬头逐渐不稳，现不理人，逗笑差，无追光、追视。

既往史：无。

检查：体温37.2℃，脉搏120次/分，呼吸36次/分，血压88/58mmHg，身高69cm，体重7.6kg。神志清，反应一般，头围43cm，前囟1.5cm×1.5cm平软。双侧瞳孔等大等圆，双侧对光反射存在，肌张力正常，四肢肌力Ⅲ级。中性粒细胞9%～57%；钾4.2～5.9mmol/L；胸部（CT平扫）：双肺散在炎症，右肺为著；外周血染色体检查：核型：46，XX，16qh基因突变；DR检查：双肺炎性病灶较前吸收减少。

诊断 婴儿痉挛症、肺部感染、生长发育落后。

二、治疗经过

患儿院后患儿肺部CT示肺部感染，予静滴头孢唑肟（2024年1月25日～2024年2月6日）抗感染治疗，口服益生菌调节肠道菌。结合患儿病史、发作表现及辅助检查等结果，诊断为婴儿痉挛症，予托吡酯片、巴比妥、左乙拉西坦联合抗癫痫治疗。排除激素冲击禁忌证。

2024年1月31日，右手肘关节留置PICC静脉置管，硫酸镁+促肾上腺皮质激素（ACTH）（2024年2月1日～2024年2月22日）冲击治疗，期间予心电监护及血氧饱和度持续监测，监测血糖、血压、补钙、补钾、保护胃肠黏膜等对症支持治疗，患儿激素冲击后发作幅度较前减轻，形式较前减少，激素冲击期间生命体征平稳。

2024年2月12日，复查视频脑电图提示成串发作较前减少，加用氯硝西泮片，同时予逐渐减停苯巴比妥片。

2024年2月14日，患儿出现发热，最高体温37.5℃，予头孢唑肟钠静滴抗感染。

2024年2月16日，因呼吸道病原学提示金黄色葡萄球菌，升级为哌拉西林钠他唑巴坦钠抗感染。

2024年3月2日，因患儿反复高烧，PICC导管穿刺点出血及稍红肿怀疑可能存在感染，遵医嘱予拔除PICC导管，2024年3月4日PICC导管培养：无细菌生长，患儿电解质检查为低钾，遵医嘱给予补钾、补钠，低钠血症、低钾血症现已纠正。

2024年3月4日，更换头孢哌酮抗感染，雾化吸入治疗、告病重、计24h出入量、心电监护及血氧饱和度监测，患儿精神反应欠佳，反复呛奶，仍有咳嗽、有痰不易咳出，腹部可闻及较多痰鸣音，遵医嘱予留置胃管，鼻饲喂养，配方奶70mL每4小时喂养1次，静脉注射人免疫球蛋白及氨基酸补充支持及免疫支持治疗。

2024年3月8日，患儿精神反应可，仍有反复呛奶，仍阵发性咳嗽、有痰不易咳出，遵医嘱予停告病重及心电监护、血氧饱和度监测，留置胃管，鼻饲喂养，配方奶100mL每4小时喂养1次，经口喂养配方奶10mL每4小时1次仍予每静脉人免疫球蛋白及氨基酸补充支持及免疫支持治疗。

患儿目前情况：患儿神志清、精神疲倦，偶有呛奶，仍阵发性咳嗽、有痰不易咳出，吸气性三凹征阳性，无发绀，仍有抽搐，表现频率基本同前。留置胃管，固定在位，回抽无潴留，按时喂养，喂养耐受，计24h出入量，出入量平衡。仍予每天静脉人免疫球蛋白及氨基酸补充支持及免疫支持治疗。

三、护理

（一）护理问题/诊断

1. 气体交换受损

与肺部炎症有关。

2. 清理呼吸道无效

与呼吸道分泌物黏稠，患儿年幼不会有效咳嗽有关。

3. 有受伤的危险

与癫痫发作有关。

4. 营养失调——低于机体需要量

与摄入不足、消耗增加有关。

5. 焦虑、恐惧

与环境改变、静脉穿刺疼痛有关。

6. 潜在并发症

肺炎加重、管道脱落、低血钾、窒息风险。

（二）护理措施

1. 清理呼吸道无效

（1）保持病房温湿度适宜，20～22℃，每天开窗通风2次，多休息。

（2）保证患儿摄入足够的水分，以稀释痰液，有利痰液的清除。

（3）帮助患儿取舒适体位并经常更换、指导和鼓励患儿家属进行有效拍背、翻身，及时清除口腔分泌物，必要时吸痰，保持呼吸道通畅。

（4）注意观察咳嗽性质，痰液的量、颜色、形状等，并记录下来。

2. 有受伤的危险

（1）保持呼吸道通畅，惊厥持续状态的患儿通常口鼻分泌较多，及时清除分泌物和呕吐物，患儿取平卧位，头偏一侧，防止呕吐物引起窒息。

（2）防止意外外伤，拉起床档，发作时不可强行按压患儿肢体，防止发生骨折和脱臼。

3. 营养失调——低于机体需要量

（1）根据病情调节饮食量和进餐次数，可少食多餐。

（2）清洁口腔，提高食欲。

4. 焦虑、恐惧

（1）主动亲近患儿，尽可能让患儿放松，缓解其恐惧心理。

（2）操作动作尽量轻柔、细致，经常触摸患儿，满足其心理安全感，静脉穿刺尽量一针见血，以减轻患儿痛苦。

四、知识拓展

根据相关数据统计表明，1/3000～1/2000活产婴儿会出现婴儿痉挛症，在1岁内发病的患儿超过90%，婴儿分娩后4～6个月是婴儿痉挛症的发病高峰期。超过80%婴儿痉挛症患儿的病因是可以查明的，主要是由遗传代谢病、神经皮肤综合征、脑发育畸形、围生期脑损伤等各方面因素所致。少数患儿属于特发性、隐源性发病。特发性癫痫目前主要认为与遗传因素相关；隐源性癫痫主要是指通过相关检查手段无法明确病因的癫痫。婴儿痉挛症患儿主要表现为一系列痉挛发作，智力发育倒退或停滞，非常不利于婴儿的身心健康成长，临床上急需探讨有效的治疗方法，提高患儿预后。

五、讨论分析

（一）婴儿痉挛症的治疗

大多数痉挛症患儿经过合理用药后基本上可以有效控制临床症状发作，改善患儿的预后。ACTH是垂体前叶提出的一种多肽类激素，能刺激肾上腺皮质分泌糖皮质激素，从而加速髓鞘形成，改善毛细血管通透性，改善脑部血液循环，控制痉挛发作。每天用量为50U，4～6周为一疗程，静脉滴注给药。ACTH注射后很快吸收，6h内发挥作用，持续2～4h。因此，治疗时，可用ACTH 25U+10% GS 250mL静脉点滴，2次/日，给药时间间隔6h，不可将ACTH与中性或偏碱性的注射液配伍，如生理盐水等。

在采用ACTH治疗婴儿痉挛症的同时，还需同时使用氯硝西泮。氯硝西泮为高度脂溶性药物，易通过血脑屏障。服后20～30min即出现作用，1～2h血中浓度达高峰，持续6～8h。氯硝西泮易产生药效或毒性反应。故宜由小剂量开始，缓慢加量，以减少不良反应。口服剂量为每天0.01～0.03mg/kg，维持量为每天

0.01～0.02mg/kg，如注射给药，速度要慢，并注意观察心脏及呼吸情况。

丙戊酸钠与氯硝西泮均有抗癫痫作用，丙戊酸钠有糖浆和药片两种剂型，片剂每片0.5g，在服用时，应嘱患儿不能咀嚼和用水化开服，只能吞服，否则影响药效。糖浆则需使用刻度精确的量具（通常用一次性注射器）准确量服。

在婴儿痉挛症药物治疗过程中，应根据药物特点正确掌握给药方法，并密切观察药物的不良反应，服用氯硝西泮和丙戊酸钠后，患者可能出现嗜睡、抑郁，有的出现激动不安不讲道理，攻击行为，要予以理解并加强安全护理。还有少数患儿可出现多涎、支气管分泌过多，易造成患儿呼吸困难，应注意卧位，及时清除分泌物。激素治疗期间应合理安排患儿生活，保证足够的休息和睡眠，避免感染和损伤的机会，饮食应保持低钠、低糖、高钾、高蛋白、高纤维素及足够的热量。

（二）婴儿痉挛症治疗的预后情况

婴儿痉挛症患儿是否采用糖皮质激素治疗，随着患儿年龄不断增长，痉挛发作也会慢慢减少，大部分在5岁左右痉挛会暂停发作，但53%～60%患儿会转变成强直阵挛发作、强直发作、部分性发作、失张力发作、失神发作等。有研究报道，对98例婴儿痉挛症患儿进行2年以上随访，痉挛发作完全缓解率为52%，仍然有痉挛发作患儿占48%，发病年龄＞3个月，发病初期控制良好，病程＞2个月以及脑电波（EEG）恢复速度比较快的患儿预后相对较好。提示病程、近期疗效良好患儿的预后相对良好。

大多数婴儿痉挛症患儿治疗后都会存在不同程度的运动发育迟缓、智能缺陷症状。经过长期随访显示，治愈存活的痉挛症患儿运动、智力发育恢复正常患儿仅占7.4%～15.8%，35%～69%患儿会存在严重的运动发育迟滞以及智能缺陷症状。其次，隐源性痉挛症患儿智力落后只占30%～50%，但是症状性痉挛型患儿智力落后高达80%～96%。

（三）智能训练

婴儿痉挛症的最大危害是智能障碍。有90%的患儿智能低于正常，其落后程度取决于病因，其中新生儿窒息和颅内出血引起者尤为严重，治疗很难奏效。但原发性婴儿痉挛症经治疗及智能训练后，智能恢复较好。

智能训练可从情感训练以及提高患儿对外界事物的认识，音乐熏陶，肢体手指活动等方面入手，给患儿穿暖色、鲜艳的衣服，以兴奋患儿的感官，教会孩子认识颜色、花草、动物、辨别亲人，用变化的表情和氛围去感染患儿，反复逗弄患儿，交替播放轻松、欢快的音乐和优美、抒情的轻音乐，帮助患儿活动四肢手指，让患儿多与正常孩子接触。

（四）家庭护理指导

婴儿痉挛大多于3岁以上才逐渐停止，患儿一经确诊，激素治疗疗程结束控制痉挛后，出院继续服药和随诊，做好家长的家庭护理指导十分重要，要给他们详细讲解该疾病的知识和治疗方法，指导家长对患儿发作时的症状进行详细记录，包括发作的次数、间期、每次发作的表现。讲明坚持用药与疾病控制的利害关系，不能随便停药、漏服、中止治疗和更换其他药物，告诫家长，抗癫痫药与其他药物容易发生相互作用，若需服用其他药物，应先征得医生同意。连续服药，要注意保持同一厂家生产的药品，药源不同会导致血药浓度的改变使疾病反复。介绍患儿长期服药后可能出现的不良反应，定期复查血常规、尿常规及肝功能，观察用药反应并注意患儿的心理保护，指导家长对患儿进行智能训练。

病例 ❷ 先天性肾积水围术期护理

一、病例简介

患儿，男，9岁。患儿母亲于孕期孕检时发现患儿左侧肾盂积水，患儿出生后无腹痛、腹胀，无尿频、尿急、尿痛，无复查彩超。2天前患儿出现左侧腹部腹痛，恶心呕吐，门诊彩超示左侧肾盂积水并左侧输尿管扩张，左侧肾实质回声略增强，遂以"肾盂积水"收入院。

既往史：无。

检查：体温37.4℃，脉搏84次/分，呼吸19次/分，血压96/65mmHg，体重37kg。发育正常，营养中等，体型中等，神志清楚，精神良好，无病容，自主体位，皮肤黏膜无黄染，全身浅表淋巴结未触及肿大。生理反射：腹壁反射、肱二头肌、肱三头肌、膝腱、跟腱反射正常，腹部平坦，腹肌软，肝脾无肿大无叩痛，移动性浊音阴性，肠鸣音正常，左侧腹部压痛，无反跳痛。左侧腰部叩击痛。血常规、凝血常规、尿常规、肝肾功能、血糖、血型、HBSAG、HIV等均正常，2023年6月13日腹部、盆腔（双肾＋输尿管＋膀胱）CT平扫＋强化＋CTU：左输尿管上段小结石、左输尿管上段管壁增厚，炎性病变？左肾盂、左输尿管上段扩张积水、左肾积水。

诊断 左侧肾盂积水。

二、治疗经过

完善各项辅助检查，在气管插管全麻下行腹腔镜下左侧肾盂成形、肾盂输尿管再吻合＋双J管置入术。手术顺利，术中出血少，术后给予抗感染、止血、补液等对症支持治疗，术后恢复良好，治愈出院。

三、护理

（一）护理问题/诊断

（1）疼痛。

（2）出血。

（3）潜在危险：有管道脱落的危险、有引流管阻塞的危险、有泌尿系感染的危险。

（二）护理措施

1. 疼痛

（1）个性化干预，安抚患儿，可联合采用按摩、正念减压、放松训练、音乐疗法、转移注意力等辅助措施

（2）遵医嘱给予10%葡萄糖注射液50mL+注射用间苯三酚40mg静脉点滴。

2. 出血

（1）注意监测生命体征。

（2）注意观察切口敷料。

（3）观察引流管内引流液的量、颜色、性质。

（4）卧床休息，减少活动1~2周。

（5）减少患儿哭闹、咳嗽等使腹压增加的动作。

（6）遵医嘱静脉应用止血药物。

3. 潜在危险

（1）有管道脱落的危险：①妥善固定好引流管；②加强巡视、加强交接班，指导患儿家属在日常生活中如何避免牵拉引流管和引流管的自我护理。

（2）有引流管阻塞的危险：①病情允许情况下多饮水或适当输液，增加尿液，起到冲洗的作用；②观察引流液的量、颜色、性质；③避免引流管发生折叠、扭曲，定时自上而下轻轻挤压引流管，保持通畅。发生阻塞时，用适量无菌生理盐水冲洗。

（3）有泌尿系感染的危险：①保持尿管和双J管通畅，观察尿液的量、颜色、性质；②留置导尿管患者会阴擦洗2次/日，每周更换尿袋1~2次，尿袋应低于膀胱水平，使用防反流集尿袋；③病情允许情况下多饮水或适当输液、输注抗生素。

四、知识拓展

小儿先天性肾积水是小儿外科常见疾病，约占新生儿1%。随着积水程度的增加，肾盂积水加重，肾皮质变薄，患儿肾功能和尿液浓缩稀释功能受到严重影响，如治疗不及时可导致尿路感染而引起全身症状，甚至出现肾实质萎缩发生肾功能衰竭。

五、讨论分析

（一）术前护理

（1）患儿入院后，责任护士应向家长详细介绍病区的功能分区、科室人员基本结构等入院教育，使其尽快熟悉环境；介绍肾积水形成的大致原因，介绍各项检查的意义以及时间和地点安排；说明患儿家长配合治疗的重要性，消除其恐惧感。

（2）观察患儿生命体征，注意术前有无尿痛、尿频、血尿、脓尿及排尿困难等症状。观察有无腹部包块及腹痛等情况。

（3）全面评估患儿病情，了解手术指征和手术方式。

（4）给予富含营养、易消化的饮食，合并肾功能不全者，给予低蛋白、低盐饮食。

（5）按要求检查病例资料是否完整，测量患儿体重，检查手术可能要使用的仪器（吸痰器、输液泵）是否正常运转，备好急救用品，做好充足准备。术前1天洗澡，术晨更换手术衣，做好常规皮肤准备，同时避免受凉。术前禁食、禁饮6h。

（二）术中护理

术中护理是手术成功必不可少的保证。提供舒适的环境，注意保暖，全身麻醉后去枕平卧，密切观察患儿各项生命指征的变化。患儿麻醉未完全清醒时，可能出现烦躁不安进而乱动造成活动性出血，应适当做好约束工作。手术时应保持伤口清洁干燥。由于患儿体弱，手术风险也随之增大。患儿手术体力消耗较大，免疫力低，易发生再次出血的情况，因此应密切关注患儿的尿量、性质和全身情况。

（三）术后护理

（1）术后密切观察患儿生命体征、神志及尿量的变化，注意观察伤口渗血、渗液情况，注意有无尿外渗，并记录各引流液的颜色、性质及量。

（2）休息与卧位。肾全切术后卧床休息2~3d，肾部分切除、肾盂或输尿管术后绝对卧床休息1~2周，避免腰部扭转和用力。拔管后取健侧卧位，督促患儿及时排尿，以免膀胱过度膨胀。

（3）饮食。术后禁食，待肛门排气后逐步恢复正常饮食，鼓励多饮水，予高蛋白、高维生素饮食。

（4）伤口护理。保持伤口敷料清洁、干燥、固定、有渗湿及时更换。

（5）管道护理。保持导尿管、腹膜后引流管固定通畅，根据尿量随时调整输液速度，保证液体24h均衡输入。术后每1~2h测尿量1次，尿量<1.0mL/（kg·h）、血尿严重者应及时报告医生处理。病情稳定后每班观察记录尿量1~2次。

（6）拔管后观察患儿体温变化、排尿情况及肾区有无包块、胀痛等不适。注意伤口敷料有无渗湿。

（7）做好疼痛护理。患儿术后因伤口疼痛、短时间内不能下床活动等原因，易产生不良情绪，此时应增加巡房的次数，通过鼓励、转移注意力等方式稳定其情绪。加强基础护理，保持床单位干净、整洁，做好皮肤和口腔护理。

（四）出院指导

（1）指导带管出院的患儿普通引流袋每周更换2次，抗反流引流袋每周更换1次，保持引流装置的无菌密闭，每月回医院更换管道。

（2）留置导尿管者。避免剧烈运动，防止导尿管滑脱或刺激输尿管壁而致疼痛、出血等不适。如有异常，立即报告医生及时处理。带导尿管出院的患儿不能做四肢及腰部的伸展运动、突然下蹲动作及重体力劳动，防止导尿管滑脱或上下移动。

（3）肾功能损害未恢复者，注意休息，进食低蛋白、低盐饮食，禁用对肾脏有损害的药物。

（4）1～3月复查，定期查肾功能及B超。有血尿、腰腹部疼痛等不适随诊。

（五）总结

综上所述，更有效、全面、细化的护理措施可以有效提高患儿肾积水的治愈率，减少术后并发症的发生。有效减轻患儿在生理上的痛苦及患儿家长的紧张感。随着人民生活水平的提高，家长对患儿的保健意识也逐渐增强，先天性肾积水患儿的首诊率明显增加。新生儿及婴儿多以胃肠道不舒服及腹部肿块前来就诊（占半数以上），较大的患儿更多表现为间歇性腰腹痛、血尿，尿路感染等，偶见肾破裂，重度肾积水的患儿可有高血压和尿毒症。感染是术后常见的并发症，护士在执行各项操作时应严格遵循无菌原则，及时更换引流袋，在更换时要保持引流袋处于低位，防止引起逆行性感染。患儿年龄小，抵抗力低下，手术难度高、风险大，对护理的要求也高。对护士的综合能力的要求也更高：熟知各年龄阶段患儿的各项生命体征的正常值，知晓各引流管的作用和护理要点，能根据不同患儿的实际情况制定相应的护理措施；及时与患儿家长进行沟通，消除不必要的误会；更加专业化、细致化的护理方案为患儿术后顺利恢复提供必备的条件。

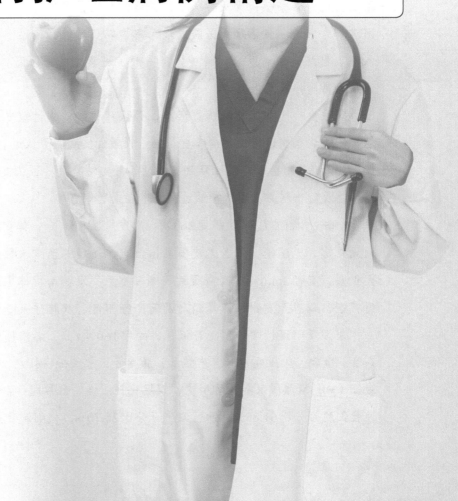

第十章

五官科
疾病护理病例精选

病例 **1** 急性感染性喉炎护理

一、病例简介

患者，男，2岁。以"咳嗽、发热2d，音哑、呼吸困难10h"为主诉入院。患儿于入院2d前无明显诱因出现咳嗽，初为单声咳嗽，次数不多，干咳为主，无喘息及呼吸困难，无咯血及胸痛，无乏力及盗汗。出现发热，最高体温39.5℃，共3次，自行口服"布洛芬混悬液"2.5mL，体温可降至正常，热前无寒战，热时无抽搐。昨日就诊于医院门诊完善血常规，以单核细胞升高为主，CRP正常。昨日下午出现声音嘶哑，犬吠样咳嗽，并逐渐加重，安静时可闻及喉鸣及吸气性呼吸困难。为求进一步治疗到医院急诊，急诊以"急性感染性喉炎、Ⅲ度喉梗阻"收入院。自患儿发病以来，精神状态一般，进食差，睡眠可，大便正常，尿量可，体重无明显异常变化。

既往史：既往无特殊病史记载，否认药物及食物过敏史，否认感染性疾病接触史，否认家族遗传性疾病病史。否认聚集性发病。否认近10d到过动物鼠疫流行区，否认近10d猎取、剥食野兔、旱獭等野生动物史。否认接触过来自鼠疫区的疫源动物及动物制品。否认接触过鼠疫患者或疑似患者。

检查：体温37.3℃，脉搏160次/分，呼吸38次/分，体重14kg，烦躁不安，头颅无畸形，无压痛，周身无皮疹及出血点，浅表淋巴结未触及肿大，双侧瞳孔等大正圆，直径3mm，光反应灵敏，咽部充血，双侧扁桃体Ⅰ度肿大、充血，咽反射存在，口唇无发绀，鼻翼扇动及三凹征阳性，双肺呼吸音降低，可闻及喉传导音，未闻及干湿性啰音，心音低钝，心率160次/分，各瓣膜听诊区未闻及病理性杂音。腹软，无压痛，肝脾未触及，肠鸣音正常。四肢肌力、肌张力正常，脑膜刺激征（－），双膝腱反射对称引出，双巴氏征阴性。血常规：白细胞8.79×10⁹/L，中性粒细胞百分比61.80%，淋巴细胞百分比26.70%，核细胞百分比10.60%，中性粒细胞绝对值5.43×10⁹/L，淋巴细胞绝对值2.35×10⁹/L，单核细胞绝对值0.93×10⁹/L，红细胞4.63×10¹²/L，血红蛋白130.00g/L，血小板244.00×10⁹/L，超敏C-反应蛋白（hCRP）4.05mg/L。

> **诊断** ①急性感染性喉炎、Ⅲ度喉梗阻；②急性支气管炎。

二、治疗经过

保持呼吸道通畅，防止缺氧加重，给予抗感染、雾化吸入等对症支持治疗，无发热、咳嗽，予以出院。

三、护理

（一）护理问题/诊断

1. 气体交换受损

与气道阻塞、通气障碍有关。

2. 心理与社会文化

与患儿家属焦虑和担心患儿的病情及恢复期的护理有关。

3. 知识缺乏

缺乏对疾病的认识。

4. 有窒息的危险

与呼吸机、喉肌痉挛、呼吸道分泌物增多有关。

5. 恐惧

与环境因素有关。

（二）护理措施

1. 气体交换受损

（1）评估气体交换受损的程度。

（2）根据病情选择合适的用氧方式，改善呼吸功能。

（3）及时清除呼吸道分泌物。

2. 心理与社会文化

（1）介绍同病种患儿的病例。

（2）维持体温正常的重要性。

（3）加强患儿看护，防止坠床、丢失的发生。

（4）观察患儿家属的情绪变化，多与家属沟通。

（5）评估家庭、社会支持状况。

（6）讲解恢复期的注意事项。

3. 知识缺乏

（1）用药指导、疾病宣传、健康宣教。

（2）向患者及家属说明了解疾病相关知识的重要性。

（3）宣教语言应简明扼要，通俗易懂。

4. 有窒息的危险

（1）观察生命体征，如神志、瞳孔、呼吸、肌张力等改变。

（2）控制痉挛，保持呼吸道顺畅，如应用药物，减少对患儿声、光、疼痛的刺激。

（3）避免奶瓶、被子等压迫患儿，引起窒息。

（4）根据缺氧程度给予用氧。

5. 恐惧

对患儿的恐惧表示理解，鼓励患儿表达自己的感受，减少和消除引起恐惧的医源性相关因素。家属多陪伴患儿。

四、知识拓展

急性感染性喉炎为喉部黏膜急性弥漫性炎症，冬春季节发病较多，常见于婴幼儿，大都为上呼吸道感染的一部分。急性感染性喉炎是指咽部黏膜急性弥漫性炎症。以犬吠样咳嗽、声嘶、喉鸣，吸气性呼吸困难为临床特征。

五、讨论分析

小儿急性喉炎起病急，症状重，严重时可出现发绀，烦躁不安，面色苍白，心率加快。一般白天症状轻，夜间入睡后加重，喉梗阻者若不及时抢救，可窒息死亡。特别是小儿急性喉炎往往是夜间症状加重，多发生于凌晨1点~2点，突然出现吸气性呼吸困难及吸气性喉鸣音，烦躁，急诊入院，而夜班时人员处于最疲劳状态，值班人员少，这就要求护士做好慎独，严密观察病情，发现异常及时报告医生处理，做好积极、有效的抢救处理。

在医生未到之前应根据患儿病情进行患儿给氧，配好雾化液，建立有效的静脉通道，尽量选择留置针输液，以免因患儿烦躁哭闹导致输液外渗而重复穿刺，增加患儿痛苦，加重哭闹，从而加重缺氧。

积极、有效的健康宣教很重要，小儿急性喉炎因发病急，病情进展迅速，家长会焦虑、紧张、恐惧，所以做好必要的解释工作很重要，要告知家属疾病的发展及治疗转归，争取家属的配合，指导家属做好患儿的生活护理、饮食护理等。

病例 ② 鼻咽癌护理

一、病例简介

患者，男，47岁。2009年诊断鼻咽癌，2016年3月21日于医院行右侧颈总动脉-大脑中动脉搭桥术+硬脑膜修补术+经鼻内镜下鼻腔填塞止血术。2017年8月28日全麻下行"右颈部移植动脉结扎术+右颈部恶性肿块扩大切除术+胸大肌皮瓣转移修复术"术，手术顺利。术后病理提示：见癌，EBER（+），提示鼻咽来源。2017年11月28日前往外院行免疫治疗，过程顺利。2017年11月29日出现咳痰、发热，考虑肺部感染，在医院行氧氟沙星等抗感染治疗后好转。后于2017年12月18日在外院行第二次免疫治疗，过程顺利。现为进一步诊治收入院。

既往史：鼻咽癌放化疗后7年。右侧颈总动脉-大脑中动脉搭桥术后1年。

检查：患者神清，双侧瞳孔等大等圆，D＝3mm，对光反应灵敏，右眼睑下垂；留置鼻饲管及气管套管，右侧颈部呈皮瓣移植术后，局部隆起。双肺呼吸音粗，右肺可闻及少许湿啰音。胸部CT提示：右肺中、下叶弥漫性多形态病变，考虑感染性病变。头颅CT增强+CTA：右侧颈总动脉近端结扎术后改变；右侧大脑中动脉广泛中-重度狭窄；鼻咽癌综合治疗后改变；右侧鼻咽壁部分缺如。头颅MR增强提示：右侧放射冠及基底节区新发亚急性脑梗死，邻近右侧侧脑室稍受压。血红蛋白浓度（HGB）和血小板（PLT）值：见表10-1。

> 诊断 鼻咽癌。

表10-1 血红蛋白浓度（HGB）和血小板（PLT）值

日期	2017年12月28日	2017年12月29日	2018年1月1日	2018年1月3日	2018年1月16日
血红蛋白浓度（HGB）g/L	119	123	103	111	96
血小板（PLT）$\times 10^9$/L	222	268	159	233	175

二、治疗经过

患者慢性病程，入院后完善相关检查，予止痛、吸痰、抗感染等对症处理。12月31日晚22：30左右突发左侧肢体肌力完全丧失，持续10min左右，可自行恢复，但仍反复发作。急请神经内科医生会诊，考虑TIA反复发作，建议补液对症处理，处理后未再诉肢体乏力。

患者气管切开术后，长期咳痰较困难，需定期吸痰对症处理，并继续鼻饲营养及止痛对症处理。但2018年1月31日21：50患者突发鼻咽出血，自口腔、鼻孔渗出大量鲜红血液，血压，心率下降，神志淡漠，立即通知耳鼻喉科医师急会诊，准备行鼻咽填塞，同时予端坐位，让血液自口鼻流出，观察过程中，出现患者心率缓慢，心率30次/分，神志不清，耳鼻喉医师到位准备鼻咽填塞，因无法张口，且鲜血持续流出，立即予气管切开处气囊按压，同时予心肺复苏术及药物抢救，患者逐渐出现室性逸搏，22：08患者心跳呼吸停止，宣告临床死亡。

三、护理

（一）护理问题/诊断

1. 清理呼吸道低效

与呼吸道分泌物过多有关。

2. 潜在并发症

出血。

（二）护理措施

1. 患者鼻咽大出血急救

（1）保持呼吸道通畅，防止窒息：患者气管套管带气囊，鼻咽部大量出血，凝血块容易堵住呼吸道引起窒息，备床头吸引器、氧气装置（见图10-1）及5~10mL注射器，患者大出血时，护士应保持冷静，首先给患者气囊充气，将患者侧卧，头偏向一侧，嘱患者勿紧张，患者清醒时告知不可将血液咽下，防止误吸入气管引起窒息，及时用吸引器清除口腔、鼻腔内血液，避免血液阻塞气道引起窒息。如出现呼吸困难、发绀、窒息，立即协助医生止血，保持呼吸道通畅。

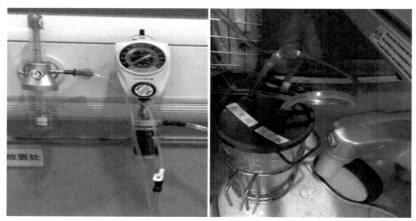

图10-1　床边备用吸引装置及吸氧装置

（2）迅速建立静脉通道，维持有效循环：大出血可在短时间内导致血容量急剧下降，有效循环血量减少，出现失血性休克，外周静脉塌陷，要迅速使用留置针建立双静脉通道，快速补液，扩充血容量，及时用升压药物及止血药物，遵医嘱配血、输血，严密观察心电监护，血压、心率及血氧饱和度等生命体征变化。

（3）止血处理：止血是防止失血性休克的重要措施，除按医嘱应用止血药物外，随时备好吸痰器、膨化止血海绵、凡士林纱条、鼻腔填塞包、双腔导尿管等。根据出血的部位及患者情况，选择合适的填塞物品，配合医生止血。

（4）密切观察生命体征变化，准确记录每15～30min监测生命体征，通过观察患者神志、面色、血压、呕出或吸出的血液、黑便量初步估计失血量，为治疗提供重要依据，预防失血性休克。

2. 气管切开患者鼻咽大出血，套管有无气囊的处理方法

（1）首先将气管套管气囊充气，挤压、封闭气管，防止血液继续流入气管内，造成误吸和窒息，如果是气管内壁出血，也可起到压迫止血的作用。如果使用未带气囊的气管套管或金属气管套管，应立即更换带气囊的气管套管并将气囊充气。

（2）用吸引器吸出气管内和气管套管周围的积血和血凝块，保持呼吸道通畅，暴露出血点（部位）。

（3）对气管内出血未有效压迫止血者，应更换麻醉用气管导管，经口插入，达气管末端，气囊充气。有止血困难的，应以止血钳夹闭出血点、压迫切口，补充血容量后转运至手术室探查止血。

四、知识拓展

鼻咽癌患者在治疗中发生鼻咽部大出血，常突然发生，出血量大，由此而致的窒息是患者死亡的主要原因，因此，护理重点应在保持患者呼吸道的通畅，防止窒息。当患者已窒息时应尽快畅通呼吸道，确保患者的呼吸。对出血停止的患者，要密切观察生命体征，勿过早下床活动，避免再次发生大出血而危及生命。

五、讨论分析

有气管切开者，常规备床头吸引器、氧气装置及有气囊气管套管备5～10mL注射器。气管切开带气囊患者，每班常规检查气囊充盈度，检查气囊有无破裂。气囊套管有内气囊和外气囊，因此，当发现气囊破裂时，首先需判断破裂口的位置。具体方法：准备一小碗水，将外气囊充气后完全浸没于水中，查找漏气孔。排除外气囊破裂，即可判断为内气囊破裂。鼻咽部大出血时，首先将气管套管气囊充气，挤压、封闭气管，防止血液继续流入气管内，造成误吸和窒息，如果是气管内壁出血，也可起到压迫止血的作用。用吸引器吸出气管内和气管套管周围的积血和血凝块，保持呼吸道通畅，防止因窒息而死亡。

日常护理工作需要细致观察：观察痰液的颜色、性状和量，有血丝痰等异常及时汇报医生，采取措施如查出凝血，及时使用止血药物，预防再次出血甚至大出血。定期模拟突发情况的案例抢救演练，提高护士对气管切开患者突发情况的急救能力。

病例 ③ 双眼老年性白内障护理

一、病例简介

患者，男，63岁。于1年前无明显诱因出现双眼视物模糊，为渐进性，现自觉影响日常生活，以双眼老年性白内障收入院。发病以来精神状况欠佳，睡眠、饮食尚可，二便正常。

既往史：否认高血压、冠心病、糖尿病等疾病史，无过敏史。

检查：体温36.1℃，脉搏74次/分，呼吸18次/分，血压140/80mmHg。患者正常面容，自动体位，正常步态，神志清楚，对答正常，查体合作。心电图、胸片正常，术前各项化验项目检查正常。视力：右眼0.3，左眼0.25；眼压：右眼14mmHg，左眼15mmHg。

> 诊断 双眼老年性白内障。

二、治疗经过

局麻下行白内障超声乳化联合人工晶体植入术，术中顺利，术后患者清醒，安返病房。

三、护理

（一）护理问题/诊断

1. 知识缺乏

与缺乏白内障疾病相关知识有关。

2. 恐惧

与惧怕手术疼痛有关。

3. 焦虑

与担心视力能否恢复及住院费用有关。

4. 潜在并发症

跌倒、出血、感染。

（二）护理措施

1. 知识缺乏

主动与患者沟通，讲解本疾病的原因、特点，疾病的过程，手术的必要性，从而减轻对疾病的恐惧。

2. 恐惧

介绍周围环境，消除陌生感，介绍手术过程中的注意事项，使其有充分的术前思想准备，请已经做过手术的患者现身说法，增强对手术的信心，消除对手术的恐惧。

3. 焦虑

患者因视力功能障碍思想压力大，担心术后效果，主动介绍以往成功病例，使患者了解本手术成功率极高，效果好，增强信心，通过与家属沟通和对医保报销额度的讲解，使患者减轻对医疗费用的担心。

4. 潜在并发症预防

老年患者视力功能障碍，行动迟缓，感觉迟钝，护士应强化安全意识，患者在走廊可以扶着扶手，加强陪护，出科室进行各项检查应有陪护陪同。加强对术后术眼的观察，观察术眼有无渗血、渗液，有无眼痛、呕吐、恶心等，保护术眼不受碰撞，发现问题及时通知医生。

四、知识拓展

双眼老年性白内障，也称为年龄相关性白内障，随着年龄的增加，其患病率显著增高。这种疾病通常双眼发病，临床表现为渐进性、无痛性视力减退，最终可能导致失明。老年性白内障是全球老年人致盲和视力损害的主要眼病之一。

随着我国人口的增加和老龄化趋势，预计与年龄相关的白内障发病率将明显增加。如果不采取积极、有效的措施，白内障盲人的数量将大幅增加。因此，老年性白内障不仅是一个重要的公共卫生问题，也是需要社会各界共同努力解决的挑战。

五、讨论分析

指导出院患者出院后的活动与休息：告知患者出院后的生活应有规律，注意用眼卫生，少看书、报、电视、手机等，避免疲劳，减少弯腰、低头等动作，防止引起眼胀不适，忌烟酒、浓茶、咖啡。

做好出院患者的复诊指导：说明复诊时间，按1周、2周、1个月、3个月、6个月、12个月复诊，如出现术眼疼痛、畏光、流泪等，立即随诊。

该患者在营养、心理方面应予具体指导：嘱患者多食含维生素C丰富、清淡、易消化的食物，多食蔬菜、水果，保持二便通畅，术后当天宜进食半流质或软性食物，禁食海鲜、辛辣食物，避免食用硬性食物，防止用力过度，导致前房积血、伤口裂开等并发症，避免饮酒、吸烟。白内障患者因视力功能障碍，对手术后的效果不明确而对手术产生恐惧心理，加之老年性白内障患者年龄偏大对经济方面比较重视，怕给家人增加经济负担，针对这些问题，护士应逐一给患者讲解疾病知识、手术意义、手术方法，消除患者紧张情绪，介绍术中各注意事项，使患者做好心理准备应对手术治疗，取得家属配合，关心患者，增加探视次数，对患者说明医疗费用的详细情况，以及医保患者的报销额度等，使患者不再担心费用问题，通过各种有效沟通和疏导，使患者积极配合治疗，提高患者手术适应能力，消除紧张恐惧心理。

病例 ④ 急性化脓性中耳炎护理

一、病例简介

患者，男，8岁。以"左耳痛伴听力下降2d"收入医院。意识清晰，对答应题。患者昨日在受凉后出现左耳痛，呈持续性波动性痛，伴耳闷听力下降，左耳对比右耳听力下降，远处声音听不清，自行口服头孢药物治疗症状无缓解，今日晨起后耳痛加重，放射至同侧头部。现患者为求进一步治疗，遂来医院就诊，门诊以"左耳急性化脓性中耳炎"收治入院。

既往史：既往体健，否认冠心病、高血压、糖尿病等病史，否认手术、外伤史，否认药物、食物过敏史，按时预防接种。

检查：体温36.9℃，脉搏83次/分，呼吸26次/分，血压140/85mmHg。左耳郭牵拉痛，乳突后皮肤充血，表面有压痛，左耳外耳道及鼓膜充血，鼓膜未见明显穿孔。中耳乳突CT提示左耳鼓室可见少量低密度影填充，乳突鼓窦无明显骨质破坏。白细胞总数增多，多形核白细胞比率增加。穿孔后血象渐趋正常。听力检查呈传导性听力损失。

> **诊断** 急性化脓性中耳炎。

二、治疗经过

早期、足量、全程使用抗生素，及时清除耳道分泌物，保持引流通畅，积极降温处理；手术治疗耳源性脑脓肿。进行降颅压，大剂量抗生素等对症治疗。

三、护理

（一）护理问题/诊断

1. 舒适的改变

与炎症刺激、耳痛有关。

2. 体温过高

与急性炎症引起的全身反应有关。

3. 相关知识缺乏

与缺乏疾病治疗、护理知识有关。

4. 生活自理能力下降

与耳痛有关。

5. 潜在并发症

耳源性脑脓肿。

（二）护理措施

1. 舒适的改变

（1）观察耳痛的部位及程度，鼓励患者表达疼痛的感受。

（2）加强心理护理，告知疼痛的原因，指导患者采用松弛疗法，分散患者注意力。

（3）疼痛不能耐受的患者，可遵医嘱慎用镇静、止痛药物。

（4）做好鼓膜切开的准备，配合医生行鼓膜切开术。

（5）给患者创造良好的住院环境，室温在18～22℃，湿度在50%～60%，通风。

2. 体温过高

（1）密切观察体温变化，每天测4次体温，必要时加测，给予患者卧位休息，根据体温变化遵医嘱给予患者物理降温或者应用解热药物。

（2）向患者及家属讲解引起高热的原因。

（3）进食易消化、富含营养的软食，保持排便通畅。

3. 相关知识缺乏

（1）向患者讲解该疾病可能引起的不适，缓解患者的焦虑情绪。

（2）向患者介绍疾病的原因、预后，减轻患者的不良情绪。

（3）做各项护理操作前向患者解释操作目的、不良反应、注意事项以得到患者的配合。

4. 生活自理能力下降

（1）经常巡视病房，及时发现问题。

（2）将床旁呼叫器放在患者容易按到的地方，以便需要时随时呼叫。

（3）帮助患者打水、打饭，做些力所能及的事情。

5. 潜在并发症

耳源性脑脓肿：遵医嘱降颅压，大剂量抗生素治疗。护理效果：经过6d的治疗护理后，患者现体温正常，日内体温波动在36～36.5℃；耳痛、耳闷、头晕症状已消除，左耳听力已恢复。

四、知识拓展

急性化脓性中耳炎是中耳黏膜的急性化脓性炎症。由各种原因引起的身体抵抗力下降、全身慢性疾病以及邻近部位的病灶疾病（如慢性扁桃体炎、慢性化脓性鼻窦炎等）、小儿腺样体肥大等，应积极进行抗感染、利引流、去病因治疗。

五、讨论分析

患者临床检验结果白细胞增多，患者有体温过高症状，给予高维生素、低脂、低蛋白、半流饮食，多食新鲜蔬菜及富含维生素C的水果，如苹果、猕猴桃果汁，可作为辅食，每天2次。患者可饮用金银花，有消肿止痛作用，烹调方法以泡煮的方式为宜。今后护理中还会根据病情不断进行营养评估，调整饮食。

建立良好沟通，尊重患者，耐心倾听，耐心谈话，每次进入病房先打招呼。针对病情，让患者了解相关手术成功案例及相关内容，增加患者信心，减轻患者心理负担。

病例 ❺ 颌面部间隙感染护理

一、病例简介

患者，女，33岁。因颌下脓肿、疼痛、吞咽困难入院。患者入院前出现颌下肿胀，口服消炎药效果不明显。近7d双侧颌下、舌下口底及颈部弥漫重度肿胀，颌下皮肤红，质硬，伴压痛、张口受限、吞咽困难，平卧时憋气，伴高热，最高39.3℃。追问病史得知，患者1个月前曾经出现反复牙痛，伴食欲缺乏未给予处理，进而出现下颌肿痛、咀嚼吞咽时疼痛加剧、皮肤红肿、压痛，伴高热。

既往史：无。

检查：体温38.9℃，脉搏96次/分，呼吸28次/分，血压124/85mmHg。患者表情痛苦，可简单回答问题，语言流利，心律齐，发热，吞咽困难。不愿下床活动，自感虚弱无力，张口度2.0cm，进食流质饮食，咽喉疼痛，拒绝下鼻饲管。每天只能喝200mL左右凉开水维持。二级护理。白细胞（WBC）：27.1×10^9L，中性粒细胞百分比：93.3%，提示有感染。穿刺可见脓液。B超检查：颈下软组织增厚、间隙显示细线状液性暗区，提示组织水肿，炎性改变。CT检查：下颌区及颈部软组织肿胀，结构紊乱，脂肪间隙密度增加。右侧鼻腔、口咽、喉咽壁增厚、腔狭窄。右侧咽隐窝、咽旁间隙显示不清。提示感染性病变。

> **诊断** 颌面部间隙感染。

二、治疗经过

入院后应用抗菌药物、止痛药物、静脉营养等加局部治疗外敷中药水调散等，促进炎症消散。目前脓肿切开引流术后第7天，入院第10天。

三、护理

（一）护理问题/诊断

1. 体温过高

与感染有关。

2. 疼痛

与感染引起的组织受压、炎症渗出物刺激有关。

3. 知识缺乏

缺乏颌面部间隙感染的早期预防及治疗的相关知识。

4. 体液不足

与吞咽困难、摄入过少有关。

5. 焦虑

与担忧预后不佳有关。

6. 潜在并发症

败血症。

7. 窒息的危险

与肿胀波及舌根或压迫气管有关。

（二）护理措施

1. 体温过高

密切观察体温变化，每天测量4次体温，必要时加测。给予患者卧床休息，持续低流量吸氧，根据体温变化遵医嘱给予患者物理降温或者应用解热药物。

2. 疼痛护理

（1）保持病房清洁、安静、舒适、通风，室温18～22℃，湿度50%～60%。

（2）应用止痛剂和镇痛剂，观察有无用药反应。

（3）帮助患者学习放松疗法，如缓慢深呼吸、全身肌肉放松、听听喜欢的音乐等分散注意力。

3. 知识缺乏

给予患者介绍颌面部间隙感染的发生相关知识，手术切开及预后状况的讲解，使患者掌握自己的疾病状况和治疗方案。

4. 体液不足

建立静脉通路，遵医嘱给予患者进行补液治疗，补充必要的电解质和各种维生素，保证水电解质平衡。饮食宜温凉流质或半流质饮食，营养丰富，可用粗吸管或鼻饲饮食。

5. 焦虑

（1）详细介绍病区环境、室友、管床医生、责任护士，减少环境的陌生感。

（2）耐心讲解病情和治疗计划，减轻紧张情绪，消除顾虑。

（3）介绍同病种恢复良好患者现身说法，增加对治疗的信心。

（4）遵医嘱必要时给予镇静剂。

（5）鼓励家属给予支持和关爱。

6. 潜在并发症

注意引发败血症：①密切观察患者生命体征变化；②遵医嘱给予足量抗生素控制感染，并且静脉给予补液，维持水电解质平衡；③患者吞咽困难时，为避免造成呛咳、误吸，可给予鼻饲饮食；④操作时注意无菌操作，同时注意室内环境卫生的清洁、空气的流通，适当地限制人员的出入，避免发生交叉感染；⑤做好口腔护理。漱口水含漱，保持口腔清洁。

7. 窒息危险

（1）密切观察呼吸状况，及时、有效清除呼吸道分泌物，保持呼吸道通畅。

（2）持续低流量吸氧。

（3）密切观察肿胀是否扩散，如引起呼吸困难，必要时行气管切开。

8. 护理效果

经过10d的治疗护理后，患者现体温正常，日内体温波动在36.5～37.1℃；感染已经得到控制，白细胞（WBC）8.5×10^9L，中性粒细胞百比55.7%；体液不足已经改善，患者卧床休息，无护理并发症。

四、知识拓展

颌面部间隙感染亦称颌周蜂窝织炎，是颌面和口咽区潜在间隙中化脓性炎症的总称。感染初期表现为蜂窝织炎，在脂肪结缔组织变性坏死后可形成脓肿。化脓性炎症可局限于一个间隙内，亦可波及相邻的几个间隙，形成弥散性蜂窝织炎或脓肿，甚至可沿神经、血管扩散，引起海绵窦血栓性静脉炎、脑脓肿、败血症，甚至中毒性休克等严重并发症。

五、讨论分析

什么是颌面部危险三角区，为什么长脓包不可以随意挤压处理：危险三角区指颌面部鼻根至两侧口角的区域。这个区域是公认的危险区域。尤其在三角区域内有感染时，易在面前静脉内形成血栓，影响正常静脉血回流，并呈逆流至眼上静脉，经眶上而通向颅内海绵窦，将面部炎症传播到颅内，产生海绵窦化脓性血栓性静脉炎的严重并发症。炎症还可向眼部及周围组织扩散，全身可出现寒战、发热、头痛等，病情严重者，甚至可发生败血症、毒血症，危及生命。对面部危险三角区的脓包，切勿搔抓挤压及挑刺，引起颅内感染。

颌面部间隙感染切开引流的指征及引流护理：①切开引流：发病时间一般是牙源性感染3～4d，腺源性感染5～7d，经抗生素治疗后，仍高热不退，白细胞总数及中性白细胞明显增高者；局部肿胀、跳痛、压痛明显者；局部有凹陷性水肿，有波动感或穿刺抽出脓液者；腐败坏死性感染，应早期广泛切开引流；脓肿已穿破，但引流不畅者；②引流护理：口内切开用橡皮片引流，口外切开浅层脓肿用橡皮条引流，深部脓肿用凡士林纱条或橡皮管引流。术后注意观察引流条或引流管是否松落。每天更换引流条或引流管时，观察引流物的颜色、形状和量。脓肿缩小变浅、无分泌物时，则停放引流物，用油纱布保护创口，促进愈合。

该患者在营养、心理方面应给予的具体指导：首先对患者进行了微型营养评价和营养风险筛查，并结合临床检验结果。给予营养支持，支持的原则是给予高热量、高蛋白、高维生素饮食。先给予高热量、清淡、流质饮食，由于张口受限，采用吸管进食。鼓励患者每2~3h进食一次，以改善患者的营养状况，提高机体抵抗力。然后逐渐给予半流质饮食，如鸡汤面、牛奶蔬菜面、红枣粥再到普通饮食，维生素补充可给予新鲜水果汁，且多饮水。

每周对患者进行1次心理评估，根据患者心理情况进行心理干预，确保患者心理状态较好，情绪稳定，能主动配合治疗。

具体实施措施如下：①营造良好环境，建立信任关系：保持病室阳光充足，空气清新，舒适，安静，整洁，创造一个乐观向上的氛围；②加强护患沟通，解决思想顾虑：尊重患者，主动倾听患者叙述，了解心理状态。生活上体贴关怀，尽量满足生活需要。如学会看患者手势来代替语言表达，通过面部表情、举止行为，了解内心活动，耐心解释疾病发生的原因，讲解治疗手段，讲清注意事项，邀请康复期患者现身说法，使患者得到心理上的满足，主动配合治疗和护理，以缓解患者焦虑不安的情绪；③鼓励亲情陪伴，建立社会支持：鼓励家属亲友及单位同事给予患者关心和支持，增强归属感、责任感，树立战胜疾病的信心和勇气；④行为、音乐等放松疗法的应用：入院初期用于焦虑抑郁，可选用小调的乐器独奏曲或柔和的声乐表达出内心忧伤，释放消极情绪，调动患者的感情，使人平静安定下来，逐渐适应角色转换，促进与外界交流。中期选用轻快的音乐来缓解感情脆弱、依赖感增强的患者。教会患者呼吸放松、肌肉松弛放松方法，放松心情，保持平和的心境。

病例 ❻ 左眼翼状胬肉护理

一、病例简介

患者，男，47岁。因20余年前发现左眼表面新生膜样肿物，肿物逐渐生长，现因异物感加重来诊，门诊以左眼翼状胬肉收入病房。饮食睡眠佳，二便正常。

既往史：既往健康，否认高血压、糖尿病、冠心病等病史，无过敏史。

检查：体温36.6℃，脉搏78次/分，呼吸18次/分，血压130/80mmHg。患者正常面容，自动体位，神志清楚，语言正常，对答切题，查体合作。心电图大致正常，术前各项化验均正常。视力：右眼0.6，左眼0.3；眼压：右眼15mmHg，左眼15mmHg。

> 诊断 | 左眼翼状胬肉。

二、治疗经过

局麻下行左眼翼状胬肉切除联合角巩膜缘重建术，术中顺利，术后患者清醒，安返病房。

三、护理

（一）护理问题/诊断

1. 知识缺乏

与缺乏手术知识有关。

2. 焦虑

与担心术后效果有关。

3. 潜在并发症

出血感染。

（二）护理措施

1. 知识缺乏

做好健康教育，态度和蔼，有问必答，讲解本病的发病原因、治疗方法等相关知识。

2. 焦虑

做好心理护理，主动与患者交流，使其熟悉环境，消除对环境的陌生感，保持病房安静、舒适，讲解手术方法和过程以及术前的准备和手术中的注意事项，消除对手术的恐惧心理，树立信心，积极配合手术。

3. 潜在并发症

出血感染：强调勿进食坚硬食物，防止用力过度，导致伤口裂开、出血。术后观察伤口有无渗血、渗液现象，遵医嘱给予抗生素及眼药，促进局部炎症消退。勿用手擦眼，防止感染。

护理结果：经过4d治疗护理后，患者消极情绪消失，配合治疗，术后卧床休息，无护理并发症发生。

四、知识拓展

翼状胬肉，又称为胬肉或息肉，是眼科常见的慢性疾病之一。它是由结膜组织异常增生造成的，通常发生在眼球的内侧或外侧，有时也可能同时存在。早期时可能影响不大，但随着病程的进展，胬肉可能逐渐增大，最终影响视力，引起视力下降、眼部干涩刺痛、眼部发红等症状。

目前，对于翼状胬肉的治疗主要依赖于手术，因为尚无特效药物能够根治此病。预防措施包括减少烟尘、风沙及紫外线的刺激，注意眼部卫生，及时治疗沙眼或其他类型的结膜炎，保证充足的睡眠和规律的生活，多食用富含维生素的食物，以及户外工作者或喜欢户外活动的人外出时佩戴防紫外线的眼镜，避免强光刺激。

五、讨论分析

翼状胬肉患者术后的一般护理：加强生活护理，多卧床休息，不要挤眼或揉眼，以免影响植片修复、生长，避免碰撞术眼，导致切口裂开、出血，或植片错位，保持眼部清洁，勿将植片当成分泌物擦掉。

翼状胬肉患者术后饮食的注意事项：适当增加营养，禁食辣椒、大葱等刺激性食物，并禁烟、酒。

给予患者心理方面的指导：对患者进行心理评估，根据患者情况给予心理干预，确保患者情绪稳定，积极配合治疗。具体指导：①创造良好环境，保持病房安静舒适，温度适宜；②与患者进行沟通，态度和蔼，耐心倾听，了解患者心理及需求，消除术后紧张情绪及术后的担心；③取得家属配合，多关心患者，增加探访次数。

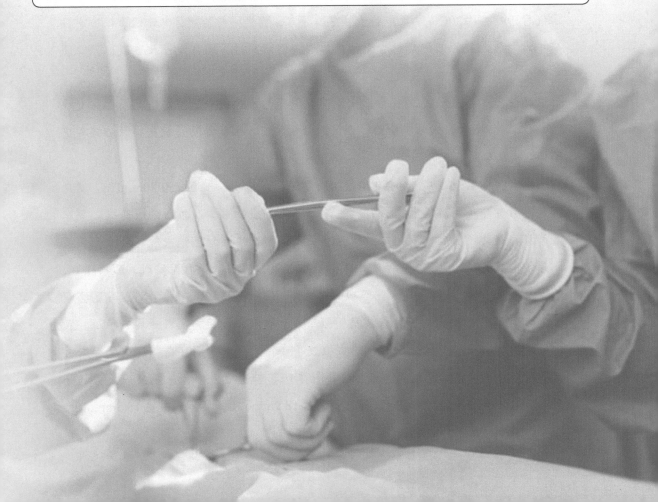

第十一章

急诊科
疾病护理病例精选

病例 ❶ 有机磷农药中毒护理

一、病例简介

患者，女，69岁，因"发现意识不清约1h"入院。起病急，病程短。患者家属代述约1h余前（2023年8月15日7:00左右）发现患者于家中意识不清，呼之不应，问话不答，口吐白沫，周身大汗，周身可闻及浓烈农药味，考虑农药中毒（家中有甲胺磷及甲拌磷），家属立即拨打"120"求救，救护车接至急诊科，途中医生给予阿托品2mg静脉注射及补液治疗，于8:12到达抢救室，立即完善相关检查，向患者家属交代病危病重，家属表示知情、理解并签字，经家属同意后给予温清水洗胃治疗，约30L，洗胃毕给予甘露醇导泻，为进一步治疗，急诊门诊以"有机磷中毒"收入院。来院后患者无抽搐，周身间断颤抖，周身大汗及流涎，无二便失禁。

既往史：高血压史20年余，未规律口服药物治疗，血压控制情况不详。发现"血糖高"半年余，未系统诊治；否认冠心病病史，否认药物过敏史。预防接种史不详。

检查：体温36.5℃，脉搏120次/分，呼吸26次/分，血压150/80mmHg。发育正常，营养中等，昏迷状态，口吐白沫，呼之不应，可闻及浓烈的农药味。平车入病房，查体不合作。双侧球结膜无苍白及黄染，浅表淋巴结未触及肿大。头颅无异常，双侧瞳孔针尖样，直径约1.0mm，光反应迟钝。口唇无发绀，颈项强直，气管居中，甲状腺未及肿大。呼吸频率快，双肺呼吸音粗糙，可闻及明显湿啰音。心率120次/分，律齐，未闻及明显杂音。腹软，肝胆脾及双肾均未触及。双下肢无水肿。四肢肌张力增高，肌力检查不合作。生理反射存在，病理反射未引出。心电图：窦性心动过速。尿常规：酮体1+，尿葡萄糖4+，尿蛋白1+。血气分析：二氧化碳分压28.6mmHg，标准碳酸盐18.9mmol/L，实际碳酸盐16.5mmol/L，总二氧化碳17.3mg/dL，实际碱剩余−6.9mmol/L，标准碱剩余−8.7mmol/L，钾离子2.80mmol/L，阴离子间隙26.4mmol/L。急诊生化：总胆红素28.30μmol/L，直接胆红素9.80μmol/L，天门冬氨酸氨基转移酶45.50U/L，乳酸脱氢酶326.00U/L，肌酸激酶同工酶57.40U/L，二氧化碳15.00mmol/L，胆碱酯酶198U/L，羟丁酸脱氢酶227.00U/L，钾2.56mmol/L，氯96.00mmol/L，钙2.54mmol/L，葡萄糖18.13mmol/L。凝血四项：部分凝血酶原时间21.7s，纤维蛋白降解产物5.08μg/mL，D-二聚体1.13mg/L。血常规：白细胞22.46×10^9/L，嗜碱性粒细胞绝对值0.08×10^9/L，中性粒细胞绝对值13.80×10^9/L，淋巴细胞绝对值7.36×10^9/L，单核细胞绝对值0.79×10^9/L，血小板493.00×10^9/L，血小板比积0.480%。

> **诊断**　有机磷农药中毒。

二、治疗经过

（1）洗胃、导泻，应用抗胆碱药阿托品使患者达阿托品化，并保持阿托品化状态，应用胆碱酯酶复能剂碘解磷啶。

（2）气管插管，有创呼吸机辅助通气。

（3）保肝、护胃预防应激性溃疡，维持电解质平衡及内环境稳定。

三、护理

（一）护理问题/诊断

1. 急性意识障碍

与药物中毒有关。

2. 清理呼吸道无效，气体交换受损

与无效咳嗽、痰液黏稠、意识障碍有关。

3. 潜在并发症

上消化道出血、体液失衡（水、电解质、酸碱平衡失调）、有管路滑脱的危险、肺水肿、脑水肿。

4. 有下肢深静脉血栓的危险

与下腔静脉回流受阻、输入高渗液体、坏死肿瘤组织脱落、体液不足致血液高凝状态等有关。

5. 有肺栓塞危险

与下肢静脉血栓、恶性肿瘤等有关。

6. 体温过高

中等热38.1～39℃。

（二）护理措施

1. 急性意识障碍

（1）了解毒物性质。

（2）迅速清除毒物，服毒者要反复洗胃。

（3）保持呼吸道通畅。

（4）加强心理护理。

2. 清理呼吸道无效，气体交换受损

（1）听诊时呼吸音，观察患者体温、呼吸的变化及痰液的性质、量、气味、颜色等。

（2）给予患者进行体位引流及胸部物理治疗。

（3）加强呼吸道湿化，给予雾化吸入或必要时吸痰。

（4）根据病情多饮水，以稀释痰液。

（5）给予氧气吸入，必要时应用呼吸机辅助呼吸。

3. 潜在并发症

（1）上消化道出血：①观察有无恶心、上腹部不适、呕吐、黑便等不适症状；②观察大便量、颜色、性状；③遵医嘱应用冰盐水洗胃及药物治疗。

（2）水、电解质、酸碱平衡失调：①卧床休息以减轻肾脏负担，抬高水肿的下肢；②坚持"量出为入"的原则，记录24h出入液量；③严密观察患者有无液体过多的表现；④监测并及时处理电解质、酸碱平衡失调。

（3）有管路滑脱的危险：与患者意识障碍、躁动、依从性差有关。①各类导管标识醒目，有效固定，必要时实施保护性约束；②对患者及家属进行宣教，告知导管滑脱风险及注意事项；③专人陪护。

（4）肺水肿：①协助患者翻身叩背，及时吸痰；②遵医嘱吸氧、应用脱水剂。

（5）脑水肿：①遵医嘱吸氧、应用脱水剂；②头部放置冰袋或冰帽，防止脑水肿；③密切监测心率、血压变化，随时做好抢救的准备。

4. 有下肢深静脉血栓的危险

（1）观察下肢皮肤颜色、温度及有无水肿等情况。

（2）早期下床活动。

（3）卧床期间下肢进行主动、被动锻炼。

（4）深呼吸运动。

（5）多饮水。

（6）穿梯度压力弹力袜。

（7）应用血循环治疗仪。

（8）遵医嘱应用扩容药物。

（9）遵医嘱使用抗凝剂。

（10）遵医嘱血栓护理。

（11）发生后，严禁按摩。

（12）发生后，抬高患肢、制动。

5. 有肺栓塞危险

（1）预防下肢深静脉血栓形成。

（2）防止下肢深静脉血栓脱落。

（3）发生后密切监测生命体征，绝对卧床休息。

（4）高流量吸氧。

（5）做好气管插管准备。

（6）遵医嘱应用镇静、镇痛剂。

6. 体温过高

（1）观察生命体征，定时测量体温，测量4次/日。

（2）物理降温。

（3）口腔护理2次。

（4）补充营养和水分。

（5）加强皮肤护理。

（6）遵医嘱给予降温药物并观察疗效。

（7）注意保暖。

（8）心理护理。

四、知识拓展

有机磷农药大多数属磷酸酯类或硫代磷酸酯类化合物，是目前应用最广泛的农药，品种达百余种，大多属剧毒或高毒类，我国生产和使用的有机磷农药，绝大多数为杀虫剂。

对人畜的毒性主要是对乙酰胆碱酯酶的抑制，引起乙酰胆碱蓄积，使胆碱能神经受到持续冲动，导致先兴奋后衰竭的一系列毒蕈碱样、烟碱样和中枢神经系统等症状；严重患者可因昏迷和呼吸衰竭而死亡。有机磷农药大都呈油状或结晶状，色泽由淡黄至棕色，稍有挥发性，且有蒜味。除美曲膦酯外，其他有机磷农药一般难溶于水，不易溶于多种有机溶剂，在碱性条件下易分解失效。

五、讨论分析

急性有机磷农药中毒（AOPP）救治难度大，护理要求高。近年来，由AOPP所致的中间综合征（Intermediatesyndrome，IMS）发生率上升，对AOPP的临床护理提出了新的要求，以下问题值得探讨：

（一）清理毒物

1. 洗胃液的配置

自动洗胃机洗胃，由于洗胃液消耗较大、患者情况紧急等原因，实际工作中仍有不少护理人员不重视洗胃液的配置，直接采用淡水洗胃。淡水渗透压低，洗胃过程中大量淡水渗透入血液，在短时间内血液被稀释，特别是血清钾浓度被稀释，加之不适当利尿、脱水等措施，导致低钾血症，诱发中间综合征的发生。因此，洗胃液仍应按规定要求配置，必要时使用含钾溶液洗胃，以防洗胃后血钾浓度降低。

2. 重视呼吸衰竭患者的洗胃

有部分患者在入院前即发生呼吸衰竭，为抢救生命，入院后首先进行气管插管和机械呼吸。由于气管插管的影响，导致插胃管困难。对于因选用的普通胃管与洗胃机连接不好，导致洗胃不彻底的患者，可采取洗胃后留置胃管，并连接胃肠减压器引流72h的方法，使胃内残留物及时排出。

（二）对中间综合征的认识与护理

1. 对IMS的认识

IMS是发生胆碱能危象高峰之后和诱发神经毒性之前的综合征，多发生于急性中毒后24～96h，临床以肌无力为最突出的表现，涉及屈肌、肢体近端肌、颅脑神经Ⅲ～Ⅶ和Ⅹ所支配的肌肉，严重者累及呼吸肌。

2. IMS的护理

（1）IMS一旦发生，多数患者需接受一段时间的呼吸支持方能度过中毒的危险期，因此，一般采用经口气管插管与呼吸机连接。阿托品的使用，使此类患者的气道分泌物受抑制，机械通气过程中的湿化在此类患者中显得尤为重要。湿化不全极易导致痰痂形成影响通气效果，甚至引发窒息。

（2）心理障碍，不易配合治疗。部分患者因各种原因的刺激造成心理倾斜、失衡而采取自杀，故抢救多不配合。IMS患者意识清楚，主要是毒素致多部位的肌无力和呼吸肌麻痹致缺氧、发绀，出现恐惧；再加上气管插管、切开、机械通气作为一种强烈的心理刺激，使患者发生了一系列负性心理。如抢救初期大量的洗胃造成极大的痛苦，堵管、拔管产生的恐惧和担忧等。

（三）阿托品化的观察

1. 呼吸衰竭时阿托品化的观察

呼吸衰竭发生后，由于缺氧和二氧化碳潴留，导致患者烦躁不安、大汗淋漓、心动过缓或过速，甚至昏迷等一系列临床表现，极易与阿托品应用不当相混淆，特别是IMS后发生的呼吸衰竭，由于缺少常见呼衰所具有的呼吸频率增快、呼吸窘迫等典型临床表现，从而把改善症状的重点放在阿托品的调整上，常导致阿托品过量，甚至中毒。临床上如发现呼吸减慢、胸膜呼吸运动不协调，发音困难，不易解释的多汗、心动过速应及时做动脉血气检查，以尽早发现呼吸衰竭。非吸氧状况下末梢动脉血氧饱和度连续监测有利于此类呼吸衰竭的及时诊治，从而正确区别阿托品化。

2. 机械通气时阿托品化的观察

由于机械通气对呼吸、循环生理状态的影响，使得此类患者阿托品化的观察发生困难，机械通气后，用于通常状态下判断阿托品化的指标大多数特异性和敏感性均降低，特别是心率、肺部啰音、瞳孔受机械通气影响较大。因此，这类患者更应注重整体，采取多指标前、后对比观察的方法。

3. 阿托品化指标掌握不准确

由于阿托品化指标存在个体差异，易出现相对的稳定和易变化，治疗中阿托品的用量普遍偏大，故应结合个体进行综合分析判断；在阿托品化的判断上还需注意观察分析"昼夜现象"，其原因是夜间交感神经兴奋性降低，迷走神经兴奋性增高，使心率变慢，腺体分泌增多，瞳孔缩小，加重或混淆了有机磷中毒患者所产生的毒蕈碱样作用，故护理人员应加强夜间巡查，及时观察、判断病情，减少反跳，降低死亡率。

4. 阿托品应用方式的选择

由于间歇给药法的间隔时间及单项给药剂量不易把握，药物作用得不到均衡、持续效应。我们临床观察时发现推注时患者心率增快，情绪不稳定以及其他指标波动幅度也较大，而静脉持续滴注给药可避免阿托品间歇注射所致的阵发性交感神经过度兴奋带来的负面影响。

（四）中毒症状缓解后出现的反跳现象

由于胃黏膜的解剖结构影响一次性洗胃的彻底性，反跳虽然受多种因素的影响（如阿托品的用量等），但主要因素是毒物重吸收。洗胃后如过早进食，胃黏膜内残留的毒物与食物同时重吸收与反跳的出现有直接的关系。禁食患者由于胃液的不断分泌，带有残留毒物的胃液，如得不到及时的引流和清除，同样增加毒物重吸收导致反跳出现，因此应根据病情轻重，禁食48h或更长时间，留置胃管定时反复洗胃，并在每次洗胃后将胃管接上一次性负压袋，进行持续负压引流，才能有效防止和减少胃液中毒物的重吸收，避免出现反跳。

病例 ② 创伤性休克护理

一、病例简介

患者，男，22岁。于2020年5月2日00：37分入院，原因为"高空坠物致认知功能减退2h"。平车进门时，患者处于轻度昏迷状态，GCS值为E2VTM3，间歇性的烦躁，严重的贫血症状，体格检查无法配合。

既往史：不详。

检查：患者皮肤呈淡青色，左侧肘部皮肤有淤点，下颌部及左侧胸部皮肤有青紫或淤血，其余均无异常。左右双瞳大小不一，左边为5.0mm，右边为3.5mm，无光线反射。经布莱登评分11，Barthel日常生活功能评分0，Morse跌倒75，POCT疼痛0，APACHE-Ⅱ评分25分，预期死亡率77.36%。

诊断 | 创伤性休克。

二、治疗经过

予以重症监护、持续有创呼吸机辅助通气、严密监测生命体征、监测血糖、血气、补液扩容、去甲肾上腺素升压、止血、输血等抢救治疗。为防止2次伤害，对患者进行了骨盆骨折的连续外固定。监测中心静脉压，插管，侵入性血压监测，心排血量，记录每小时排血量。

三、护理

（一）护理问题/诊断

1. 气体交换受损

与肺挫伤和血气胸有关。

289

2. 清理呼吸道无效

与紧急的气道内插管引起的呼吸结构变化，自身的清洁能力差，咳嗽无效，以及镇静剂的使用不能有效清除痰液有关。

3. 有感染加重的危险

与多种导管的放置（气管内插管、深静脉插管、动脉插管）及有创操作有关。

4. 有皮肤完整性受损的危险

与骨盆粉碎性骨折及翻身困难有关。

5. 有出血加重的危险

与失血性休克或血气胸有关。

6. 潜在并发症

癫痫、弥散性血管内凝血、便秘、肢体瘫痪、下肢静脉血栓。

7. 营养失调——低于机体需要量

与对肠道营养的不耐症有关。

8. 焦虑

与患者对疾病和预后的认识不足，无法自主地生活，不能忍受多种类型的管道有关。

（二）护理措施

1. 气体交换受损

（1）治疗目的：提高患者的氧饱和度，使其氧合指数＞300mmHg。

（2）护理：①给予呼吸机辅助通气，定时吸痰，维持气道的畅通，并对气道内的异物进行清除；②对患者的血液生化指标进行严密的监护，密切注意机体的氧代谢状况；③将病床上床抬高30°～45°，加强室内环境的清洁，并定期进行换气，使病室内的温度和湿度维持在适当水平；④在医生的指导下，给予口服乙酰半胱氨酸，2次/日。

（3）疗效评定：肺动脉氧指数＞300mmHg，无创机械呼吸。

2. 清理呼吸道无效

（1）预防措施：及时清除痰液，使气道畅通。

（2）护理：①定期翻身，拍打背部，促使痰液的高效排出；②以4～6h为1次的口腔保健；③定期监测气囊内气压，保持在25～30mmHg，不间断地声门抽吸；④观察患者痰液的颜色、性状和量，并在患者需要时及时抽痰，并依据患者的不同情况调整湿化速率；⑤在医师指导下，给予间歇性的俯卧位换气，并配合医师进行纤维支气管镜术。

（3）疗效评定标准：呼吸道畅通，2级痰易于抽出。

3. 有感染加重的危险

（1）目的：防止医院内感染的发生，减少医院感染指数。

（2）预防感染的方法：①在医生指导下正确应用抗菌药物；②严格消毒，提高手部的消毒质量；③每天叫醒患者，对插管的需要进行评价，及早拔除气管插管；④根据医生的指示，监测患者的体温和血常规等各项感染参数。

（3）结果：患者在医院无医院感染。

4. 有皮肤完整性受损的危险

（1）目的：患者在医院中未出现医院应激损害。

（2）护理：①采用平板式病床，尽量减少翻身次数，使床铺干净、干爽；②预防性应用减压贴，对压迫的枕部、双后跟、骶尾等局部采用10cm×12cm的海绵减压贴进行防护；③应与患者的家人保持良好的联系，将其风险进展、手术配合要点和成本等信息告诉患者，患者的家人对此应给予充分的谅解和配合；④用塞肤润对右脚后脚跟进行局部松弛，并用海绵垫固定左脚脚跟，使两脚后跟悬吊；右侧髋部第二阶段的压痕区用盐水清洗，1%的碘酊对周边的皮肤进行消毒，然后用凝胶敷料覆盖；对耻骨联合上部的受压部位进行减压；⑤第2级骶尾部的压痕伤，采用盐水清洗伤口，加碘酊对周边肌肤进行灭菌，并喷洒生长因子，敷藻酸盐，外用水胶敷料，粪便浸泡后立即换新；⑥强化患者的饮食控制，在医生的指导下给予胃肠内外营养；⑦床被要经常清洁，干燥，不起皱，不要让床高摇晃太久；⑧加强人员值班，巡视病房的卫生情况，进行轴向翻转，在翻身时要注意各种管路的畅通，严密监视患者的情况。

（3）评估：医院不可避免的创伤均已出现。

5. 有出血加重的危险

（1）治疗目的：患者未出现进一步的出血情况。

（2）护理：①严密监测患者的重要指标和状态，注意观察患者的引流液的颜色、质地和量，并做好相应的护理工作，一旦出现进一步的出血，就要主动协助医师治疗；②在医生指导下监测患者的血液和凝血功能；③严密监视患者的身体，看有没有出血，并做好值班工作。

（3）评估：患者的体表无出血，胸外引流管无吸出明显的积液。

6. 潜在并发症

（1）术后监护：①密切注意重要指标、知觉、瞳孔的改变及24h进水量的动态；②注意创面敷料渗血情况，全身皮肤有没有出血点和出血情况，如果有渗血立即换上新的创面敷料；③在医生的指导下应用缓泻药物。

（2）评定结果：患者血清D-二聚体为8.13mg/L。

7. 营养失调——低于机体需要量

（1）治疗目的：患者不发生胃潴留。

（2）护理：采用静脉输液、静脉滴注、静脉滴注、静脉滴注等方法；定期（4h）回吸观察有无胃潴留，并对患者的肠道营养耐受情况进行评价；根据医生的指导，进行个性化的饮食指导。

（3）疗效观察：维持营养，无胃滞留。

8. 焦虑

（1）护理目的：加强患者的精神状态，防止患者因过度紧张而导致病情恶化。

（2）干预方法：①对患者的紧张状况进行评定，进行心理安慰，做好每天的生活照料；②向患者解释其病情及预后，培养患者克服病情的信心；③不厌其烦地向患者讲解各类管道使用的必要性，以免发生事故；④聘请专业的心理咨询师为患者提供心理辅导。

（3）疗效观察：患者心理状态平稳，对药物有较好的配合。

四、知识拓展

创伤性休克是临床上常见的急危重病症之一，是严重创伤的重要病理生理过程。

五、讨论分析

临床上护理人员在抢救创伤性休克患者中，正确的病情判断，有效的紧急处理，严密的病情监护以及适当的心理护理起着重要的作用。现将创伤性休克患者的护理体会总结如下：

（一）一般护理

先观察患者的意识情况，受伤部位，评估失血量和休克程度。积极排除导致休克的因素，对创口予以止血，对异常活动的肢体，给予妥善固定，创伤后剧烈的疼痛也可引起休克，因此要适当给予有效止痛剂，常用的止痛剂有吗啡、哌替啶。如呼吸道损伤或创伤合并呼吸困难者，禁用吗啡。让患者取平卧位或休克位，以增加回心血量，有利于呼吸和改善重要内脏器官的血供。保持安静，切勿随意搬动患者，避免因创伤部位的活动而加重出血及休克。在护理过程中，要注意患者的保暖，禁忌任何形式的体表加温，以免增加局部氧耗，加重组织缺氧。

（二）保持呼吸道通畅

昏迷患者要将头偏向一侧，怀疑颈椎损伤的患者除外，及时清除呕吐物和分泌物，防止发生窒息和肺内感染。根据病情置鼻咽管或气管插管，必要时行气管切开。及时，适当给氧，以提高组织细胞血氧含量，同时备好吸痰器。如果患者分泌物过多，应及时吸出，以免发生误吸。

（三）迅速补充血容量

应尽早开放两条以上静脉通道，最好选用套管针，穿刺部位应选择容易固定且不易受到压迫的远离受伤部位的大静脉，腹部及其以下的损伤应选用上肢或颈部静脉，胸部以上的损伤宜选下肢静脉，必要时行静脉切开，以利于快速补液，确保输液通畅。两条静脉通道，一条用作扩容，另一条用作及时输入各类抢救药品。补充液体的原则：需多少，补多少；先晶体后胶体；先快后慢。根据患者心率、血压、尿量及时调整输液量和速度。临床上晶体液首选平衡盐溶液，常用的胶体液有中分子和低分子葡萄糖酐、白蛋白等。根据出血量适时补充羧甲淀粉、新鲜血浆、红细胞悬液和全血。输血、输液的速度要保证超过出血的速度。

（四）做好输液的护理

严格无菌技术操作。既要注意单位时间内扩容的速度和容量，又要注意输入的种类，晶胶体之比为3：1。已有文献报告，过多输入胶体溶液有可能促发呼吸窘迫综合征，先输入全血的病死率较高。定时进行中心静脉压监测，警惕急性肺水肿或心力衰竭的发生，准确记录24h液体的出入量，避免差错事故的发生。

（五）严密观察病情变化

密切监测患者生命体征并准确记录，发现病情变化要立即报告医生，及时调整治疗方案。随着病情的发展，意识逐渐进入淡漠，甚至昏迷，血压进行性下降，脉搏细数甚至不能扪及，尿量减少甚至无尿。如意识逐渐恢复正常，脉搏逐渐增强，脉率恢复正常，说明脑缺氧改善，休克好转。休克时要留置导尿管监测尿量，尿量的多少直接反映肾脏的血液灌注情况，尿量少于25mL/h，提示肾功能不全或血容量不足。少尿或无尿时还需考虑有无肾衰竭的发生。还应注意观察患者的皮肤、黏膜的变化，皮肤和黏膜的色泽可以反映周围组织循环状况，当发现皮肤出现瘀点、瘀斑时要警惕弥散性血管内凝血的发生。当四肢温暖、皮肤由紫绀转变为红润，毛细血管再充盈时间缩短，说明微循环好转，提示休克缓解。

（六）术前准备

有些患者因严重创伤出血、渗血量大，急需手术止血，必须在有限的时间内做好手术前的各项相关准备工作，确保手术的顺利进行。这些准备工作与抗休克同时进行。

（七）心理护理

急性创伤性休克多发病突然，患者往往在遭受重创后会产生恐惧、焦虑、紧张的心理，故应加强患者的心理护理。帮助患者树立战胜疾病的信心，配合医生使抢救工作顺利进行。

（八）总结

创伤性休克患者，病情危重，来势凶猛，通常在迅速失血超过全身总血量的20%以上时即可出现休克。及时补充血容量、治疗病因和制止其出血是治疗失血性休克的关键。因此，护理人员必须迅速正确判断休克患者的休克原因、休克程度，掌握各种抢救技术，严密观察病情，及时发现问题并与医生积极、默契配合，抓住抢救的黄金时间，挽救患者生命。

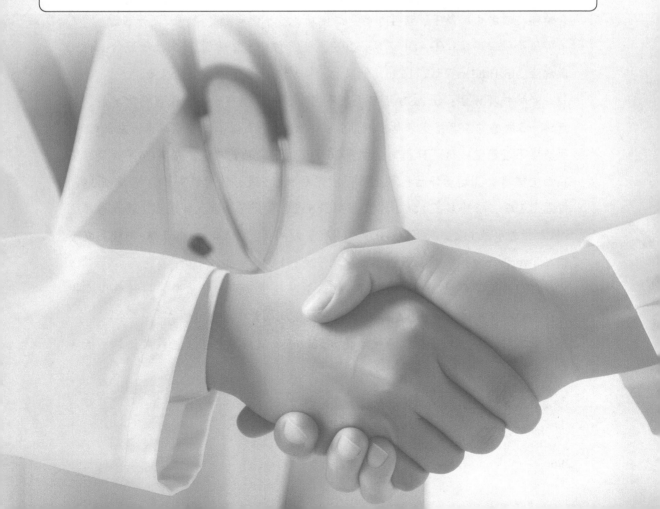

第十二章

康复科
疾病护理病例精选

病例 ① 四肢瘫痪康复护理

一、病例简介

患者，男，38岁。于2023年1月6日发生车祸。出现颈部疼痛伴四肢瘫痪，多次行康复治疗，现仍双上肢活动受限，双下肢肌张力高、活动不能，四肢感觉障碍明显，二便障碍。

既往史：既往体健。

检查：体温36.6℃，脉搏72次/分，呼吸19次/分，血压123/74mmHg。神志清，精神可，言语流利，双侧瞳孔等大等圆，光反射灵敏。呼吸功能：双肺呼吸音清晰，双肺未闻及干、湿性啰音。二便功能：小便间歇导尿，大便开塞露。

风险护理评估：①ADL评估：20分，重度依赖。②跌倒/坠床危险评估：4分，低危险。③Braden评估：16分，低风险。④VTE风险评分：低危风险。

专科护理评估：①ASIA：B级，不完全损伤，损伤水平下保留感觉功能，包括S4～5的感觉。②感觉评估：轻触觉：右侧C6平面以下轻触觉减退，左侧C6平面及以下轻触觉减退。针刺觉：右侧C6平面以下轻触觉减退，左侧C6平面及以下轻触觉减退。③运动评估：双上肢：右侧屈肘肌5级、伸肘肌3+级、伸腕肌3级、指屈肌1级、指外展肌1级，左侧屈肘肌5级、伸肘肌2级、伸腕肌2级、指屈肌1级、指外展肌1级。双下肢：0级；④肌张力：双上肢Ashworth评分：0级。双下肢Ashworth评分：1+级；⑤平衡：坐位平衡：1级。站立位平衡：0级。

MRI：①下颈段脊柱断裂，颈4椎体前移脱位，开椎管狭窄，颈髓受压、损伤；②颈项部椎体附件及软组织损伤；③上段胸椎骨质挫伤可能。

尿流动力学结果分析：膀胱容量＞500mL、逼尿肌痉挛、括约肌痉挛、低顺应性膀胱。

> 诊断 四肢瘫痪、神经源性膀胱、神经源性直肠。

二、治疗经过

行 "颈椎前路切开复位椎管减压椎间盘切除植骨融合内固定术"，术后仍双上肢活动受限，双下肢肌张力高，二便障碍，留置尿管，为求进一步治疗，收入康复科。

用药情况：①甲钴胺：改善周围神经；②盐酸米多君：升血压；③巴氯芬：降低肌张力；④维生素B_1：营养神经。

三、护理

（一）护理问题/诊断

1. 排尿功能障碍

与排尿神经受损有关。

2. 排便功能障碍

神经源性直肠与神经元病变有关。

3. 体位性低血压

与自主神经功能障碍有关。

4. 气体交换受损

与呼吸肌力减弱有关。

5. 躯体移动障碍

与运动功能障碍有关。

6. 有尿路感染的风险

与间歇导尿有关。

7. 焦虑

与病程长、担心预后有关。

（二）护理措施

1. 排尿功能障碍

（1）行膀胱压力测定、残余尿量测定及间歇导尿次数调整；根据患者个体情况调整饮水计划及排尿日志；指导患者及家属膀胱功能排尿训练；指导患者学习自行导尿，减少依赖；定时复查尿常规及尿流动力学检查。

（2）根据患者个体情况调整饮水计划及排尿日志。

（3）行膀胱压力测定、残余尿量测定及调整间歇导尿次数。

（4）指导患者及家属膀胱功能排尿训练：①导尿前30min温热毛巾热外敷膀胱区；②协助患者到洗手间听水流声，让家属以流动水冲洗会阴部；③想象自己以前排尿的感觉。

（5）指导患者学习自主导尿，减少对家属的依赖。

（6）定时复查尿常规及尿流动力学检查。定时相关检查可及时反应患者当前膀胱状态，并且可及时调整导尿方案。

2. 排便功能障碍

（1）腹部按摩。

（2）肛门指立牵张。

（3）嘱多食水果、蔬菜、粗纤维等食物。

（4）使用开塞露辅助排便。

3. 体位性低血压

（1）缓慢起床。

（2）谨慎用药。

（3）监测血压。

4. 气体交换受损

（1）指导患者腹式呼吸、缩唇呼吸。

（2）患者可进行吹气球、吹哨子的练习。

5. 躯体移动障碍

（1）增强肌力，促进运动功能恢复。

（2）坐位训练，包括坐位静态平衡训练、躯干向前后左右及旋转时的动态平衡训练，应逐步从睁眼状态过渡到闭眼状态。

（3）床椅转移训练。

（4）轮椅的使用指导。

6. 有尿路感染的风险

（1）指导患者及家属正确、规范地进行间歇导尿。

（2）导尿前严格执行七步洗手法。

（3）定期复查尿常规。

7. 焦虑

（1）通过前人与患者类似的康复经历，让患者重燃对生活的希望。

（2）热情周到的护理使患者对医护人员产生信任，缩短护患间的心理距离，增加其战胜疾病的信心。

（3）充分与患者家属交谈，打消患者顾虑，进一步增加康复的信心。

8. 出院宣教

（1）严格执行饮水计划及排尿日志的书写。

（2）日常饮食清淡宜消化，禁忌咖啡、浓茶等刺激性食物的摄入。

（3）适当运动，以不疲劳为宜。

（4）每天进行神经源膀胱功能训练。

（5）导尿前严格执行七步洗手法。

（6）保持心情愉悦，如有不适及时来医院就医。

四、知识拓展

脊髓损伤导致的神经源性膀胱患者康复周期长，潜在并发症多，患者及家庭负担重，不规范的护理严重影响患者的恢复。常规性护理干预方式为患者提供基础性护理措施，护理康复效果一般。采用针对性护理康复措施，为患者实施专科护理，进行膀胱康复功能恢复训练和行为训练，可以提升患者康复效果，有助于恢复患者的排尿功能，将其生活质量提升。

五、讨论分析

目前临床对脊髓损伤导致截瘫疾病的患者而言，在医护技合作的条件下实施护理服务，可以使工作流程得到合理改善，加强医护技之间的合作，使护理专科的特色得到充分体现，可以使医疗护理服务质量提高。

但是，脊髓损伤这类患者多需终生护理，如何对患者进行一个出院后追踪与监督，如何提高患者出院后的依从性和基于互联网的延续性护理是需要进一步研究的重点。

病例 ② 神经源性膀胱康复护理

一、病例简介

患者，女，42岁。患者4月余前凌晨下楼梯时摔伤颈部后随即出现四肢麻木无力及感觉减退，不能坐起，意识尚清，送至医院，入院2d后行颈椎后单开门椎管扩大减压椎管成形术手术治疗，术后患者病情基本稳定，现存双上肢麻木无力及感觉异常，小便间歇导尿，大便需用开塞露辅助，纳一般，睡眠差。

既往史：否认肝炎、结核等传染病史，否认糖尿病、高血压史，否认手术外伤史、否认输血史，否认食物药物过敏史。

检查：体温36.3℃，脉搏78次/分，呼吸18次/分，血压128/72mmHg。

> 诊断 ①神经源性膀胱；②神经源性肠；③脊髓损伤；④颈椎术后；⑤低蛋白血症。

二、治疗经过

（1）重建膀胱节律，改善二便功能，预防压力性损伤及下肢静脉血栓发生。

（2）停止间歇导尿，躯干控制稳定，操控轮椅，独立步行能力，回归社会，提高生活自理能力。

三、护理

（一）护理问题/诊断

（1）膀胱功能障碍。

（2）排便功能障碍。

（3）有皮肤完整性受损的风险。

（4）有下肢深静脉血栓形成的风险。

（二）护理措施

1. 膀胱功能障碍

（1）给予间歇导尿（采用半卧位或坐位导尿，可确保导尿管将膀胱最低处的尿液排出，体位残余尿不及时排出，细菌逆行可造成泌尿系感染），观察排尿情况，尿液的色、质、量，有无泌尿系统感染。

（2）保持会阴部皮肤干燥清洁，做好会阴护理。

（3）遵医嘱给予隔物灸法，取穴关元、气海、水道、神阙、阳陵泉。

（4）控制饮水，指导家属记录好饮水日记。

2. 排便功能障碍

（1）早期指导家属用双手沿脐周顺时针按摩，促进肠道蠕动，恢复期指导家属肛门牵张，促进大便排出。

（2）鼓励患者养成定时排便的习惯。

（3）饮食以粗纤维为主，多吃增加胃肠蠕动的食物。

（4）中药穴位贴敷，以中药作用于神阙穴，促进胃肠蠕动。

（5）必要时遵医嘱给予中药汤剂温服，改善便秘。

3. 有皮肤完整性受损的风险

（1）给予气垫床应用，保持床单位清洁干燥，加强患者二便护理。

（2）改善机体营养状况，积极治疗原发病。

（3）指导患者家属移动患者时使用正确的转移技巧。

（4）饮食宜进食高蛋白食物，如鸡蛋、牛奶、瘦肉等。

（5）使用热水时注意水温，防止烫伤。

4. 有下肢深静脉血栓形成的风险

（1）卧床期间定时更换体位，每2h一次，避免长时间保持同一姿势。

（2）避免在下肢进行静脉输液。

（3）家属可进行被动运动，如膝、踝关节的伸屈活动，举腿活动。

（4）经常观察患肢皮肤有无色泽改变，经常测量肢体的周径，观察有无肿胀。

（5）饮食宜清淡，忌辛辣刺激、肥腻之品。

四、知识拓展

对于神经源性膀胱而言，积极进行护理干预一方面能保证治疗方案的顺利实施，另一方面能改善膀胱功能、预防并发症，是实现治疗和康复目标的重要手段之一。

（一）间歇性导尿术（Intermittent catheterization，IC）

间歇性导尿术被国际尿控协会推荐为协助神经源性膀胱患者排空膀胱最安全的首选措施，是协助膀胱排空的金标准。间歇性导尿术包括无菌间歇性导尿术（Sterile intermittent catheterization，SIC）和清洁间歇性导尿术（Clean intermittent catheterization，CIC）。间歇性导尿术适用于神经源性或非神经源性膀胱功能障碍引起的膀胱逼尿肌活动性低下或收缩力减弱的患者、膀胱逼尿肌过度活动被控制后存在排空障碍的患者、部分膀胱梗阻和膀胱排空不完全患者的治疗以及诊断性检查。

（二）留置导尿（Indwelling catheterization）

1. 经尿道留置导尿处理策略

留置导尿是用无菌技术经尿道将大小合适的导尿管插入膀胱以引流尿液的方法。对于重症、上尿路受损或膀胱输尿管反流、体质虚弱不能排空膀胱或不适合其他膀胱管理方法的患者，需要进行经尿道留置导尿。

2. 其他导尿方法

对于需要导尿的患者，除留置导尿外还可选择其他的导尿方法。①阴茎套引流法：用于无尿路梗阻并有完整排尿反射的尿失禁男性患者；②耻骨上插管导尿术：用于泌尿外科和妇科手术患者。

（三）行为训练

行为训练是指将行为分解为细小的、可以测量的单元，通过系统训练，产生强化作用，从而帮助建立行为习惯的一种训练方法。通过行为训练能改善神经源性膀胱患者的排尿行为。

（四）辅助排尿

1. 扳机点排尿

通过叩击耻骨上膀胱区、挤压阴茎、牵拉阴毛、摩擦大腿内侧、刺激肛门等刺激，诱发逼尿肌收缩和尿道括约肌松弛，产生排尿。扳机点排尿的本质是刺激诱发骶反射排尿，其前提是具备完整的骶神经反射弧。扳机点排尿并不是一种安全的排尿模式，仅适用于少数骶上脊髓损伤的患者，方案实施前需要运用尿流动力学测定来确定膀胱功能状况，并在尿流动力检查指导下长期随访，确保上尿路安全。

2. 代偿性排尿训练

（1）Crede手法排尿：用拳头于脐下3cm深按压，并向耻骨方向滚动，动作缓慢柔和，同时嘱患者增加腹压帮助排尿。

（2）Valsalva排尿：指排尿时通过Valsalva动作（屏气、收紧腹肌等）增加腹压将尿液挤出。

应严格按指征慎重选择，只适用于骶下神经病变患者，但排除已有膀胱输尿管反流的病例。应在尿流动力学检查允许的前提下才能施行，并严密随访观察上尿路安全状态。对已经接受尿道括约肌切断术、A型肉毒毒素尿道括约肌注射术等降低膀胱出口阻力治疗的患者，可通过Crede手法和Valsalva法联合使用促进排空。由于辅助排尿可能导致膀胱压力超过安全范围，容易导致膀胱输尿管逆流，导致上尿路损害，临床上不推荐常规使用。该类方法的禁忌证主要包括存在膀胱输尿管反流、膀胱出口梗阻、逼尿肌-括约肌协同失调、肾积水、盆腔器官脱垂、症状性泌尿系感染等。

（五）盆底肌肉锻炼

1. Kegels训练

应用于产后尿失禁患者，以加强盆底肌肉收缩力。

2. 阴道重力锥训练

阴道锥置入患者阴道内、肛提肌以上，当重物置于阴道内时，会提供感觉性反馈，通过收缩肛提肌维持其位置保证阴道锥不落下，依次增加阴道锥重量，从而提高盆底收缩力。

对于不完全去神经化的神经源性尿失禁及神经源性逼尿肌过度活动的患者，推荐使用该类方法以增强盆底与括约肌力量，从而改善尿失禁、抑制逼尿肌过度活动。结合生物反馈方法进行盆底肌肉锻炼，能够加强肌肉收缩后放松的效率和盆底肌张力，巩固盆底肌肉锻炼的效果。

五、讨论分析

脊髓损伤后神经源性膀胱是指在脊髓损伤后，由神经系统功能障碍导致的膀胱功能紊乱。脊髓损伤后神经源性膀胱主要是由于脊髓受损后神经途径的中断或损伤所致。正常情况下，膀胱的排尿功能受到由中枢神经系统发出的调控，但脊髓损伤会导致神经传递的中断，使得神经源性膀胱失去了正常的控制能力。其临床表现为尿频、尿急、排尿困难和各种类型的尿失禁，同时还会产生多种并发症，其中最严重的是上尿路损害和肾衰竭。患者常常需要借助外部帮助才能完成排尿，同时还可能伴有尿路感染、结石形成等并发症。此外，由于膀胱功能的受限，患者在日常生活中可能会面临排尿困难和尿失禁的困扰，严重影响着患者的生活质量。本病发病具有高发病率、高耗费、高致残率及年轻患者居多的特点，因此如何恢复正常的排尿功能迫在眉睫，临床上护理神经源性膀胱的方法多样，最终目的都是为了保护上尿路功能，减少并发症，促进患者排尿功能的恢复。

目前，脊髓损伤后神经源性膀胱的治疗主要包括药物治疗、膀胱训练、磁刺激、神经调节和手术治疗等。药物治疗是最常用的治疗方法之一，包括抗胆碱药物和肉毒杆菌素注射等。这些药物可以减少膀胱肌肉的痉挛，帮助患者改善排尿功能。此外，膀胱训练是另一种常见的治疗方法。通过定期排尿、逐渐延长排尿时间和增加排尿量等方法，可以训练膀胱肌肉的控制能力，提高膀胱功能。对于一些严重的神经源性膀胱患者，手术治疗是必要的。手术治疗包括膀胱改造术和尿道置管等。膀胱改造术可以改变膀胱结构，提高排尿的效率和质量。尿道置管则是将导尿管放置在尿道中，直接引流尿液，减少排尿困难和感染的风险。近年来，磁刺激和神经调节等新型治疗方法也逐渐应用于脊髓损伤后神经源性膀胱的治疗中。磁刺激通过对脊髓损伤部位进行刺激，激活膀胱控制中枢，恢复膀胱的正常功能。神经调节则是通过对神经束进行电刺激，调节膀胱肌肉的张力，改善排尿功能。有研究运用新型揿针联合低频电刺激治疗脊髓损伤后感觉功能障碍，效果显著，无不良反应。脊髓损伤后神经源性膀胱的护理如下：

（一）康复护理原则

（1）保护好患者上尿路功能，尽快恢复患者自主排尿能力，减少尿路感染、输尿管反流、肾积水、肾衰竭等并发症。

（2）使患者的生活质量得到提高，促进健康。

（3）另外，平时要注意卫生清洁，饮食清淡，不要吃辛辣、生冷食物，注意休息。

（二）膀胱康复护理措施

间歇开放导尿管：定期检查导尿管是否通畅，并及时清洗导尿管，防止结石或血块的形成。同时注意定时冲洗尿袋，保持其清洁。在膀胱的功能逐渐恢复的过程中，可以适当延长导尿管的拔出时间，起始时间可以定为3h开放一次，如尿量相对较少，则可以将时间延长为4h一次，以促进膀胱的自主排尿。但拔出导尿管时应谨慎，并密切观察患者的膀胱排尿情况。

手法辅助排尿：包括Crede手法、Valsalva排尿、扳机点排尿。Crede手法：护士应详细说明Crede手法的正确操作方法，包括手部位置和压力的施加方式。在患者膀胱区进行缓慢按摩，逐渐向耻骨方向移动，并逐渐加大力度，循环进行3次。同时，在进行Crede手法辅助排尿时，护士应营造一个温暖、舒适的环境，同时指导患者进行冥想和放松呼吸，以帮助患者更好地排尿。Valsalva排尿：护士应根据患者的具体情况，指导患者屏气时的力度和持续时间，以确保排尿的有效性和安全性。排尿过程中，进行屏气同时腹部向下用力，促进排尿。但护士需要向患者强调避免过度用力屏气，以免造成膀胱颈部肌肉过度紧张或尿液反流的不良影响。

扳机点排尿：叩击会阴区（耻骨联合上方、大腿根部内侧、外阴部等敏感部位）皮肤或轻轻牵拉阴毛、挤压阴蒂、刺激肛门等，诱发排尿。

间歇性导尿：根据患者的膀胱功能状况和个体差异，制定合理的排尿计划。根据计划，定时给予患者间歇性导尿，帮助患者通过膀胱肌肉的自主收缩进行尿液排出。在康复过程中，可以逐渐增加间歇性导尿的次数和时间，以促进膀胱的功能恢复。注意根据患者的实际情况，逐渐调整排尿计划。当尿量残余在300mL以上时，可以将导尿次数定为4次；尿量残余在100～300mL时，导尿次数可以定为2～3；当尿量残余在100mL以下时，应暂停导尿。期间密切观察患者的尿液排出情况，包括尿液的量、颜色、气味等，及时发现和处理排尿异常情况。

盆底肌锻炼：通过轻柔的按摩手法刺激盆底肌肉，促进其收缩和放松。按摩可以使用指压、推拿等手法进行，力度要适中，时间一般为10～15min。同时，膀胱括约肌是盆底肌肉的一部分，通过提醒患者主动收缩膀胱括约肌进行锻炼，可以增强盆底肌力量和控制能力。根据患者的能力进行适当的锻炼负荷和频率，一般建议每天进行3～4次，每次持续5～10s。此外，除了收缩训练，放松也是盆底肌肉的重要训练内容。通过提醒患者放松盆底肌肉，使其松弛和休息，可以改善膀胱排尿功能，方法包括深呼吸、轻松伸展身体等。

行为训练（包括定时排尿、延时排尿、意念排尿等）：在定时排尿中，护理人员可以根据膀胱容量和排尿时间制定定时排尿计划，帮助患者培养良好的排尿习惯；延时排尿是指通过延长排尿间隔时间，逐渐增加膀胱容量和控制排尿的能力，在实施延时排尿时，可以利用膀胱压力感应器和生物反馈仪器来监测膀胱压力和肌电活动，帮助患者掌握控制排尿的技巧；意念排尿是一种通过想象排尿动作来刺激膀胱排尿反射的方法，在意念排尿训练中，患者需要学会将注意力集中在膀胱和排尿动作上，利用自我暗示和想象的方式来诱导膀胱排尿反射。

（三）低频神经肌肉治疗

低频神经肌肉治疗为临床常见的一种物理疗法，通过对运动纤维产生刺激作用，促进肌肉收缩，抑制失用性萎缩，以改善肌肉痉挛程度，加快血液循环。在治疗神经源性膀胱时通过不同脉宽、频率的电刺激对患者相应部位或穴位进行刺激，可舒筋活血、通络化瘀、刺激盆底神经肌肉，提升神经的敏感性与肌肉张力，刺激尿道括约肌，促使其收缩，进一步强化神经回路，恢复控尿能力。使用低频神经肌肉治疗仪进行治疗护理，频率设置在35Hz，脉宽设置为200μs。第一、二电极片置于下腹部正中耻骨联合上方1cm皮肤处，将第三、四电极片放置于腰骶部2~3cm水平皮肤处，根据患者耐受与敏感情况调节电流强度，随着电疗次数的增加电流强度可适当增加，具体电流大小的阈值以感觉舒适无痛为宜。每日进行2次低频神经肌肉治疗且每次约30min，7d为一疗程。通过刺激相应的穴位神经可增加盆底肌肌力，兴奋副交感神经，促进局部血液循环，使盆底肌肉恢复弹性，促进神经的恢复。

（四）心理护理

脊髓损伤患者自理能力会明显下降，丧失独立生活的能力，由于排尿困难因此患者会出现一定的恐惧、焦虑、自卑等消极情绪，无法正常回归家庭、社会，不能实现个人人生价值。因此，对于脊髓损伤神经源性膀胱患者的正常排尿功能恢复尤为重要，提高患者的生活质量迫在眉睫，而神经源性膀胱的恢复是一个漫长而辛苦的过程，难以在短时间内治愈，应做好患者的心理辅导，告知该疾病发生的机制、治疗的情况、恢复时间的长短因人而异，勿操之过急，应耐心的配合治疗。同时，为患者做好健康指导工作，提高其疾病的认知程度。护理人员要根据患者的实际病情制定个性化的护理方案，并且遵循循序渐进的原则，切不可操之过急，可以进一步帮助患者重建和恢复膀胱排尿功能。除此之外，可以为其讲述以往治疗成功的案例，帮助患者树立治疗信心，在治疗的整个过程中，要密切关注患者的情绪变化，并根据其心理特征予以针对性的心理干预，帮助缓解负面情绪，促进病情转归。

综上所述，脊髓损伤后会使患者膀胱功能恢复受到一定影响，而且在恢复上需要很长一段时间，在患病早期阶段，只使用置管引流虽然比尿引流效果较好，但长期使用也会发生感染，患者病情稳定后予以间隙导尿可以减少并发症的发生，也为患者减少了住院费用，降低经济压力，除此之外搭配其他的护理措施，更能提高整体的护理效果，可见综合护理有着良好的应用前景，值得推广应用。

参考文献

[1] 王婷婷. 临床护理实践精要 [M]. 北京：科学技术文献出版社，2020.

[2] 杨庆菊. 现代临床护理思维 [M]. 北京：科学技术文献出版社，2020.

[3] 陈月琴，刘淑霞. 临床护理实践技能 [M]. 郑州：河南科学技术出版社，2019.

[4] 豆桂军. 护理技能与实践 [M]. 北京：中国人口出版社，2019.

[5] 周剑忠，渠海峰，郝春艳. 外科护理 [M]. 武汉：华中科技大学出版社，2019.

[6] 李雪，耿宗友. 护理 [M]. 北京：中国协和医科大学出版社，2019.

[7] 张晓艳. 临床护理技术与实践 [M]. 成都：四川科学技术出版社，2022.

[8] 吕巧英. 医院临床护理实践 [M]. 开封：河南大学出版社，2020.

[9] 孙丽博. 现代临床护理精要 [M]. 北京：中国纺织出版社，2020.

[10] 王虹. 实用临床护理指南 [M]. 天津：天津科学技术出版社，2020.

[11] 陈春丽，任俊翠. 临床护理常规 [M]. 南昌：江西科学技术出版社，2019.

[12] 明艳. 临床护理实践 [M]. 北京：科学技术文献出版社，2019.

[13] 沈燕. 实用临床护理实践 [M]. 北京：科学技术文献出版社，2019.

[14] 赵云. 现代护理学精要 [M]. 西安：陕西科学技术出版社，2021.

[15] 狄树亭，董晓，李文利. 外科护理 [M]. 北京：中国协和医科大学出版社，2019.

[16] 刘爱平，袁春霞. 内科护理 [M]. 长沙：中南大学出版社，2019.

[17] 张金华. 基础护理 [M]. 郑州：郑州大学出版社，2019.

[18] 周娜. 临床心内科诊疗与护理 [M]. 哈尔滨：黑龙江科学技术出版社，2019.

[19] 李霞. 基础护理 [M]. 郑州：郑州大学出版社，2019.

[20]鲁昌盛.外科护理[M].长沙：中南大学出版社，2019.

[21]李勇，郑思琳.外科护理[M].北京：人民卫生出版社，2019.

[22]王为民.内科护理[M].北京：科学出版社，2019.

[23]喻思红.护理技术[M].北京：高等教育出版社，2019.

[24]于源萍.精编消化内科护理学[M].汕头：汕头大学出版社，2019.